증례로 본

정신韓한의학

황 의 완
김 종 우 공저

집문당

차 례

일러두기

『증례로 본 정신한韓의학』은 한방신경정신의학의 과거, 현재, 미래의 모습을 정리하면서, 경희대학교 한의과대학 한방신경정신과학교실에서 저자들과 전·현직 수련의인 김광호, 조성훈, 정선용, 박종훈, 김상호, 박소정, 변순임, 김지영의 자료조사와 토론을 거쳐 만들어졌다.

한방신경정신의학의 발자취는 경희대학교 한의과대학 한방신경정신과학교실의 자료를 근거로 정리하였고, 현황과 주요 연구도 경희대학교의 내용에 한하여 정리되었다.

임상증례의 경우는 경희의료원 한방병원 신경정신과 입원 환자에 대한 내용으로 각 주치의가 작업했던 내용을 우선적으로 모았으며, 1주일마다 진행되어 왔던 환자 증례 컨퍼런스에서 논의되었던 내용을 기본으로 하여 일정한 양식으로 통일하여 제작하였다. 증례는 환자에 대한 초진 소견을 중심으로 작성된 개요에서 시작하여 어떻게 진료하는지에 대한 내용과 고찰을 포함하였다. 이 내용을 통해 한방신경정신의학에서 주로 다루고 있는 질환과 관찰 방법, 치료 내용 등의 임상 장면을 볼 수 있으며, 한의학에 대한 이해의 폭을 넓힐 수 있을 것으로 생각한다.

책의 제목을 '한방신경정신의학' 대신 '정신한韓의학'이라 함은 한방신경정신의학에서의 '한방'이라는 용어가 치료의 방법이나 도구로만 인식되기 쉽다는 점 때문이며, 한의학과 정신의학을 같은 선상에서 해석하고자 하는 저자들의 의도 때문이다.

Ⅰ. 들어가며 – 기와 정신한의학

한의학을 공부한 시기가 벌써 30여 년이 되었습니다. 그동안 대학에서 근무하면서 바쁜 임상의사의 생활과 학생을 지도하는 선생의 역할, 그리고 연구자로서 삶을 지나오다 보니 어느새 회갑을 맞게 되었습니다. 저는 이제까지의 삶을 반성하는 기회가 필요하다는 생각을 가지고 지난 1년을 보냈습니다. 처음 한의학공부를 시작하면서부터 신경정신과를 선택해서 그간 살아온 인생을 반추해 보면서 그간의 경험들을 정리하고 후학에게 전하고 싶은 생각이 머릿속에서 맴돌고 있었습니다.

우선 회갑을 맞이하여 책을 집필하기에 앞서 제가 생각하고 있는 한의학과 기氣, 신경정신의학을 전공하는 한의사로서의 기수련 문제에 대하여 말머리를 꺼내도록 하겠습니다. 이 내용은 그간 한의학과 정신의학을 공부하면서 저의 삶을 이끌어 왔고, 이를 통하여 수련의들을 교육했던 내용으로 그간 정리되지 못했던 이야기를 한번쯤 천천히 되새겨 보고, 또 설명하고 싶은 마음에서 정리를 해 보았습니다. 이 내용은 '기와 정신한의학'을 주제로 2006년도 한방신경정신과학회 춘계학술대회에서 강의한 내용을 바탕으로 재구성

하였습니다

제가 기공수련을 시작하게 된 것은 우선 저의 건강문제 때문입니다. 저는 어릴 적부터 부정맥을 가지고 있어서 항상 건강에 대하여 신경을 많이 쓰는 편이었는데, 기공 수련이 건강을 유지하는 데 좋은 방법이라는 것을 한의학을 배우면서 알았기 때문입니다. 그리고 심장질환을 앓고 있는 사람들은 알 수 있겠지만, 스트레스에 민감하기 때문에 이 수련방법을 익히면 스트레스와 관련된 신경정신과 환자들에게 유용하게 활용될 수 있다고 생각했습니다. 그러나 무엇보다도 제가 기공 수련을 하게 된 것은 아버님의 영향 때문입니다. 아버님은 기공 수련에 있어서 당시 상당한 고단자였고, 또 80세를 훌쩍 넘긴 지금까지도 기공수련을 꾸준히 하고 계십니다. 아버님께서 신체적인 건강뿐 아니라 정신적인 건강도 유지하고 있으신 모습을 지켜보면서 기공의 좋은 점을 알게 되었습니다.

기공과 관련되어 가장 먼저 접하게 된 방법은 1978년 초월명상(TM)입니다. 초월명상은 마하리쉬라는 인도사람으로부터 시작되어 당시 미국 사회를 휩쓸었던 명상의 방법입니다. 당시 이 방법은 우울증과 같은 신경증뿐 아니라 각종 신체적 질병을 고치는 방법으로 소개되어 많은 사람들 사이에서 유행했습니다. 저는 마인드컨트롤(mind-control)을 통하여 초월적 명상에 대해 만나게 되었고, 논문을 심사하게 되면서 본격적으로 알게 되었습니다. 이를 통하여 마인드컨트롤의 이론과 실제를 접하게 되었고 마음의 힘에 대하여 많이 깨닫게 되었습니다. 당시 수련장소에는 판사, 교수 등의 사회 엘리트들이 모여서 실시했었는데, 수련을 받으면서 점차 수련방법이 지나치게 관념적으로 흐르고 마차 만병통치약과 같이 소개하기를 계속해서 진행을 하기 어려웠습니다. 한의학을 공부하면서도 느끼는 것이지만, 어떤 방법으로 어떻게 해야 어떤 효과를 본다는 것이 아닌, 이 방법만 익히면 무슨 병도 고칠 수 있다는 듯한 해설은 의학을 공부하는 저로서는 계속 받아들이기 어려웠습니다. 지나치게 믿음을 강조하는 방법이라 계속할 수 없어 5년 정도의 수련을 한 후 인도로 가볼까 하는 생각도 접고 초월명상의 수련을 끝냈습니다.

1984년부터는 참선을 시작했습니다. 마인드컨트롤이나 초월명상이 서구에서 수입된 것이라면 참선은 한국적인 점이 있어 한의학에 더 가깝다는 생각으로 시작하게 되었습니다. 그렇지만 참선은 무척 어려운 방법이었습니다. 3개월로 진행된 프로그램이었는데, 처음에 2~3분 정도의 설명 후에는 각자 알아서 하라고 하였습니다. 그리고 몇 차례 스님들의 강의가 있었는데, 초월명상 때와 같이 만병통치라는 말은 하지 않았습니다. 처음에는 우선 가르치는 대로 따라했습니다. 다리가 짧아서인지 안 꼬아지고 또 반가부좌도 제대로 되지 않았습니다. 2시간 정도의 수련을 하고 있으면 발이 너무 아파서 다른 생각을 할 수도 없었습니다. 처음에 시작한 20여 명의 사람 중 3개월이 지나 남은 사람은 저와 독실한 불교신자 2명이었으니 그 방법이 무척 어렵다는 것을 이해할 수 있을 것입니다. 그렇지만 시간이 지나 익숙해지니까 2시간이 지나도 참선이 끝나고 나면 다리뿐만 아니라 온 몸이 시원해지고 고통도 없었습니다. 참선은 무아지경에 들어가고 마음을 맑게 하는 데는 어떤 방법보다도 효과적이라고 생각됩니다. 참선 수행을 하고 나면 아무리 힘든 일이 있었어도 깨끗하게 정리가 되고 마음이 편안해졌습니다. 1년 정도 후에는 2시간이라는 시간이 환자에게 적용하기는 어려울 것 같아 30분으로 단축하여 시행해 보았는데, 무리 없이 효과를 볼 수 있었습니다. 그러나 참선을 수행하는 도중에 맹장염을 앓게 되었습니다. 맹장염에 걸린 이유를 생각해 볼 때, 너무 기를 끌어내려서 기가 아래쪽에 뭉쳐서 생긴 것이 아닌가 하는 생각이 들었습니다. 그래서 참선을 지속하다 보면 장하수가 될까 걱정이 되어 참선을 그만두었습니다. 물론 기독교인으로서 참선을 하면서 계속되는 갈등도 작용을 했습니다.

1990년부터는 자율훈련법을 하였습니다. 자율훈련법은 참선이 몸의 움직임이 없이 앉아서 하다 보니 생기는 여러 신체적인 문제 때문에 새로운 방법을 모색하는 과정에서 알게 된 방법이었습니다. 당시에는 저의 후배 교수와 같이 이 훈련을 해 보았습니다. 여러 명이 했을 때 같은 효과를 보여야 의학적으로도 환자에게 적용할 수 있을 것이라는 생각 때문이었습니다. 둘이 같은 방법을 각자 다른 곳에서 수련을 하게 되었는데, 저는 그 방법이 참 마음에 들어 잘 따라갔는데 후배 교수는 너무 힘들어했습니다. 3개월을 배웠는데도 전혀 반응이 안 온다고 호소하였습니다. 그 후배 교수는 상당히 논리적인 학자였는데, 자율훈련법에서 지시하는 내용을 따라하기보다 논리적으로 분석을 하다 보니 쉽게 따라할 수 없었던 것 같습니다. 이후로 기공도 사람에 따라 성공할 수 있는 방법이 다르다는 것을 알게 되었습니다. 자율훈련법은 비교적 간단하게 실시할 수 있고, 또 부작용이 없어서 환자에게 적용하기가 편안한 방법이라는 것을 알게 되었고, 지금까지도 이 방법을 환자에게는 적용시키고 있습니다. 자율훈련법과 동시에 『명상비법』이라는 책을 접하게 되었습니다. 이 책에는 100여 가지의 명상에 사용되는 방법이 호흡법에서부터 시작하여 하나하나 차근차근 소개되어 있었는데 이 책은 주로 인도 철학에서 비롯된 방법들로 석가모니가 깨달음을 얻은 방법이었다고 소개된 방법이 기술되어 있었습니다. 저는 조용한 도서관 모퉁이에서 이 방법 하나하나를 1주일에 한 가지씩 6일 동안 개인적으로 수련을 해 보았습니다. 이 수련을 통해 호흡의 의미, 명상의 의미를 깨달을 수 있었고, 이후에 환자에게 적용하는 여러 방법으로 응용할 수 있었습니다. 비록 이 수행을 하면서 다양한 방법을 시도하다 보니 일관성이 없는 면도 있기는 하였지만, 다양한 방법의 수련이 학생들을 가르치고 환자에게 응용하는 데에는 큰 도움이 되었습니다.

당시 자율훈련법과 『명상비법』을 조합하면서 환자에게 적용될 수 있는 방법을 모색하던 중 벤네트식 건강법을 접하게 되었습니다. 이 방법은 노쇠의 원인이 대사의 이상에서 비롯되기 때문에 전신의 근육을 폈다 움츠렸다함으로써 혈관이나 근육을 부드럽게 하고 혈액순환을 촉진시켜서 노폐물을 방출하고 노화를 방지하는 것으로 이전의 방법과는 달리 전신적인 운동이 동반된 건강법이었습니다. 저는 이 방법들을 조합하고 여기에 호흡법과 명상법을 연결하여 "호흡도인법"을 개발하였습니다. 비디오테이프도 만들고 기공교실을 열어 환자에게 적용해 보기도 하였습니다. 그러나 당시만 하여도 이러한 치료법을 교육하는 것에 대하여 상당수의 환자들이 낯설어 하며 치료에 적극적이지 못했습니다. 아마도 현재 이 방법을 시행한다면 좋은 교육 프로그램의 하나로 적용할 수 있을 것입니다.

1995년 이후에는 이런 방법을 환자에게 적용하는 것이 쉽지 않았습니다. 개인적으로는 종로한방병원장의 일을 하였고, 또 우리 병원에 기공과가 생기면서 업무가 중복되어 일정 부분은 그쪽에서 맡기도 하였기 때문입니다. 개인적으로 저는 그 이후부터 지금까지 단전호흡을 주로 하고 있습니다. 물론 일반적으로 말하는 단전호흡과는 다릅니다. 이전에 제가 수행하여 왔던 여러 방법들을 제 나름대로 융화시킨 저만의 독특한 방법이기 때문입니다. 당시에는 뇌파 연구를 준비하고 있었는데, 이 방법을 사용하면서 뇌파를 측정하였을 때에 뇌파 검사상 매우 짧은 시간에 완전한 이완상태를 보여 뇌파를 측정해 주시던 고대 교수님이 놀라워했던 기억이 납니다. 저는 심장에 대한 부담감 때문에 백회百會－단전丹田의 축이 아닌 구미鳩尾－용천涌泉간의 기를 돌리는데, 이런 식으로 각자에게 맞는 방법을 찾아가야 하는 숙제가 있는 것 같습니다. 저의 경험으로는 환자를 보기 전에 단전호흡을 하면 머리가 맑아지고 직관력이 생기며, 환자를 진료하고 난 이후나 피곤한 후에 실시를 하면 몸과 마음이 이완이 되어 평안한 안정 상태로 가기 때문에 이 방법을 계속해서 쓰고 있습니다. 다만, 아쉬운 것은 이 방법을 어떻게 환자 개개인에 적용시킬 수 있는가 입니다. 결국은 이처럼 여러 방법들을 환자에게 소개하고 자신에 맞는 방법을 찾도록 도와주는 역할을 의사가 담당해야 하지 않을까 생각됩니다.

이렇게 장황하게 저의 삶에 대한 이야기를 꺼낸 것은 기나 기공이라는 세계가 결국은 자기 자신을 찾아가는 작업이기 때문에 꾸준하면서도 여유를 가지고 평생을 해야 하는 작업이라는 것을 여러분께 전하고 싶어서입니다.

이제부터는 기의 개념에 대한 저의 생각을 정리해 보도록 하겠습니다.

> 기는 무한대의 변과 다양한 면을 가진 입체도이다.
> 그리고,
> 기의 개념은 수련자의 수련 정도에 따라 얼마든지 변할 수 있다.

이것이 제가 가지고 있는 기에 대한 기본 생각입니다. 여러분들이 이러한 설명을 바로 이해하는 것은 쉬운 일이 아닙니다. 어쩌면 기공을 최소한 5년 정도는 열심히 하고 기에 대하여 무엇인가 깨달은 바가 있는 사람만이 이해할 수 있는 내용일 수도 있습니다. 위에서 정의한 것은 제가 깨달은 것을 적어본 것입니다. 기에 관하여서는 1주일을 수련한 사람, 1개월을 수련한 사람, 10년을 수련한 사람 등 수련하는 기간과 그 능력에 따라서 기에 대한 설명하는 것이 각기 다를 수 있습니다. 그러니까 보통 '기는 에너지'라고 설명하는 것은 기에 관하여 몇 백 분의 일 정도밖에 설명하지 못하는 것입니다. 이 모든 세계가 기로 이루어져 있는데 그것을 에너지란 단어로 설명하기는 어렵지요. 제가 느낀 기라는 개념은 무한대의 선과 무한대의 면을 가진 입체도입니다. 따라서 도인들은 이 무한대의 선과 무한대의 면을 입체적으로 볼 수 있는 능력을 가진 것이고 저 같은 경우도 그 일부분을 설명한 것에 불과합니다. 제가 기공에 대한 이야기를 나눌 때 그래도 기공 수련을 3~5년 가량 한 사람들의 이야기는 믿어줍니다. 그 사람도 기의 일부분을 본 것이기 때문입니다. 그렇지만, 1~2개월만 수련하고 책만 읽은 사람들이 논하는 것은 적절하지 않다고 생각합니다. 비록 기를 수련하면서 빨리 깨닫는 사람도 있지만 제 개인적인 경험으로 볼 때는 3~5년 정도는 수련해야만 합니다. 기를 수련해야만 기가 이런 것이구나를 느낄 수 있습니다. 그 사람마다의 수련의 기간과 능력에 따라서 기에 대한 설명이 다 달라집니다. 이 모든 세계가 기로 가득 차 있기 때문에 얼마든지 기의 개념이 달라질 수 있습니다. 어쩌면 저도 10년 더 수련하면 이 개념이 달라질 수 있겠지요. 10년 전까지만 해도 저 역시 기는 에너지라는 생각만 가지고 있었지만 현재는 그렇지 않습니다.

그렇다면 기공은 무엇일까요. 이 역시 쉽게 설명할 수 있는 내용은 아닙니다만, 비유를 통하여 설명을 드리겠습니다.

기氣는 물(바닷물)과 같다.
물(氣) 속에
갖가지 종류의 물고기가 자유스럽게 놀듯이
우주 공간의 꽉 차 있는 기氣 속에서
우리들은 어떠한 동작으로 움직여도 된다.

마치 물고기처럼 자유롭게 하면 된다.

기는 바닷물 같습니다. 물고기는 광대한 바다 안에 있습니다. 보통의 물고기는 광대한 바다를 다 다니지는 않습니다. 대서양에 사는 물고기가 인도양에 가지 않고 태평양에 사는 물고기가 대서양으로 옮겨가는 일은 쉽지 않습니다. 대부분의 물고기들은 자기 영역밖에 모릅니다. 그러나 고래와 같은 습성을 가진 특이한 고기들은 먼 길을 다닐 수 있는 것처럼 기공의 영역에서 그럴 수 있는 사람들은 모든 것을 다 섭렵한 도통한 사람들일 것입니다. 물고기가 자유스럽게 노는 것. 수족관의 물고기의 움직이는 것을 관찰해 보면, 물고기의 움직임에는 어떤 의도적인 것이 없습니다. 스트레스 하나 없이 자유스럽게 노닐고 있습니다. 기로 말하자면 막힌 것이 없는 것입니다. 그러한 움직임을 보고 기공에 대한 설명이 가능해졌습니다. 이런 자유스러운 물고기들의 움직임은 기공의 형태로 비유할 수 있습니다. 기공의 형태는 천 가지가 될 수도 있고, 만 가지가 될 수도 있습니다. 기공이라고 우리가 하는 것이 몇 가지밖에 안되지만, 자유롭게 도인들이 하는 것처럼. 그들의 생활이 곧 기공인 것처럼 그렇게 자유로워야 합니다. 기공의 형태는 얼마든지 많을 수 있으며, 기의 세계에서 자유롭기만 하면 됩니다.

기에 대한 설명을 하면서 몇 가지 짚고 넘어가야 할 내용이 있습니다. 이는 평소 기공을 하는 사람들이 가장 궁금해 하는 것으로 저 역시 고민을 많이 했던 내용입니다.

기의학과 서양의 정신치료와는 어떻게 다른가 하는 것이 첫 번째입니다. 여기서 꼭 한 가지 짚고 넘어가고 싶은 것은 서양의 정신치료를 개척한 프로이트나 융 같은 사람은 깨달음을 얻은 사람이고 한의학으로 말하자면 도인들이라는 점입니다. 그들의 학설은 분명히 기존의 사고를 뛰어넘는 것이었고, 다시 말하자면 깨달음을 얻은 후의 학설이라는 생각입니다. 그들의 책을 읽으면서 이전에 제가 제자백가의 사상을 읽었을 때의 느낌을 가지게 되는 것은 그러한 깨달음 때문입니다. 저는 장자에서 설명한 하루에 구만 리를 난다는 대붕大鵬의 느낌과 프로이트의 무의식, 융이 설명하는 원형과 같은 것은 기를 설명하는 또 다른 언어라는 생각을 가지고 있습니다. 그렇지만 서양의 정신치료와 한의학에서의 기의학과는 차이가 있습니다. 서양의 정신치료에는 타자他者인 가르치는 사람이 한 사람 있어야 됩니다. 그러나 기공은 '자신'이 직접 해야 하고, '자신'이 직접 깨달아야 한다는 것입니다. 그리고 깨달음이 있어야 환자에게 시술을 할 수 있다는 것입니다. 자신을 가르치는, 자신의 슈퍼바이저는 바로 자신입니다. 그런 것 때문에 교육의 어려움이 있기는 하지만, 기의학에 관심을 가지고 꾸준히 하면 그만큼 분명히 환자에게 도움을 줄 수 있습니다. 시간과 노력을 투자한 만큼, 그리고 자신 스스로 깨닫기 위한 수련을 한다면 한만큼 분명히 환자에게 도움이 됩니다. 이런 꾸준한 자기수련 후에, 수련을 한 사람들과의 대화를 통하여 자신의 깨달음을 확인하고 발전시켜 나가면 됩니다.

두 번째는 기공병에 대한 내용입니다. 기공병은 예전에는 주화입마走火入魔라고도 불렀습니다. 기공병이 생기는 이유는 조급한 성취

욕구 때문입니다. 마음이 조급하면 반드시 들뜨게 되어 있습니다. 심하면 두통뿐만 아니라 시력을 잃을 수도 있고, 심지어 정신분열증도 올 수 있습니다. 기공병은 억지로 기를 순환하려는 것에서부터 비롯되는데, 결국 기가 역류해서 발생하는 것입니다. 기공병 환자를 관찰하여 보면 머리가 아프다, 가슴이 답답하다, 불안하다를 호소하고 몸에 불덩이나 물 같은 것이 꿈틀거린다는 호소를 합니다. 아마도 초기에 기를 느끼는 훈련을 하면서 억지로 조급히 하다 보니 자연스럽게 축적되고 순행을 해야 할 기가 상상의 느낌을 몸에 각인되어 나타나는 것 같은데, 치료가 결코 쉽지 않습니다. 제가 생각하기에는 기공병이 오면 무조건 기공을 그만두도록 해야 됩니다. 그것은 기공이라는 방법이 이미 그 사람 속에 잘못 인식되었기 때문에 이를 같은 방법으로 치료하기 어렵기 때문인데, 이때에는 침과 약물을 사용하는 것이 더 효과적이라 생각됩니다. 기공병에 걸린 사람으로부터 얻는 교훈은 바로 기공은 억지로 하지 말고 자연스럽게 해야 한다는 것입니다. 다시 말하면 기공병은 조급한 성취욕구 때문입니다. 특히 요즘은 기공이 상업주의와 결부되어 있어서 지속적으로 사람들이 오게 하려다 보니 변화가 있어야 하고 변화를 빠른 시간 내에 이끌어 내려다 보니 억지로 기를 축적하고 순행하려 하니 기공병이 발생하는 것입니다. 기공 수련을 할 때는 기한을 정하지 말고 순리대로 자연스럽게 해야 합니다.

세 번째는 외기공에 대한 내용입니다. 외기공은 기공을 하는 사람이나, 치료를 받는 환자의 입장에서 볼 때 매력적인 방법이기는 합니다. 중국에서는 외기공에 대한 말이 많았습니다. 우리 대학의 설립자 분도 외기공에 대한 관심이 많으셔서 중국에서 외기공을 하는 사람을 초청하여 우리 병원에서 적용시켜 보려는 노력을 하신 적이 있습니다. 저도 외기공이 없는 것은 아니며 분명히 존재한다고 생각합니다. 또 저도 외기공을 느낄 수 있고 다른 사람에게 기의 감을 전달할 수도 있습니다. 그렇지만 외기공은 시술자로서는 무척 고역스러운 일입니다. 자신의 기를 방사하고 또 자연으로부터 기를 받아들여야 하기 때문에 정작 자신의 기를 축적할 시간이 없게 됩니다. 그러다 보면 결국 자신의 기를 소모하게 되고 기의 축적은 그만큼 어려워지게 됩니다. 그리고 또 하나의 문제는 이렇게 시술된 기가 환자에게 얼마나 큰 영향을 미칠 수 있느냐 입니다. 자신의 몸에 맞지 않는 기를 주입받아서 자신의 몸에 맞추는 작업은 결코 쉬운 일이 아니며, 결국 그러한 일을 하려면 환자 역시 수련이 필요하게 되기 때문입니다. 결론을 말씀드리자면, 상대방에게 기를 느끼는 유도작업으로서 외기공은 의미가 있겠지만, 외기공에 의존한 치료는 바람직하지 않다고 봅니다. 기공의 경우는 치료자나 치료를 받는 환자 모두 각각의 노력이 요구된다고 정리할 수 있습니다.

네 번째는 기공의 상태를 평가하는 것에 무엇이 있느냐, 다시 말하면 지금 현재 기공이 잘 되고 있는지를 어떻게 알 수 있냐의 문제입니다. 우리가 수련을 할 때 많은 개별동작과 연속동작을 하는데, 기운의 흐름이 자연스러워야 합니다. 마음이 가라앉는다는 객관적인 증거가 무엇일까요? 저는 단침, 즉 어린애들이 흘리는 침이라고 생각합니다. 『동의보감』에는 아침에 나오는 침을 30~40번이든 삼키라고 하는 구절이 있는데 바로 단침을 말하는 것입니다. 아침에 일어나면 무조건 침을 삼키라는 것이 아니라 도인들이 기공 수련을 하여 저절로 단침이 생기는 것을 말합니다. 그런데 보통 사람들이 일어나서 아침에 목이 마르고 건조한데 억지로 침을 삼킨다면 그 얼마나 힘들고 불편한 일이겠습니까. 저도 단전호흡을 한 30분쯤하고 있으면 단침이 고여서 이것으로 15회 정도 침을 삼키게 됩니다. 그러나 내가 너무나 힘이 들 때면 그렇게 되지 않습니다. 자연스럽지 않고 억지로 한다면 단침이 생기지 않습니다. 기공을 하다보면 저도 모르게 침이 괴어 있게 되고 그것을 삼키는 것입니다. 단침이 생기는 상태에 까지 이르게 되면 머리에서 발끝까지 몸이 완전하게 이완이 되어 있는, 기가 소통되지 않는 곳이 없어 기의 흐름의 막힘이 없는 상태를 의미합니다. 이런 단침은 절대로 억지로 해서 나오지 않기 때문에 기공 수련을 하면서 자연스럽게 나오는 것을 기다리는 여유가 필요하고, 이렇게 단침이 나오면 편안하게 삼키시면 됩니다.

끝으로 기공에서 가장 중요한 것이 무엇인가에 대한 내용입니다. 흔히 기공에서는 기공삼조氣功三調라고 하여 호흡, 신체, 마음의 조절을 중요하게 생각합니다. 이른바 조식調息, 조신調身, 조심調心이 그것입니다. 그렇다면 그 세 가지 중에는 어떤 것이 가장 중요할까요?

조식을 하면 조심은 자연스럽게 이루어지고
조신은 물속의 물고기처럼 어떠한 형태를 해도 무방하다고 봅니다.
호흡법을 자연스럽게 하게 되면
조심은 저절로 이루어져 마음의 평정을 얻고

조신(각종 기공 형태)은 형편에 따라서 하면 된다고 봅니다.

흔히 호흡법을 배우다 보면 호흡법을 할 때에 호흡을 느끼고 바라보아야 한다라는 강의를 듣게 됩니다. 호흡을 바라보는 것은 곧 기를 바라보는 것입니다. 기를 바라보면 잡념이 없어지게 됩니다. 그렇게 되면 바로 이완상태에 들어가게 됩니다. 스트레스를 많이 받으면 결코 쉽지 않으며 기공 수련중에 자꾸 놓치게 됩니다. 이때 호흡에 집중을 하게 되면 다시 안정이 되고, 결국 이완상태로 들어갈 수 있습니다. 기공의 3대 기법은 조식 · 조심 · 조신이지만, 호흡법이 되면 100% 이완이 이루어지고, 조심 · 조신은 자연스럽게 이루어집니다. 어떤 기공이라도 이완이 이루어지지 않으면 그것은 기공이 아니라 운동입니다. 요가도 기본은 이완입니다. 기공의 모든 정공, 동공도 이완이 되어야 합니다. 또한 호흡법을 제대로 하게 되면 중심축도 아래로 내려오게 됩니다. 오뚝이가 무게 중심이 밑에 있기 때문에 아무리 넘어뜨려도 바로 일어나듯이 배 아래에 중심축이 있어야지 배도 뒤집히지 않습니다. 도인들의 무게 중심은 용천에 가 있습니다. 무게 중심이 용천에 있으면 몸이 가볍게 움직일 수 있어 축지법 같은 것도 가능한 것입니다. 결론적으로 기공 수련에 있어 가장 중요한 것은 호흡법, 호흡을 통한 이완, 그리고 중심축을 낮게 하는 것입니다.

이제 한의학과 정신의학에 관심 있는 후학들에게 하고 싶은 말을 정리하고자 합니다. 이것은 제가 앞에서 설명한 기와 기의학에 대한 것을 여러분들이 이해하고 이를 꾸준히 수련하기를 바라는 마음에 비롯된 것입니다.

기의 수련은 끝이 없어 평생의 작업으로 여기고 수련을 하십시오.

우리의 기공 수련 목표는 자신의 건강과 환자의 질병 치료 및 예방입니다.

기 치료는 한의학의 여러 치료 중 일부분입니다.

기를 한의학자로서, 정신과의사로서 이해하고 받아들이는 데 노력하십시오.

첫째, 기공 수련의 목표를 '나는 환자를 치료하는 의사다' 그리고 '나의 건강관리를 위한다'로 명확히 설정하기를 바랍니다. 제가 이런 얘기를 자주 하는 이유는 우리가 기공 수련의 목표를 명확히 설정해야 자신에게 맞는, 그리고 환자에게 도움이 되는 기공 수련을 할 수 있기 때문입니다. 현재 쉽게 접할 수 있는 많은 기공법이나 마음 수련법들이 자기의 수련법이 전부인양 하고, 또 심지어는 종교화하고 있기도 합니다. 그러다 보니, 건강에 초점이 맞춰져 있다기보다는 도사가 되는 것을 목표로 삼고 있는 경우가 많다는 것입니다.

둘째, 맹목적 과신에서 벗어나기를 바랍니다. 기를 수련하다 보면 종교적 성향에 빠지게 됩니다. 수십 년 동안 여러 가지 수련을 하다보면 시간이 지날수록 종교적으로, 그리고 맹목적으로 믿어야 된다는 식의 강의를 듣게 되는 경우가 많았습니다. 심지어는 못 고치는 병이 없다면서 한의학의 이론을 끌어들여 설명을 하고 있는데, 한의학을 전공으로 하고 있는 우리들도 그곳에 빠져들기가 쉽습니다. 따라서 우리는 기공이 가지고 있는 치료 효과에 대한 명확한 한계와 효용을 항상 점검해야 합니다.

셋째, 수련의 범위는 신체적 건강에서 정신적 안정까지만 한정하는 것을 권합니다. 신체적 건강에서 정신적 건강까지 체크하고 거기까지로 수련의 범위를 한정하자는 것입니다. 즉 도사의 세계, 신의 세계까지 들어가지는 말자는 것입니다. 사실 그 한계까지만 도달하려고 해도 평생 수련이 부족합니다.

넷째, 상업주의를 경계하자는 말씀을 드리고 싶습니다. 즉 단기간에 높은 수준에 오르는 것을 경계하자는 말입니다. 기공은 평생을 수련하는 작업이지, 단기간에 성과를 얻는 작업은 아닙니다. 물론 여러분들이 기공을 수련할 곳이 여러분에게 단기간의 효과를 얻을 수 있는 방법들을 제시할 수도 있겠지만, 그럴수록 여러분은 경계를 하십시오. 단기간 효과의 결과는 기공병과 같은 부작용이거나 아니면 중도의 포기일 수 있기 때문입니다.

다섯째, 수련을 할 때 자기 자신에 집중하고 자기 자신을 믿으라고 말씀드리고 싶습니다. 자기 스스로 명확한 목표를 가지고 꾸준히 하는 것이 가장 좋습니다. 물론 다른 사람의 수련 이야기를 들을 수도 있습니다. 그렇지만 다른 사람에게 현혹되어서는 안 됩니다. 현재 자신이 수련하면서 느끼는 것을 가지고 천천히 여유를 가지고 수련을 하십시오. 남들과의 비교는 결국 무리수를 두게 되고 수련을 어렵게 합니다.

여섯째, 각자에게 맞는 기공법을 택하도록 하십시오. 수련법에서 어떤 문파에 속해 있다고 해서 타 수련단체의 수련법이 옳지 않다고 하는 것은 우스운 일입니다. 중요한 것은 각자에게 적합한 수련법을 택할 자유가 있다는 것이며 그것은 인간이 수련을 하는 궁극적인 목적이 자유로워지려는 본능 때문이라고 생각합니다. 여러 가지 다양한 기공법 가운데 각자에게 적합한 것이 있습니다. 자신의 기공법을 찾아가는 작업은 사실 많은 시간이 요구됩니다. 만일 그 방법이 자신에게 맞지 않다고 하여도 그 기간 동안의 수련이 의미가 없는 것은 아닙니다. 자신에게 맞는 기공법을 찾아가는 것 자체가 수련의 한 과정이기 때문입니다. 다만, 환자에게 적용할 때는 환자의 눈높이에 맞는 기공법을 추천해 주어야 하는 역할을 여러분이 담당하게 되는데, 여러분이 여러 가지 다양한 기공법을 수련하는 것은 그런 의미에서는 도움이 될 수도 있습니다.

지금까지 저의 기공 수련과 기에 대한 생각을 정리해 보았습니다. 이 내용은 우선적으로 한방신경정신과 전문의와 한방신경정신과에 관심이 있는 분들에 대한 저의 일종의 가이드입니다. 그렇지만 이 내용은 한의학에 관심을 가지고 있는 분, 그리고 정신의학에 관심을 가지고 있는 모든 사람들에게도 제가 드리고자 하는 메시지입니다.

제가 회갑을 맞아 정리하고자 하는 내용 가운데 기와 기공을 책의 말머리에 언급을 하는 것은 다른 어떤 내용보다 저의 관觀이 스며 있기 때문입니다. 그리고 이 작업은 다른 사람에게 따라하라고 강요할 수 없는 끈질기고 때로는 지겨운 작업입니다. 그렇지만, 30

여 년의 경험은 소중한 것입니다. 제가 여기 설명한 30년의 경험을 참고하시면 기공 수련을 하고 기를 의학의 한 중요 핵심어로 받아들이는 데 많은 시간과 노력을 절약할 수 있을 것입니다.

이후의 내용은 주로 한의학과 신경정신의학에 대한 소개입니다. 역사도 있고 또 현황도 소개되어 있습니다. 그리고 무엇보다도 우리 과에서 경험한 다양한 증례를 비교적 이해하기 쉽도록 설명하고 있습니다.

이 책을 통하여 한의학과 한방신경정신의학에 대한 이해의 폭이 넓어지기를 바라며, 한의학을 공부하는 사람과 한의학을 이용하는 사람들에게 미래에 대한 조그만 빛이 되기를 간절히 바랍니다.

2006년 7월 어느 날

경희의료원 한방병원 모퉁이 연구실에서

황 의 완

II. 한방신경정신의학의 발자취

한방신경정신의학은 인체에 대한 동양사상의 결집이라 할 수 있는 한의학의 기초 이론에서 출발하여 신경 및 정신의 생리와 병리, 신경정신과 질환의 진단 및 변증방법과 그 증상 및 증후, 감별진단 그리고 치료 원칙과 이에 따른 약물, 침, 자연요법 등의 치료 방법 및 예방 방법을 다루는 학문이다. 심신일여心身一如(몸과 마음은 하나) 사상으로 대표되는 도가의 '도심무병道心無病(욕심을 버리면 병이 없다)'의 의철학醫哲學과 천인상응天人相應(사람은 자연과 한 몸처럼 서로 어울린다)관계를 생리와 병리의 근간으로 삼는 '자연순응사상'은 한의학의 근간을 이루는 사상적 지주로서 기원전으로부터 시작되어 현재의 한의학과 한방신경정신의학의 기저에 흐르고 있다. 따라서 한방신경정신의학의 역사는 한의학 발전의 역사와 그 걸음을 같이 한다고 할 수 있다.

기원전 320~250년경 춘추전국시대는 유가, 도가 등 제자백가의 여러 학파가 일어나고, 자연숭배사상이 동양철학의 기초이론이 되는 음양오행설陰陽五行說로 체계화되는 등 중국 문화와 과학의 발전기이며 기초 형성기라 할 수 있다. 당시 의학에서는 shamanism의 형태를 빌린 축유祝由가 질병치료의 근간을 이루었다는 기록을 볼 수 있는데, 이는 질병의 유래를 알고 이를 자연의 힘을 빌려 풀어 헤친다는 뜻으로 오늘날 굿과 같은 형태이기는 하지만, 당시 심신증이나 신경증환자의 치료에 훌륭한 정신요법 구실을 하였을 것으로 추측된다.

기원전 200년경에 이르러서는 원시적인 shamanism의 형태를 벗어나 여러 학문이 융합되어 의학의 기초이론을 형성하게 되었는데, 한의학 최고의 원전으로 불려지는 『황제내경黃帝內經』이 완성되었다. 이 책에서는 심신일체心身一體와 정신우위精神優位, 그리고 자연순응自然順應의 한방정신의학의 기본이 천명되고 있음을 알 수 있다. 몸과 마음의 기능이 모두 하나의 생명활동이라 보고 기본 장기인 오장五臟(간, 심, 비, 폐, 신)과 정신(神)을 결부시켜 그 생리와 병리를 논하였는데, 영매한 정신작용과 오장의 기능을 연계하여 정신생리를 설명하였고, 과도한 감정七情(노, 희, 사, 비, 우, 공, 경의 7가지 감정)이 오장을 손상시킨다는 정신병리를 기술하고 있다. 그리고 인간을 하나의 통합된 생명체로 볼 때, 육신을 지배하는 것은 역시 정신이라는 정신 우위의 입장을 분명히 밝히고 있다. 또한 자연에 순응하며 음양陰陽의 조화를 이루어 나가는 것이 건강유지 및 질병예방의 방법임을 강조하며 나이·밤낮·계절의 바뀜에 따라 자연의 흐름에 순응하며 살아야 한다는 양생법養生法을 설파하였다. 특히 치료 면에서 정신요법을 중시하여 그 원칙을 제시한 것이 특기할 만한데, 과도한 감정으로 오는 병은 서로 상반되는(相剋) 감정을 유발하여 이를 안정시킬 수 있음을, 또한 정신적인 병인인 심리적 갈등을 잘 살펴보아 원하는 바를 파악하고 이를 풀어 주는 것이 치료법의 요령임을 강조하고 있다. 『황제내경』 외에 『상한론傷寒論』과 『금궤요략金匱要略』에서는 내과적인 질환의 경과 중에 발현되는 정신장애인 증상정신병症狀精神病의 증상·증후 및 병인·병리와 치법을 논하고 있으며, 제 질환의 응급처치법을 다룬 저서인 『주후비급방肘後備急方』에서 신경정신과 질환에 대한 응급처치법이 기록되어 있는 것으로 미루어 보아, 일찍이 한의학의 기초 이론의 성립됨과 함께 한방신경정신의학의 기본이 되는 이론과 학문 체계가 성립되었음을 알 수 있다.

5세기 이후에는 인쇄술의 발달로 많은 중요한 서적이 교정, 출판됨에 따라 한의학이 진일보 발전을 이루게 되었는데, 정신과 질환에서도 전癲(정신분열증 유사 증상), 간癇(간질발작 유사 증상), 광狂(정신분열증 유사 증상)과 같은 '질병' 개념이 성립되기 시작하여 진단과 치료에 적용되었음을 볼 수 있다. 610년에는 진단학의 시초라 불리는 『소원제병원후론巢元諸病源候論』이 출판되었는데, 정신과 질환을 풍風으로 간주하고 동시에 전癲과 광狂을 구별하여 서술하고 있으며, 『천금방千金方』에서는 의식 소실이나 경련성 질환을 모두 전증證에 소속시키고 풍風을 병의 원인으로 보았다. 이후 1250년경에 출판된 『제생방濟生方』에서는 간癇의 변증과 원인을 구체화하여 증상에 따라 간병癇病을 다섯 가지로 나누었고 원인에 따라 풍風, 경驚, 식食의 세 가지로 분류하였다.

의학의 흐름은 12~13세기경 네 가지의 뚜렷한 의학연구학파(金元四大學派)의 출현과 함께 커다란 전기를 맞이하게 되는데, 신경정신과 질환에 있어서도 병리적 개념이 구체화되고 증상과 증후 그리고 치료 방법에 이르기까지 탄탄한 학문적인 이론이 성립되었다. 유하간劉河間으로 대표되는 한량파寒凉派는 모든 병의 원인을 화火(主火設)로 주장하였는데, 정신질환 또한 그 원인과 증상을 화火, 열熱로 논하고 치료법으로 상부의 열을 내리고 하부의 음기와 신체의 근본에 너지를 더하여 주는 것(降心火益腎水)을 내세웠다. 장자화張子和로 대표되는 공하파攻下派는 모든 질병의 치료에 땀내기, 구토시키기, 대변으로 배출시키기(汗·吐·下)의 세 가지 방법을 사용하였는데, 정신질환의 치료에 있어 약물요법 이외에 『황제내경黃帝內經-移精變氣論』에 입각한 신경증에 대한 정신요법을 시도하여 그 치험례를 소개하였다. 이동원李東垣으로 대표되는 보토파補土派는 모든 질환의 원인을 후천적 건강의 기본이라고 할 수 있는 비위脾胃의 기능에서 찾았는데, 정신질환에 대해 크게 언급하지는 않았으나 비위를 조리하고 치료하는 방법은 마음과 몸을 안정시키고 기르는 것이다(安養心身調治脾胃)라 하여 정신적인 안정의 중요성을 논하였다. 주단계朱丹溪로 대표되는 양음파養陰派는 양기는 늘 넘치고 음기는 늘 부족함(陽常有餘陰常不足)을 주장하였는데, 『단계심법丹溪心法』에서 과도한 감정적 동요와 정신적인 과로로 인하여 기의 순환이 원활하지 못하여 담痰(비정상적인 체액을 뜻함, 병리적 과정의 중간 산물이며 질병의 원인이 됨)이 생성되는 것을 정신질환의 근본 원인으로 보아 이를 오지지화五志之火라 칭하였다(五志之火 因七情而氣鬱而成痰).

14세기 이후 이러한 학파적 연구성과의 학문적 계승과 더불어 안정된 세대와 일반 문물의 발달에 힘입어 의학의 연구가 활성하게 진행되어 방대한 의서가 편찬되었는데 신경정신질환에 대한 논의 또한 『의학입문醫學入門』 『경악전서景岳全書』 등의 여러 의서들에서 볼 수 있다. 17세기에서 20세기 초반에 이르러서는 서양문물이 도입됨에 따라 임상적이며 실증적인 면을 추구하는(實事求是)의 실학사상이 의학 면에서도 보이고 있다. 특히, 서양의학과 교류가 이루어지면서 뇌의 지위와 기능에 대하여 새로운 인식들이 부각되었다. 이에 따라 기존의 심心을 위주로 한 장상론臟象論적인 사고에서 뇌수腦髓중심적인 사고로 변화하여 뇌의 생리적 기능(인체 전체를 통솔하는 최고 주재재로서 역할을 하며 정신활동·외부 세계에 대한 반응·운동을 주관한다)이 뚜렷이 제시되었다.

이후 근세의 중의학에서는 뇌에 대한 인식을 보다 분명히 하면서도 정신-육체의 관계에 대한 한의학의 고유 입장을 고수함으로 인해 많은 논의가 진행중이다. 인체를 육체와 정신을 둘로 나누어 인식하고 '대뇌피질이 정신·의식·사유 활동을 일으킨다'며 정신마저 물질적인 것으로 해석하는 서양의학과는 달리 한의학은 몸와 마음의 기능이 모두 하나의 생명활동이며 인간을 하나의 통합된 생명체로 볼 때, 육신을 지배하는 것은 역시 정신이라는 정신 우위의 입장에서 기존 의학과 상당한 차이를 보이고 있었기 때문이다. 그러나 이후 다양한 연구와 의학제도를 도입하여 현재에 이르기까지 지속적으로 서양의학과의 접목을 시도하고 있는데, 신경정신과 질환의 물질적·기질적 원인을 밝혀 약물과 같은 생화학적인 접근법을 통해 치료를 시도하거나 반대로 정신적인 원인에 의한 신체의 생물학적·조직학적인 기질의 변화를 연구하거나 첨단 진단장비와 생체신호를 측정하는 기계 등을 개발하여 신경정신질환의 진단과 치료에 응용하는 등의 활발한 움직임을 보이고 있다.

한국에서의 한의학은 『동의보감』과 사상의학이 그 근간을 이루고 있다 할 수 있는데, 이는 현재 임상에서 활용되고 있는 한국한의학의 특징을 대변할 뿐 아니라 한방신경정신의학과도 밀접한 관련을 가지고 있다.

『동의보감東醫寶鑑』은 단순한 백과사전식의 임상의서가 아니라 중국의학의 기본 이론을 완전히 흡수하고 이를 토대로 한국의 고유의학과 약물학(鄕藥)이 더해져서 탄생한 의학서적이다. 특히, 인체와 질병에 대한 이해가 한의학 최고의 원전이라 불려지는 『황제내경黃帝內經』의 수준에 미치고 있다는 평가를 받고 있는데, 몸과 마음은 하나이며(心身一如), 욕심을 버리면 병이 없다(道心無病)고 주장하는 도교의 철학적 이론을 바탕으로 의학의 본질적인 의의를 해명하고 있으며, 건강유지와 질병치료를 위해 마음과 몸을 깨끗이 하고 다스리는 방법인 기공과 양생을 강조하고 있다는 점에서 한방신경정신의학과 밀접한 연관을 맺고 있다. 책의 말머리에 한의학의 기본개념인 정精, 기氣, 신神, 혈血을 다루며 다양한 심리적·정신적 문제로 인하여 유발되는 병증을 기술하고 있으며 인체의 기본 장기들(五臟六腑)에 관하여 다루면서 각 장기의 기능 정도와 위치에 따라 다양한 심리적 상태를 다루고 있다. 본론부에서는 외부적으로 관찰 가능한 부위에서 나타나는 각종 병증을 소개하면서 과도한 감정적 자극으로 인해 유발되어 발생하는 병증을 기술하고 있으며, 한의학에서 질병으로 분류되는 다양한 병증을 소개하면서 일반적인 병증 안에 심리적인 유발인자로 인하여 발생하는 내용을 각각 기술하고 있어, 현재까지도 한방신경정신의학의 기본서적으로서의 역할을 하고 있다.

한국의 고유한 의학인 사상의학四象醫學 또한 한방신경정신의학적인 관점에서 매우 중요한 특징을 가지고 있다. 사상의학은 사람을 네 가지의 체질(太陽人, 少陽人, 太陰人, 少陰人)로 나누고 각 체질마다 특수한 심리상태(哀, 怒, 喜, 樂)에 따라 특징적인 질병이 발생됨을 강조하고, 치료에 있어서도 각 체질에 고유한 생명에너지(正氣)를 중심으로 음양陰陽의 오름과 내림 및 급함과 느림(升降緩急)을 조절하는 치료원칙을 세우고 체질병리약리를 정립하였다. 동시에, 사상의학은 도교적인 입장의 기존 의학과 달리 유학적인 배경과 인간 중심적 사고에서 출발하여 인간을 자연에 순응하는 수동적인 존재가 아닌 능동적 자세로 대체해 나가는 자율적인 조절능력이 있는 존재로 파악하고 있다. 따라서 사상의학은 기존의 약물과 침과 뜸 등의 수단으로 모든 병을 치료하려고 하였던 고전적 방법 이외에 본래 타고난 성격과 외부에 대한 반응인 감정(性情)의 오름과 내림, 급함과 느림(升降緩急)을 조절하여 정신을 안정시키는 것을 주요 치료수단으로 하며 심신균형적 치료정신을 추구하고 있다. 또한, 사상의학은 평소 체질에 따른 몸과 마음의 건강을 추구하는 양생의학이고 생활 속에서 몸과 마음을 수양하는 심신예방의학이며 환경과 사회에 적응에 필요한 지혜와 인격수양의 방법을 제시하는 사회의학적인 측면이 있다. 이처럼 사상의학의 인간중심적, 심신균형적, 사회의학적인 측면은 한방신경정신의학의 특징 그리고 미래 추진 방향과 기본적으로 일치한다고 볼 수 있다.

한국의 의료 제도권하에서의 한의학은 1945년 광복과 함께 조선의사회라는 한의단체가 설립되었고, 1947년 동양한의학회가 결성된 후 같은 해 동양대학관에 동양의학과가 4년제로 개설되어 사상초유의 한의학 전문 교육학부가 설립되었다. 1951년 2월제 국민의료법이 통과되면서 1953년 동양대학관이 서울한의과대학으로 이름을 바꾸었으며 이후 동양의약대학으로 발전하였다. 1963년에는 한의학 교육과정이 4년제에서 6년제로 개편이 되면서 동양의과대학으로 승격되었으며, 1965년 현 경희대학교에 흡수되었고 이후 비약적 발전을 하여 2006년 현재까지 전국적으로 11개 한의과대학이 운영되고 있다.

한방신경정신의학은 1970년 한방신경정신과학회의 창립과 함께 구체적으로 시작된다. 한의학이 전문 의료기관으로 발전을 시작한 것은 1974년 의료법이 개정되어 '한방병원'이라는 명칭이 사용되기 시작하면서부터인데, 한방병원에는 전문과목이 설정되기 시작했다. 1977년에 한방신경정신과가 분리되어 독립교실을 형성하기에 이르렀다. 이후 전국의 모든 한의과대학에 한방신경정신과가 정식 교육과목으로 선정되어 현재에 이르기까지 교육되고 있다. 또한 1990년 한방신경정신과 학회의 학술적 연구의 집합체인 『동의신경정신과학회지』가 창간되는 지속적으로 출간되고 있다. 1981년부터 전공의 수련교육이 시작된 이후, 1999년에 이르러서 한의사전문의 수련 및 자격인정 등에 관한 규정이 공포되어 전문수련과정이 2년에서 3년으로 증가되었고, 전문수련의 공식과정이 확정되어 실시되었으며, 2002년 제1회 한의사 전문의 자격시험이 치러져서, 비로소 제도권에서의 한방신경정신과 전문의 제도가 공식 출범하여 오늘날에 이르고 있다.

III. 한방신경정신의학의 현황

한방신경정신의학이란 인간의 정신작용이 생명력의 발현현상이라는 인식을 기본으로하여, 신체의 성장발육과 활동의 기본이 되는 장기인 오장五臟과, 물질적 기초를 이루는 정精, 기氣, 혈血, 진액津液, 영營, 위衛 등이 각각 정신기능과 밀접한 관계를 가진다는 생리적 특성을 바탕으로 한의학적 병인인 화火, 담痰, 혈허血虛, 정손精損 등에 의해 칠정상七情傷, 구기九氣, 칠기七氣 등의 병증病證을 변증辨證이라는 한의학적 진단법을 통해 진단하여 한약, 침, 뜸, 부항 등의 한방적 치료를 시행하는 한의학의 전문임상 분야이다. 뿐만 아니라, 한방신경정신의학은 한의학의 각종 고전을 고증하고 분석·검토하여 현대적 의미로 재해석하거나 서양 정신과학과의 비교 연구, 각종 정신과적 질환의 임상 연구 및 새로운 치료법의 개발 등을 실시하고 있다. 한방신경정신의학은 전문화와 특성화된 검사를 통하여 인체의 기능상태를 분석하고, 이를 한의학적으로 진단·평가하여 건강을 관리하는 생기능의학 분야도 담당하고 있다. 또한 자율신경실조증과 한방 건강증진 분야를 한의학적으로 접근하여 더욱 발전된 한의학이 되도록 노력하고 있다.

1. 한방신경정신의학의 특징

한방신경정신의학은 한의학을 토대로 하였으므로 기본적으로 한의학의 병리체계를 따르지만 신경정신과 분야에서는 몇 가지 특징적인 치료 원칙을 가지고 있어 일반적인 한의학적 치료와 약간의 차이를 가진다.

우선, 한방신경정신의학은 정서의 문제를 직접적으로 다룬다. 칠정七情은 오장을 직접적으로 손상시키는 작용을 하므로 치료에 있어서 오장뿐 아니라 정서의 문제를 직접적으로 다루게 된다. 즉 정서에 반응할 수 있는 한약물이나 침요법 등과 함께 정서를 직접 다루는 정신요법을 활용한다. 이 방법은 정서가 인체에 영향을 미쳤을 때 나타나는 기氣의 변화를 안정시킴으로써 정서에 직접 접근하는 치료 방법이다. 약물치료에 있어서 마음을 안정시키는 약제(安神藥)만을 활용하는 것이 아니고, 환자가 가지고 있는 정서적 특성을 고려하여 약물을 선택한다. 예를 들어, 화병火病의 경우 열을 떨어뜨리는 약물을 사용함으로써 분노와 같이 화火의 성질을 가지고 있는 정서에 영향을 미치게 한다. 마찬가지 방법이 침에서도 응용되어 환자의 정서적 특성과 장부의 특성을 고려한 치료기법이 적용된다.

둘째, 질병의 발생 원인에 따라 치료 원칙을 설정한다. 정서적인 것뿐 아니라 생물학적, 사회환경적인 스트레스의 종류・기간・정도, 이와 관련한 장부의 손상이나 기순환의 장애(氣滯), 순환되지 않은 병리적인 체액(痰飮), 혈관을 벗어난 나쁜 피(瘀血) 등의 원인을 종합적으로 판단하여 이에 맞는 치료원칙을 정하게 된다. 병리적 인자를 살펴 정신의 치료와 함께 장부치료가 겸하여 지게 된다.

셋째, 증상의 독특한 성질을 규명하여 치료에 응용하는 방법(辨證)을 정서나 정신적인 면에서도 응용하게 된다. 한의학에서는 정서나 정신적인 것도 음양오행陰陽五行과 오장에 배속하고 있어, 정서문제와 기타 증상을 종합하여 치료원칙을 세우게 된다. 화병 환자에게서 나타나는 화나 분노가 간기울결肝氣鬱結로 변증이 되면 이를 개선시켜 줄 수 있는 한약과 침치료 및 정신치료가 이용되는 것이 그 예라고 할 수 있다.

넷째, 병이 들기 전의 예방이나, 병이 깊어지기 전의 치료를 중요시한다. 오래되고 깊은 병일수록 치료도 어렵고 치료기간도 길어지는 경우를 실제로도 많이 볼 수 있는데, 한의학에서는 아직 병들지 않은 단계인 미병未病을 치료하라고 하여 예방의 중요성을 언급하고 있다. 정신과 질환도 마찬가지여서 명상, 기공, 호흡법, 이완훈련, 평소 생활습관의 교정, 스트레스에 대처하는 방법 등을 통해 평소 병의 예방에 주안점을 두고 있다.

다섯째, 한방신경정신의학은 보법補法을 통해 생기vitality를 북돋우어 치료를 한다. 서양의학과의 뚜렷한 차이점이라고 볼 수 있는 한의학의 독특한 특성 중의 하나인 보補의 개념이 역시 한방정신의학에서도 응용이 된다. 환자의 허실을 살펴 침구법과 한약물을 운용하게 되는데, 귀비탕, 보혈안신탕 등은 오랜 스트레스로 예민해진 몸과 마음을 누그러뜨려주면서 생기를 북돋아 주는 대표적인 처방이라고 할 수 있다. 뿐만 아니라 기공이나 명상을 통해서도 기를 모아 생기를 불어넣어 일상생활을 하는 원동력이 되도록 돕는 등 다양하게 보법이 활용되고 있다.

여섯째, 체질치료를 응용한다. 한의학적 질병 패턴과 더불어 체질의 취약성으로 말미암아 질병의 양상이 다르게 나타나는데 이는 각 체질에 따라 문제가 되기 쉬운 정서(性情)와 장부가 구별되어 있기 때문이므로 체질병리에 따른 체질치료를 응용하게 된다.

일곱째, 한의학적 정신요법을 응용한다. 건강한 육체와 정신의 양생법을 중요시하여 허심합도虛心合道를 목표로 명상, 호흡훈련, 기공을 치료에 응용하여 자연스럽게 긴장의 이완을 도모한다. 이완과 더불어 현재 자신의 스트레스와 갈등의 원인과 대상, 더 나아가 자아에 대한 이해를 도모하여 올바른 자신의 이미지를 찾아나가는 작업을 통해 질병의 치유를 꾀한다. 이 외에도 체질별로 기본심리와 심층심리가 상이함에 따라 외적 갈등과 내적 문제의 종류가 다르고 해결법도 다르다는 사상심학四象心學을 이용한 정신요법과 관심을 다른 곳으로 돌려 정서를 변화시켜 해결하고자 하는 이정변기요법移情變氣療法, 정서를 오행에 배속해 병리적 정서를 제어할 수 있는 다른 정서를 이용하여 치료하는 오지상승위치료법五志相乘爲治療法, 암시요법이라 할 광치료법誑治療法, 대화를 통해 문제를 해결하려 하는 지언고론요법至言高論療法, 문제가 되는 정서에의 노출 정도를 순차적으로 높여 가면서 정서를 안정시키는 경자평지요법驚者平之療法 등의 한의학적 정신요법을 응용하여 질병의 치유를 꾀한다.

마지막으로, 다양한 중재방법들을 몸과 마음이 하나(心身一如)라는 한의학 이론에 맞춰 선별·수정·재해석하여 치료에 응용한다. 정통 한의학기법 외에도 자율훈련법, 점진적 근육이완법, 인지행동치료 등을 병행하여 마음의 걱정과 근심이 몸의 증상으로, 몸의 긴장이 우울과 불안으로 나타날 수 있다는 개념을 깨닫게 하고 이를 바탕으로 주위의 스트레스를 적절히 대처하는 방법을 교육한다. 향기요법, 색채요법, 광요법, 목욕요법, 요가, 운동요법 등 다양한 치료법을 보조적으로 이용하여 이완과 증상의 경감을 얻을 수 있다. 이를 통해 적응적 생활을 하고 삶의 질을 높일 수 있도록 하고 있다. 이러한 여러 중재기법들을 한의학에서 말하는 몸과 마음이 하나(心身一如)라는 기본 개념을 바탕으로 선별하고 재해석하여 응용한다는 데 큰 의의가 있다.

위에서 언급한 여덟 가지 한방정신의학의 특징은 모두 마음과 몸이 하나(心身一如)라는 기본 개념을 전제로 한다. 정신을 다섯 가지 정신구조(五志)로 나누어 인체의 기본 장기인 오장五臟과 결부시켜, 정신은 육체에 깃들어 있고 영민한 정신의 작용도 오장五臟의 원활한 활동과 상호 협조로써 이루어진다고 설명한다. 다시 말해, 감정의 편향이나 과민은 오장의 기능에도 영향을 주어 원만한 생리기능을 손상시키며 반대로 육체적 과로나 음식부절飮食不節, 과음過飮, 과색過色 등도 정신작용에까지 그 영향을 미친다는 것이다.

이와 같은 관점에서 한방신경정신의학은 심리적 요인이 신체적인 증상을 일으킨다고 보는 심신의학적 개념과 그 맥락을 함께 한다고 볼 수 있는데, 심신의학에서 말하는 치료법의 기본 이념은 대략 네 가지 정도로 정리가 된다.

첫째, 심신증은 타인에 의해 치료받는 것이 아니고, '자기가 치료하는 것'이다. 최면도 타자최면보다는 일종의 자기최면이라 할 수 있는 자율훈련법이 중요시되고 있고, 면접치료에 있어서도 치료자가 설득하거나 지시하는 것보다 환자가 자기 자신이 하려고 하는 것을 지지하여 주는 것이 좋다고 되어 있고, 독서요법도 환자 자신에 의한 자율적인 치료법이다. 바이오피드백 역시 자기의 상태를 알고 스스로 조절하는 연습이다. 참마음을 찾는 길인 선禪도 남에게서 배우는 것이 아니며 스스로 알아서 체득하는 것이다.

둘째, 자기 스스로의 의지로 하되 자기본위로 아무렇게나 하는 것이 아니고, 항상성에 따라서 '자연치유력'을 살린다는 의미로 행한다. 예를 들면 누구나 있는 생리심리현상을 자기의 의지로 무리하게 조절하려 하지 말고 있는 그대로 맡겨두라는 것이다. 빨리 낫고 싶은 마음은 당연하지만 그렇다고 성급하게 치료를 서둘러서는 안 된다. 심신의학에서는 환자 개개인의 치유력의 상태에 따라 치료를 진행한다.

셋째, 지식은 얻는 것이 아니고 체득하는 것이다. 자신의 상태를 분석해서 머리로만 알기보다 연습을 통해서 몸으로 익혀야 한다. 자율훈련법이나 단식요법, 벤네트식 건강법과 같은 심신의학의 수련방법은 연습을 통해서 체득할 때에 비로소 그 효과를 경험할 수 있다.

넷째는 치료된 상태의 환자가 인생의 의미를 갖게 된다는 것이다. 따라서 치료의 과정은 자기 성찰의 시간이 되며, 질병의 극복은 자아를 강하게 하고, 자신의 모습을 발견할 수 있는 기회가 된다.

한방정신의학과 심신의학은 위에서 서술한 것처럼 많은 공통성을 가지고 있지만 다른 점 역시 가지고 있다. 심신의학은 정신과 육체의 관계를 밀접하게 인식하고는 있으나 정신과 육체를 여전히 이원적으로 분리시켜 보고 있으며 정신신체적psychosomatic이라는 일방적(one-way) 관계를 주로 상정하고 있다. 그러나 한방정신의학은 몸과 마음의 관계가 일방적이기보다 몸에서 마음으로(somatopsychic), 마음에서 몸으로(psychosomatic)의 양방향으로(two-way) 관계를 맺고 있다고 보고 있다. 또한 일본의 이께미Ikemi 박사가 말한 것처럼 자가치유력이라고 할 만한 기氣(qi)의 개념이 통합되어 있으며 더불어 자연으로 대표되는 환경의 영향까지도 전체적으로 보고 있어 심신의학적 개념에 비해 보다 통합적이라고 볼 수 있다.

이러한 개념은 질병의 육체적·정신적·사회적·영적spiritual 측면을 모두 고려하여 통합적인 접근을 시도하는 의학인 전체의학Holistic Medicine과, 전인의학의 관점에서 환자-문제-관리중심의 의학으로 최근 이슈화되고 있는 통합의학과 매우 비슷하다.

2. 한방신경정신의학의 주요 진료 영역과 진료 흐름

1) 치매

치매란 뇌의 기질적인 병변에 의하여 기억력장애를 비롯한 언어장애, 행동장애 및 기타 지적 능력의 소실이 특징인 인지기능의 장애를 나타내는 후천적 임상증후군을 말하며, 바로 전일 일어난 사건이나 들었던 사실을 완전히 잊어버리고, 잊어버린다는 사실조차 모르게 된다. 일상생활 지장 정도는 95.7%로 가장 높은 비율을 보이고, 일상생활에서 당뇨병이나 뇌졸중, 고혈압보다도 더 큰 지장을 초래하며, 치료에 많은 시간과 경제적 부담이 요구되고, 가족과 치매환자와의 갈등 혹은 적절한 관리의 부재로 인하여 여러 가지 비극이 일어나기도 하는 질환이다.

(1) 진료

① 치매의 진찰

치매의 초기 증상으로는 네 가지가 흔한데, 첫째, 어느 시기부터 의욕이나 호기심이 저하되고, 둘째, 표정이나 감정이 무뎌지기 시작하며, 셋째, 기억력장애로 최근의 일들을 잊어버리기 쉽고, 넷째, 이야기가 지루할 정도로 장황하고 같은 말을 몇 번이나 되풀이한다.

치매의 진찰은 주로 문진을 통해 이뤄지는 병력청취가 주된 과정이다. 이 단계에서 중요한 것은 환자에게 어떤 치료환경이 적절할지를 결정하는 것이다. 특히, 인지장애가 갑자기 나타나며 기타 중풍을 의심할 만한 신경학적 증상이 명확할 경우에는 바로 입원치료를 결정해 중풍에 대한 급성기 처치를 가급적 조속히 받을 수 있도록 해야 한다. 즉 섬망에 대한 감별진단은 다음 단계가 아닌 이 단계에서 이루어질 필요가 있다. 응급적인 치료개입이 필요한 상태가 아니라는 것을 확인했다면 일반적인 진료절차를 따르게 된다.

치매의 원인질환은 매우 다양하다. 이 중 대표적인 것은 알츠하이머병과 혈관성 치매이다. 이 두 질환이 차지하는 비율이 매우 높으므로 이 둘을 감별하는 것이 치매의 원인질환을 평가하는 첫 번째 단계이다. 점진적인 기억과 인지장애를 일으키는 다른 중추신경계 상태(뇌혈관질환, 파킨슨병, 헌팅턴병, 경막하 혈종, 정상압수두증, 뇌종양) 및 치매를 일으키는 전신적 상태(갑상선 기능저하증, 비타민B12 또한 엽산 결핍, 나이아신 결핍, 신경매독 등)를 배제하기 위해서는 뇌자기공명영상Brain MRI검사와 기타 실험실적 검사(혈액검사, 전해질검사, 대사성검사, 갑상선 기능검사, 매독검사, 비타민B12, 엽산level, 알부민검사, HIV antibody screen, 독성검사)가 필수적이다. 많은 외래환자가 대부분 이러한 기질적 질환에 대한 검사절차를 거치고 오지만 이런 검사절차를 거치지 못한 초진환자의 경우 필요한 검사를 실시한다.

감별진단에서 주의해야 할 경우가 우울증과 동반된 인지장애이다. 노인에 있어서는 치매와 가성치매(주요우울증삽화로 인한 인지장애)를 감별하기가 어렵다. 감별에 있어서 개인의 병전상태에 대한 평가가 도움이 된다. 치매에서는 대개 병전에 인지기능이 점차로 손상되었으며, 이에 반해 주요우울증삽화에서는 병전에는 정상적이었고 우울증과 관련되어 인지기능이 급격히 감퇴되는 경우가 많다. 질문에 대한 반응에서 치매는 질문에 대한 대답을 재촉하면 흔히 회피, 분노, 빈정거림을 나타내거나 올바르게 대답하려 노력하지만 실패한다. 가성치매에서는 자신의 기능장애에 대해 슬퍼하고 냉소적이나 진정한 파국반응은 없다. 지적기능수행에 있어 치매에서는 흔히 장애가 전반적이고 일정하게 잘못하나 가성치매에서는 흔히 기억장애가 있으나 일정하지 않으며 전반적 장애가 있다면 이는 환자가 노력을 안 하기 때문이다.

② 치매의 진단 및 평가

간이정신상태검사인 MMSE-K(Mini-Mental State Examination-Korean version), 치매노인의 인지기능검사인 K-DRS(Korean version Dementia Rating Scale) 등을 활용하여 치매의 경중 정도를 나눌 수 있다. 원인이 명확해졌다면 인지기능, 일상생활, 이상행동의 세 가지 분야에 대한 평가를 시도한다.

첫 번째로, 인지기능에 대해 평가한다. 어떤 인지 영역의 장애가 있는지를 살펴야 한다. 일반적으로 ① 주의집중력, ② 언어능력, ③ 시공간능력, ④ 기억력: 언어적 기억능력과 시각적 기억능력, ⑤ 전두엽/집행기능 등으로 나눌 수 있다. 환자의 인지장애 유형이 환자의 일상생활에서의 수행능력에 직접적으로 관련이 있으며, 치매의 원인질환에 따라 인지장애 유형이 다르게 나타나기 때문에 각각의 인지능력을 정확하게 평가하는 것이 꼭 필요하다. 문진을 할 때 상기 언급한 인지 영역을 염두에 두고 질문을 하는 것이 좋다. 이들 인지 영역 중 환자의 일상생활과 직접적으로 관련이 있는 5개의 증상을 점검해 나가면 다음과 같다.

(1) 기억장애에 관하여는 환자나 환자의 보호자로부터 기억장애에 대한 생생한 예를 들으려고 노력해야 한다. 즉 언제 어떠한 일화가 있었는지 구체적인 예를 들게 한다. 기억장애가 있다면, 기억장애가 언제 생겼는지, 서서히 생겼는지 아니면 갑자기 생겼는지를

물어보고 기억장애 발생 후 진행하는지 아니면 중간에 호전된 적이 있었는지를 물어보아야 한다. 점점 심해졌다면 현재는 어떤 상태인지를 파악해야 한다. 예를 들어, 최근 몇 주 동안 있었던 사건 중 중요한 것은 기억하지만 자세하거나 사소한 것은 잊었는지, 이 경우 힌트를 주면 기억해 내는지, 또는 최근 몇 주 동안 있었던 중요한 사건(예를 들어 여행을 갔거나 결혼식이나 장례식에 참석한 경우)도 잊는지, 아니면 오전에 있었던 일을 오후에 알지 못하는 정도인지, 또는 너무 심해서 수 분 전의 일을 전혀 기억하지 못하거나 돌아서면 잊어버리는 정도인지를 알아야 한다. 또한 기억장애에 대한 환자가 병식이 있는지를 물어보아야 한다. 치매 환자는 일반적으로 자신의 기억장애를 부정하거나 대수롭지 않게 생각한다. 이에 비해 불안장애 환자들은 실제 자신의 기억장애보다 더 과장되게 표현하는 경우가 많다.

(2) 언어장애의 가장 흔한 형태는 하고 싶은 표현이 금방 나오지 않거나 물건이름을 금방 대지 못하여 머뭇거리는 증상이다. 그 밖에 읽기·쓰기장애가 있고, 환자의 말수가 갈수록 감소하는 증상도 나타난다.

(3) 시공간능력 저하의 결과로서 처음에는 익숙하지 않은 곳에서 길을 잃을 수 있다. 좀더 심해지면 동네에서 길을 잃거나 아파트에서 동이나 호수를 찾지 못할 수 있다.

(4) 계산능력의 감소 때문에 돈관리에 실수가 생기고, 계산을 기피하는지를 물어보아야 한다.

(5) 전두엽 집행기능의 장애는 주로 성격변화로 나타난다. 이러한 성격변화는 치매 환자의 평가에서 세 번째 항목인 이상행동평가와

겹치는 경향이 있다.

설문지를 이용하면 더 많은 정보를 얻을 수 있을 뿐만 아니라 우리나라 진료실정을 고려할 때 시간도 절약할 수 있다. 주로 이에는 K-DRS가 사용되며 또한 주관적인 설문지 검사의 약점을 보완하기 위해서 뇌파검사의 일종인 사상관련전위(Event-related potentials, ERP)를 실시한다.

두 번째로, 인지장애가 있으면 일상생활에 지장을 초래할 수밖에 없기 때문에 일상생활수행능력평가가 이뤄진다. 하루일과, 직장생활, 기본적 기능과 같은 사항에 대해 문진한다.

서양노인의 경우에는 자기의 능력이 남아 있는 한 독립적인 생활을 해야 하므로(예를 들어 운전, 돈관리, 요리) 기능장애가 있을 때 금방 눈에 띄나 우리나라 노인들의 경우에는 자녀들이 대신 해 주는 경우가 많고, 특히 할아버지의 경우에는 하는 일이 거의 없으므로 인지장애가 있다고 하더라도 일상생활에서 아무렇지도 않아 보이는 경우가 상당히 많음을 주의해야 한다.

세 번째로는 이상행동에 대한 평가가 이뤄진다. 망상, 환각, 환청 같은 정신증과 초조, 심한 우울증, 배회, 불면증, 공격적 행동과 같은 이상행동이 어떤 양상으로 나타나는지 보호자를 통해서 확인한다.

③ 평가도구

ㄱ. 간이정신상태검사(MMSE)

MMSE는 현재 가장 널리 이용되는 간이정신상태검사로서 다른 검사들과의 상관계수뿐만 아니라 뇌전산화 단층촬영상의 병변 정도와도 상관관계가 높고 또한 검사자간의 신뢰도도 높다고 알려져 있다. 또 이 검사는 매우 간편하고 피검자를 당황하게 하는 문항이 없으며 검사 반응을 평가하는 데 주관적 판단을 요구하는 문항이 거의 없기 때문에 약간의 훈련만 받은 검사자라도 쉽게 이용할 수 있다.

ㄴ. 한국판 치매검사(K-DRS)

K-DRS는 현재 가장 많이 사용되고 있는 치매평가도구 중 하나인 Mattis의 DRS를 국내 치매 인구에 사용할 수 있도록 번안·수정하여 표준화한 검사이다. K-DRS는 치매 인구의 인지기능을 포괄적으로 측정하기 위해 개발된 치매 감별검사로서, 주의, 관리기능, 구성, 개념화, 기억의 5개의 소검사로 구성되어 있다.

ㄷ. 일상생활수행능력검사(ADL)

설문지척도를 사용하여 일상생활수행능력을 평가하는 검사로 일상생활수행(Activity of daliy living, ADL)을 정량화하는 도구로서 여러 가지가 있는데 주로 Lawton's instrumental ADL을 수정하여 만들고 표준화한 Korean instrumental ADL(K-IADL)을 활용한다.

ㄹ. 사상관련전위(ERP)

뇌파와 동일한 방법으로 측정되는 뇌의 전기적 활동으로 기억, 언어, 학습 및 정서 등 인지심리학의 여러 분야에서 사용되고 있다. 치매에 대하여 인지를 나타내는 P300의 평가에서 잠재기는 길어지고 진폭은 감소한다고 알려져 있다.

(2) 치매의 치료

① 치매 치료계획의 수립

그동안 조사한 정보를 바탕으로 환자의 치료계획을 세운다. 치료계획을 세울 때는 경제적인 능력, 거주지역, 보호자와의 동거 여부 등 환자의 외적인 조건도 충분히 고려해야 한다. 이를 통해 치료계획을 세운 후 보호자에게 충분히 설명하고 동의를 구한다. 환자가 초기의 치매라면 환자에게도 충분히 설명하여 의사－환자관계를 두텁게 한다.

치매는 경과상 지속적으로 진행하며 현재로서는 뚜렷한 치료방법이 없다. 그러므로 치료의 목표도 치매증상의 완전한 관해가 아니라 주된 인지장애를 경감하여 치매의 악화를 방지하여 일상생활을 좀더 잘 할 수 있도록 하는 것으로 인식하고 보호자에게도 주지시킨다.

노인은 자신의 가정에서 치료받는 것을 원칙으로 하여야 한다. 가정에서의 이탈로 가족들의 갈등이 해소되는 경향도 있으나 정서적 변화, 심리적 스트레스가 유발되고 오히려 치매환자가 재적응하여야 하는 경우도 발생한다. 또한 집으로 귀환하지 못한다는 좌절감과 낯선 환경에서의 적응이 문제가 되는 경우도 흔히 볼 수 있다.

② 치매의 약물요법

한의학적 치료방법은 사상체질의학적 치료의 방법을 통해 좋은 치료 효과를 볼 수 있는데, 특히 체질 변증을 통하여 치매 환자를 진단하고 치료한다. 여기서 주의할 것은 환자에 대한 직접적 체질 감별뿐만 아니라 보호자를 통하여 병전 성격, 병전 생활 등을 문진하여 정확한 체질감별을 할 수 있도록 하는 것이다. 어떤 형태의 치매보다 치료가 어려운 알츠하이머형 치매의 경우 난치병치료에 효과가 우수한 체질치료법을 적용한다. 치매환자는 체질별로 태음인에는 주로 조위승청탕調胃升清湯, 소음인에게는 성향정기산星香正氣散, 십이미관중탕十二味寬中湯, 소양인에게는 형방지황탕荊防地黃湯이 투여된다. 또한 혈관성치매는 다발성뇌경색이나 피질하뇌경색과 같이 눈에 보이지 않는 무증상적 뇌경색이 진행되어 나타나는 경우가 많다. 그러므로 이를 중풍의 범주(중풍건망中風健忘, 중풍혼모中風昏冒, 중풍혼매中風昏昧)로 보고 한의학적 중풍치료법을 활용하여 치료한다. 대표적 처방이 성향정기산과 우황청심환牛黃淸心丸이다.

치매의 약물치료에 있어서는 장기간 투여를 고려하여 경제성과 안정성이 고려된 약물이 필요하다. 한약제 가운데, 원지, 석창포는 치매에 활용될 수 있는 약물로, 연구를 통하여 안정성을 확보하는 수치법이 개발되었고, 또한 경제성을 고려하여 환제丸劑로 개발되어 사용되고 있다.

하지만 치료에 있어 무엇보다 중요한 것은 조기발견과 조기치료이다. 치매는 초기에는 옆에서 생활하는 가족에게도 잘 인식되지 않는 경우가 많다. 치매는 조기에 발견하여 치료하면 증상의 호전 정도도 뚜렷하고 치매의 진행속도도 늦어지기 때문에 조기발견은 늘 치료자가 염두에 두어야 할 사항이다.

③ 생활지도: 치매의 관리를 위한 한의학적 생활섭생

ㄱ. 일반적인 생활지도 사항

치매 환자를 지도할 때 안정적인 생활환경을 조성하는 것이 무엇보다도 중요하다. 다음과 같은 내용을 환자보호자에게 교육하고 또한 구체적인 실천방안을 찾기 위해 함께 고민할 필요가 있다.

① 삶에 대한 보람을 느낄 수 있도록 적극적인 생활을 유도한다. ② 사람들과의 교제 기회를 늘려간다. ③ 매일 일정한 일을 하도록 유도한다. ④ 매일 정기적인 육체 운동을 하도록 한다. ⑤ 일기를 쓰게 한다. ⑥ 외출, 여행에 함께 모시고 나간다. ⑦ 되도록 자녀, 손주들과 함께 살 수 있도록 해 준다.

ㄴ. 체질과 음식의 조화

우리가 건강할 때에는 별로 음식에서 오는 해를 자각하지 못한다. 하지만 몸에 맞지 않는 음식을 장기간 섭취함으로써 그것이 식독食毒이 되어 체내에 축적되었다가 다른 또 하나의 요인이 작용할 때 질병을 유발시키는 수가 많다. 그러므로 평소부터 자기의 체질을 알고, 또 그 체질에 맞는 음식물을 가려서 섭취하는 것이 올바른 양생의 길이 된다. 몸에 맞는 음식은 최상의 보약이 되겠지만, 몸에 맞지 않는 음식은 독이 되어 질병을 유발하고 악화시키는 무서운 결과를 가져오게 된다. 몸에 맞지 않는 식생활을 하게 되면 생리적 작용에 부진상태를 초래하게 하여 병이 된다. 이렇듯 음식물에 대해서는 일반적인 섭생과 영양도 필요하지만 체질과 음식물의 관계가 보다 더 중요하다. 여기서 "이런 체질에는 이러이러한 식품이 좋다"라고 말할 때, 반드시 그것만 먹고 다른 것은 먹어서는 안 된다는 뜻으로 받아들여서는 곤란하다. 그 음식을 위주로 섭취하되 다른 음식으로 보완하라는 뜻이다.

가족력으로 볼 때 치매에 걸릴 소인이 있다고 생각되는 사람이나 이미 치매 상태에 있는 경우, 평소의 식사습관을 바꾼다거나 생활화한다면 미연에 치매를 예방하거나 치료에 도움을 줄 수 있다.

ㄷ. 체질에 적합한 운동법

누구에게나 적용되는 건강법은 없으며, 자신의 신체적 특성에 알맞은 운동법을 골라야 할 것이다. 체질에 적합한 운동법은 환자의 건강상태를 적절하게 유지하여 치매의 예방 및 관리에도 큰 도움이 될 것이다.

태음인이라면 운동량이 많은 운동이 좋다. 충분한 운동으로 땀을 많이 내는 것이 건강관리에 유익하다. 바벨 같은 것을 사용하여 힘이 많이 드는 운동을 하는 것도 좋은 방법이고, 조깅 같은 것을 하더라도 시간을 길게 하고 속도를 주어 운동량을 충분하게 하여야 한다. 이와 반대로 소음인은 너무 격렬한 운동법은 선택하지 않는 것이 좋다. 어느 운동이든 기진맥진할 정도로 해서는 건강에 도움이 되지 않는다. 자신의 건강상태를 고려하여 체력 소모가 많지 않은 운동법을 택하도록 한다. 신체 각 부위를 골고루 활동시켜 주고, 적당한 근력을 유지하며, 자세를 유연하게 만들겠다는 생각으로 운동을 지속하는 것이 좋다. 체조나 조깅 같은 부담 없는 운동을 하여도 좋고, 동작이 빠르고 체력 소모가 많은 운동, 예컨대 테니스 같

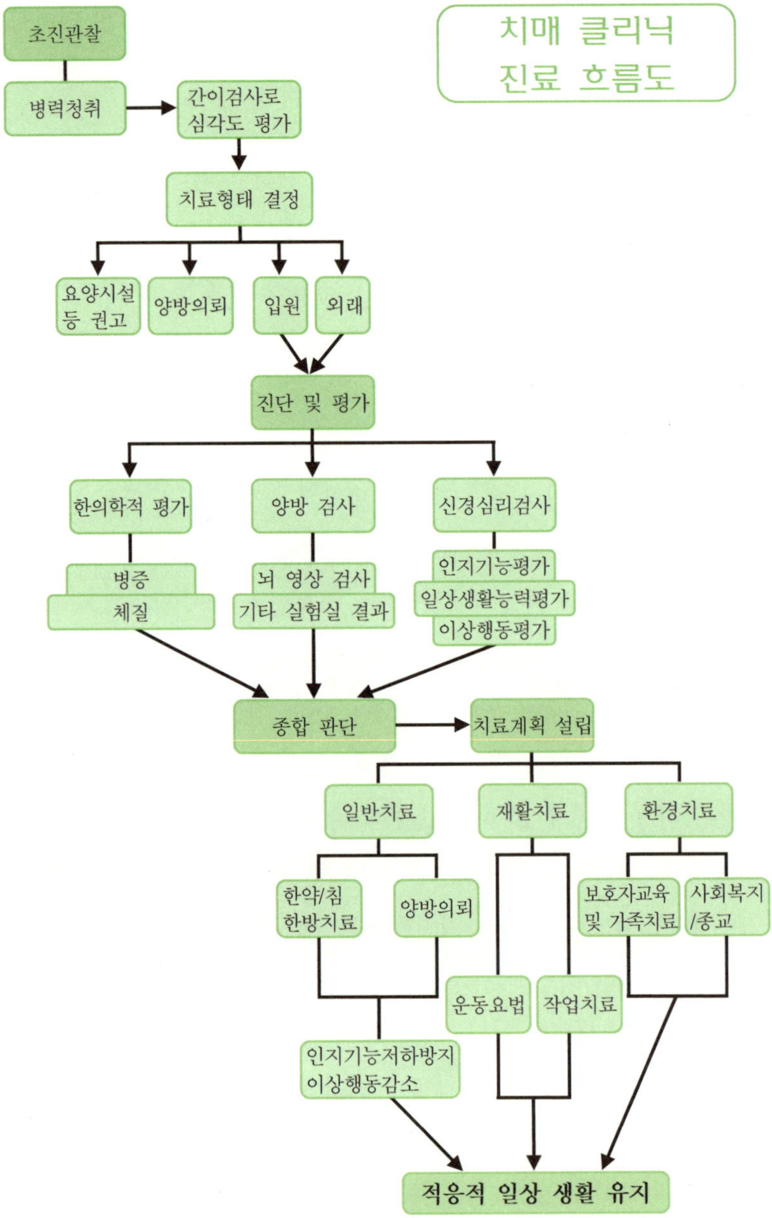
치매 클리닉
진료 흐름도
초진관찰
병력청취
간이검사로 심각도 평가
치료형태 결정
요양시설 등 권고
양방의뢰
입원
외래
진단 및 평가
한의학적 평가
양방 검사
신경심리검사
병증
체질
뇌 영상 검사
기타 실험실 결과
인지기능평가
일상생활능력평가
이상행동평가
종합 판단
치료계획 설립
일반치료
재활치료
환경치료
한약/침 한방치료
양방의뢰
보호자교육 및 가족치료
사회복지 /종교
운동요법
작업치료
인지기능저하방지 이상행동감소
적응적 일상 생활 유지

환자 방문

↓

초진진찰			
−담당진료의사	−진찰항목 ① 섬망에 대한 감별진단−중풍을 의심할 만한 신경학적 증상 파악 ② MMSE-K 시행과 간략한 병력청취를 통한 치매정도의 심각도 파악	−달성목표 ① 의사−환자의 신뢰관계 구축 ② 진단 및 평가를 위한 계획 수립 ③ 치료형태 결정(입원/외래/재활시설)	−소요시간 : 20여 분

↓

진단 및 평가				
필요검사 항목 및 감별진단	→	실험실적 검사 : 치매의 원인질환 감별 진단	뇌자기공명영상(MRI)	
			혈액검사, 전해질검사, 대사성검사, 갑상선기능검사, 매독검사, 비타민B12, 엽산level, 알부민검사, HIV antibody screen, 독성검사	
	→	우울증과의 감별진단 필요시	해밀턴 우울 검사(HAM-D) 시행 및 우울증병력, 증상 문진	
치매증상에 대한 다각적인 평가	→	인지장애 ① 주의집중력 ② 언어능력 ③ 시공간능력 ④ 기억력 ⑤ 전두엽집행기능	각 영역별 자세한 문진 & 신경심리검사(K-DRS) 실시	
			사상관련전위(ERP) 검사	
	→	일상생활기능장애	문진 및 설문지(K-IADL, 보호자 작성) 시행	
	→	이상행동	아래와 같은 항목을 보호자에게 질문 −환상, 환각, 초조/공격성, 우울증, 불안, 다행감, 무감동, 탈억제, 쉽게 화냄, 반복적인 행동, 불면증, 식습관의 변화 등	
	→	신경학적 증상	전신소력, 보행실조, 대소변실금, 진전 등	
달성목표	① 치매를 일으키는 원인질환을 찾고 치매유사질환에 대한 감별진단을 시행 ② 치매증상에 대한 다각적인 평가를 시행 ③ 체질 판별 및 한의학적 진찰			
소요시간	인지장애 각 영역에 대한 문진			30여 분
	K-DRS			60여 분
	사상관련전위			30여 분
	K-IADL			10여 분
	해밀턴 우울 검사(우울증 감별진단시)			20여 분
	체질 판별 및 한의학적 진단			30여 분

↓

치료				
기본 치료 수단	① 한약투여	체질변증	태음인	조위승청탕
			소양인	형방지황탕
			소음인	성향정기산
		알츠하이머병 치매		조위승청탕, 건뇌환
		혈관성 치매		성향정기산,우황청심원
		장기간의 투여시		건뇌환
	② 침구치료	체질을 고려한 태극침법 응용		
관리	③ 가족에 대한 상담	가족의 죄책감, 슬픔, 분노, 극도의 피로감을 이해, 정신적 지지		
	④ 식이요법, 운동 등 생활섭생	사상체질에 따른 식이, 운동, 약선차 등 섭생법 교육		

은 운동은 시간을 짧게 하여 꾸준히 하는 것도 좋다. 운동이 아니라도 사우나 같은 체력 소모가 심한 건강법은 적당하지 않다. 태양인이나 소양인은 그 중간쯤으로 생각하면 된다. 소음인처럼 체력이 약하지는 않으나 태음인처럼 구태여 매번 땀을 줄줄 흘릴 때까지 운동을 할 필요는 없다.

2) 화병

화병은 "울화병鬱火病"이라고도 하는데 여기서 말하는 울화란 억울한 감정을 제대로 발산하지 못하고 억지로 참는 가운데 생기는 화를 말하는 것으로 화병은 이러한 울화가 원인이 되어 생긴 질환이다. 화병은 과거에는 시부모 등과의 문제에서 많이 발생했지만 지금은 남편이나 자녀 등과의 관계에서 많이 발생하며 어쩔 수 없이 참는 생활을 오래 해야 하는 직장인에게도 발생할 수 있다.

화병은 ① 30대 말부터 50대 말까지의 여성에게 많으며, ② 억울한 감정, 속상함 등의 스트레스를 꾹꾹 참아서 장기간 누적되어 발생하며, ③ 특징적인 증상으로는 스트레스를 풀지 못하여 가슴 부위가 답답하고 열이 오르는 느낌이 들며, ④ 신체증상으로는 두통, 어지러움, 얼굴의 열기와 가슴이 뛰고 치밀며 목이나 가슴의 덩어리가 느껴지고, ⑤ 정신증상으로는 우울, 불안, 신경질, 짜증 불면, 등이 자주 나타나고 잘 놀래거나 쉽게 화가 폭발하는 특징을 가진 질환이다.

(1) 진료

① 화병의 진찰

대부분의 화병 환자들이 병원을 찾아오는 시점은 병이 새로 생긴 시점이 아니라 기존에 가지고 있었던 화병의 경과가 악화되는 경우이다. 즉 화병 환자들이 가장 증상이 극심할 때가 주로 진료실에서 의사와 만나게 되는 상황이다. 그러므로 의사는 환자의 고통을 충분히 공감하고 이해하는 태도를 기본으로 해야 한다. 이를 바탕으로 의사-환자관계를 잘 성립해 나가는 것은 아무리 강조해도 지나치지 않다. 이는 치료에 대한 환자의 반응과도 중요한 연관성을 가지기 때문이다. 화병 환자의 대부분이 정서적·사회적인 지지를 충분히 받지 못하는 경우이므로 의사의 공감적인 태도, 능동적인 청취 자세는 앞으로의 치료에 있어서 매우 중요한 요소로 작용한다. 또한 자세하고 정확한 병력청취를 통해 환자의 증상에 대한 정확한 이해와 진단 및 평가가 이루어질 수 있는 정보를 획득해야 한다.

단, 지나친 공감 및 무조건적으로 혼잣말에 공감하는 자세는 바람직하지 못하다. 화병 환자의 경우 스트레스사건 자체도 문제이지만 이에 대한 부적응적, 비합리적 억압이라는 스트레스 대처방식을 사용한다. 그리고 이런 대처방식의 사용이 장기간이 경우가 대부분이다. 이런 대처방식은 심리적 갈등을 신체적 증상으로 나타내는 대표적인 요인이므로 환자가 이를 인식하는 것은 화병의 치료에 있어 중요한 요소이다. 그러므로 환자의 부적응적인 대처에 대해 인정은 하되 동조해서는 안 되며 차츰 변화시켜 나가야 할 부분이라는 것을 인식해야 한다. 이러한 인식하에서 환자를 적절히 지지해 주는 것이 필요하다 하겠다.

② 진단 및 평가

기존까지 화병의 진단은 굉장히 모호하게 이루어지고 있었다. 이러한 현실은 화병의 연구 및 치료기술의 축적과 정보교류라는 측면에서 그 문제점이 지적되어 왔다. 그래서 화병연구자들은 공통적으로 사용할 수 있고 화병환자의 특성을 잘 파악하여 진단도구로 사용할 수 있는 표준화된 화병진단기준을 만드는 노력을 지속해 왔다. 지속적인 연구노력을 통해 2004년에는 한방정신과, 양방정신과, 심리학 등 여러 분야의 화병연구자들이 모여 화병의 진단기준을 논의해서 '화병면담도구'를 제작했고 이의 신뢰도와 타당도도 검증하였다. 이에 의해 화병의 진단은 화병 환자의 임상특징을 중심으로 화병연구자들이 설정한 화병진단기준에 의해 이루어진다. 또한 화병의 특성이 다양한 병태생리를 도출하기 때문에 병태생리에 기초를 둔 체열측정과 심박변이도검사(Heart Rate Variability, HRV), 압통점 측정 등도 화병의 진단 및 심각도의 판정과 경과관찰에 도움을 준다.

2004년도에 제작된 '화병진단준거'는 다음과 같다.

(1) 지난 6개월간 심한 정도로 가슴이 답답하고(혹은 숨이 막히거나 목이나 명치에 뭉쳐진 덩어리가 느껴짐), 열감(혹은 치밀어 오름)을 경험하며, 다음 신체적 증상(가슴이 두근거리거나 뛰/ 입이나 목이 자주 마름/두통/불면증)이 두 가지 이상 있었음.

(2) 지난 6개월간 억울하고 분한 감정을 자주 느꼈으며(혹은 마음의 응어리나 한이 있다고 하였으며), 다음의 심리적 증상(뚜렷한 이유없이 화가 나거나 분노가 치밈/두렵거나 깜짝깜짝 놀람/ 자신이 초라하게 느껴짐/ 삶이 허무하게 느껴짐)이 두 가지 이상 있었음.
(3) 위의 증상이 뚜렷한 스트레스 사건과 관련되어 일어났다고 보고함.
(4) 위의 증상으로 인하여 가정적·사회적·직업적 또는 기타 중요한 기능 영역에서 임상적으로 심각한 고통이나 장애를 초래한다.
(5) 다음 두 가지 조건 중 한 가지를 충족시킨다.
  ① 적절한 조사 후 증상이 일반적인 의학적 상태나 물질의 직접적인 효과에 의한 것으로 잘 설명되지 않아야 한다.
  ② 관련되는 일반적인 의학적 상태가 있을 경우, 신체적 호소나 이로 인한 사회적·직업적 장애가 과거력, 신체검사, 검사소견에 의해 예상되는 정도보다 훨씬 심해야 한다.

③ 화병의 평가도구

화병의 진단기준을 바탕으로 실제 진료와 연구현장에서 화병SCID와 화병설문지가 활용되고 있다. 화병SCID(Hwa-Byung Structure Clinical Interview for DSM-Ⅳ)는 화병 진단기준을 바탕으로 타정신장애와의 감별진단을 위해 사용되는 구조적 면담도구이다. 이 면담도구는 화병의 진단기준과 화병과 감별해야 할 DSM-Ⅳ의 여러 신경증적 장애들의 진단기준을 바탕으로 미리 설정된 질문양식을 시행자인 의사가

지시대로 읽으면서 환자의 반응을 체크하여 진단내리는 도구이다. 이 면담도구를 활용하여 화병 환자에 정확한 진단명을 확인할 수 있다. 이 도구를 통해 DSM-IV에 적합한 정신장애진단과 화병진단의 충족 여부를 확인할 수 있다. 이러한 면담도구의 활용은 특히 화병연구에 중요하게 활용된다. 한편, 화병SCID과정 자체를 거치면서 환자는 본인의 증상을 의사가 충분히 이해하고 파악하고 있음을 이해하게 되고 동시에 본인의 증상에 대해 충분히 호소하게 된다. 이러한 과정은 의사-환자관계를 충실히 하며 정신치료적인 효과(환기 ventilation)를 가진다. 화병SCID가 정확한 진단을 위한 도구라면 화병설문지는 화병의 심각도를 확인할 수 있는 도구이다. 화병설문지는 총 40개의 문항으로 이뤄져 있으며 문항은 선행연구를 검토하여 화병환자들에게 임상적으로 중요한 증상들을 선정한 것이다. 이 설문지에 대한 신뢰도와 타당도는 현재 검증단계에 있다. 화병설문지를 시행하여 화병증세의 심각도와 치료경과를 평가할 수 있다.

그 외 HRV(심박변이도검사), 적외선체온촬영검사(DITI), 통증측정기(Algometer) 등의 객관적인 도구들도 화병을 진단하는 도구로 활용될 수 있다. HRV는 5분 동안 심장박동의 변화 정도를 측정하는데 이 심박변이도를 통해서 주로 자율신경계의 기능과 스트레스 정도를 측정하는 객관적인 검사로 널리 사용되는 방법이다. 이는 화병 환자가 받은 스트레스 정도와 스트레스 적응력을 평가하는 데 있어서도 사용된다. 적외선체온촬영검사(DITI)는 화병 환자의 열감의 분포를 확인할 수 있는 도구이다. 통증측정기(Algometer)는 경혈점의 압통역치를 측정하는 방법으로서 피부 위에 측정기의 끝을 대고 1초당

1kg의 압력으로 지속적으로 힘을 가해 가면서 피검자가 처음으로 압통을 느끼기 시작할 때 신호를 보내도록하여 그 시점에서 압력 가하기를 멈추고 가해진 압력으로 압통점 역치를 측정한다. 압통점의 역치가 낮을수록 통증 자극에 대한 민감성이 높음을 의미한다.

또한 화병 환자의 상담치료를 위해서 다면적인성검사(MMPI) 같은 설문지검사가 사용되기도 한다. 다면적인성검사(MMPI)는 세계적으로 가장 널리 쓰이고 가장 많이 연구되어 있는 객관적 성격검사이다. 이를 통해 환자의 우울, 불안, 신체화경향, 내향성, 편집증 등의 다양한 심리학적 증상의 심각도를 확인할 수 있고 또한 내향성, 히스테리 척도 등을 통해 환자의 스트레스 대처방식에 대한 정보들도 얻을 수 있다. 이러한 정보들은 면담시 환자를 더 잘 이해하여 적절한 상담치료를 위한 기초자료로서 유용하게 활용될 수 있다.

(2) 치료

① 치료계획의 수립

화병은 장기간의 스트레스로부터 유발된 질환이고 그 원인에 있어서도 복잡한 질환이며 인체가 기운이 부족한 시기에 화를 억제하지 못하여 생긴 질환이므로 치료에 있어서도 어느 특정한 하나의 치료법으로 화병을 고치기가 어려운 경우가 많으며, 따라서 여러가지 치료를 복합적으로 시행하고 있다. 또한 한의학의 화병치료는 화의 양상을 근거로 하여 치료를 한다. 따라서 화병은 병증적인 측면, 원인적인 측면, 심리적인 인자, 환경적인 요소가 복합되어 발생하는 질환으로 치료에 있어 모든 점을 고려해야 한다.

화병클리닉에서는 "정신과 육체는 나눌 수 없는 하나"라는 한의학 이론에 입각하여 오장과 각 장기에 깃든 정신의 관계를 중시하여 오장의 기능을 조절, 강화함으로써 정신기능을 조절하고 자율신경의 안정을 가져옴으로써 화병을 치료한다. 화병의 치료에 있어 주로 사용되는 치료수단은 한약, 침, 기공, 한방정신치료이다.

② 약물요법

화병은 분명히 화가 있는 증상이므로 화를 어떻게 없애느냐 하는 점과 오랜 스트레스가 몸에 쌓여서 된 병이므로 뭉친 기운을 어떻게 풀어서 기를 정상적으로 순환시키느냐라는 점, 그리고 화를 억제하지 못하는 인체 내의 기운을 어떻게 충족시킬 수 있느냐의 문제이다. 따라서 화병치료에 쓰이는 약물을 보면, 열을 떨어뜨리는 청열약淸熱藥, 기의 순환을 도와주는 이기약理氣藥, 화의 억제를 위해 수水를 도와주는 자음약滋陰藥, 그리고 정신을 안정시키는 안신약安神藥으로 구성된다. 즉 화를 내리는 약, 화를 조절하는 약과 기의 울체를 풀어 주는 약물이 응용되는데, 화병클리닉에서는 열증熱症이 보이지 않는 경우 주로 분심기음分心氣飮을 투여하고, 상열감을 많이 호소하는 경우는 분심기음에 청열약을 첨가하여 투여한다. 분심기음이란 말 그대로 마음의 기운을 나눈다는 처방으로, 가슴에 쌓여 있는 기운을 풀어 주는 작용을 한다. 또한 가슴에 기가 뭉쳐서 나타나는 수기水氣를 풀어 주는 작용을 가진다.

실제적으로 한약투여는 질병의 양상을 결정하는 특징적인 증상을 고려하여 이에 해당되는 변증치료辨證治療를 한다. 환자의 치료에 고려되어야 할 특징적인 증상은 분노증상, 열熱로 인한 증상이 극심한 상태, 가슴 답답함, 한열寒熱의 양상, 정서불안증상이다. 먼저 분노의 정서가 특히 심한 시기로 화병의 초창기에는 억간산抑肝散을 사용하고, 오지화화五志化火, 즉 여러 정서가 복합적으로 작용하고 있으며 화가 극심한 상태에는 분심기음가미방分心氣飮加味方과 방풍통성산防風通聖散을 사용할 수 있다. 가슴의 증상이 심한 경우에는 분심기음가미방分心氣飮加味方을 사용하고 표피로 열이 전파되어 얼굴이나 가슴에 붉고 열이 심한 경우는 방풍통성산防風通聖散을 활용할 수 있다. 가슴 답답함이 현저한 상태에는 분심기음分心氣飮이 주로 사용된다. 또, 정서불안의 상태가 심한 경우가 있는데 처방은 온담탕溫膽湯이 사용되고, 불안하면서 소화가 잘 안 되면 보심건비탕補心建脾湯, 혈血의 부족으로 나타나는 정서불안에는 보혈안신탕補血安神湯을 활용할 수 있다. 허열虛熱이 심한 상태로 하복부냉증, 조열潮熱, 야간의 진땀 등의 증상이 동반될 때는 자음강화탕滋陰降火湯을 사용한다. 체질의학적으로 태음인 환자에게는 청심연자탕淸心蓮子湯이나 조위승청탕調胃升淸湯, 소양인 화병 환자에게는 양격산화탕凉膈散火湯이나 형방지황탕荊防地黃湯, 소음인 환자에게는 향부자팔물탕香附子八物湯이나 십이미관중탕十二味寬中湯 등이 사용된다

③ 침구요법

화병은 기가 뭉쳐서 생긴 병이라고 할 수 있다. 이를 해결하기 위해 기를 소통시키는 작용을 지닌 침치료가 유용한 치료방법이다. 화

병에 이용되는 대표적인 침자리로는 가슴 부위에 있는 전중膻中, 복부에 있는 중완中脘, 천추天樞, 손에 있는 합곡合谷, 하지 부위에 있는 족삼리足三里, 머리에 있는 백회百會, 발바닥 부위에 있는 용천涌泉 등의 혈자리가 있다. 이 자리를 사용하는 것은 가슴을 편하게 하고, 막힌 기운을 뚫어주고, 긴장을 뚫어주고, 긴장을 해소하고 열을 내리는 것을 그 목적으로 하고 있다. 뜸요법은 원기元氣를 보충하여 화를 억제하는 데 목표를 두는데, 수화불교水火不交(인체의 상하교류가 잘 안 되는 상태)의 경우, 하복부나 수족의 부위가 지나치게 냉한 경우 강장强壯의 작용을 목표로 응용된다. 뜸치료의 경우 몸이 쉽게 차지는 부위인 아랫배 부위의 기해氣海와 관원關元이 응용된다.

④ 기타 요법 및 생활지도

화병 환자에 있어 기공은 치료적인 측면과 함께 예방적인 의미를 가진다. 화병 환자에게서 흔히 나타나는 가슴이 답답하다는 것은 기가 뭉쳐 있는 것을 말하는 것이고, 얼굴로 열이 치솟는 것은 기의 순환에 이상이 생겨 아래로 내려 가야 할 기가 위로 올라가기 때문에 생긴 현상으로 이를 해결하는 데 기공이 도움을 줄 수 있다. 기공치료에 있어 예방적인 측면과 화를 안정시키는 것을 생활화하기 위해서는 단전호흡 등의 방법이 필요하며, 급성적으로 화가 폭발하는 시기에는 화 자체를 밖으로 배출하는 방법으로 활용되는 육자결六字訣 가운데 심기, 폐기를 배출하는 방법이 활용된다.

한의 정신치료적 접근에 있어서 치료자가 전문적인 입장에서 환자상태에 대해 설명할 때와 치료계획을 세우는 데 있어서 심리적

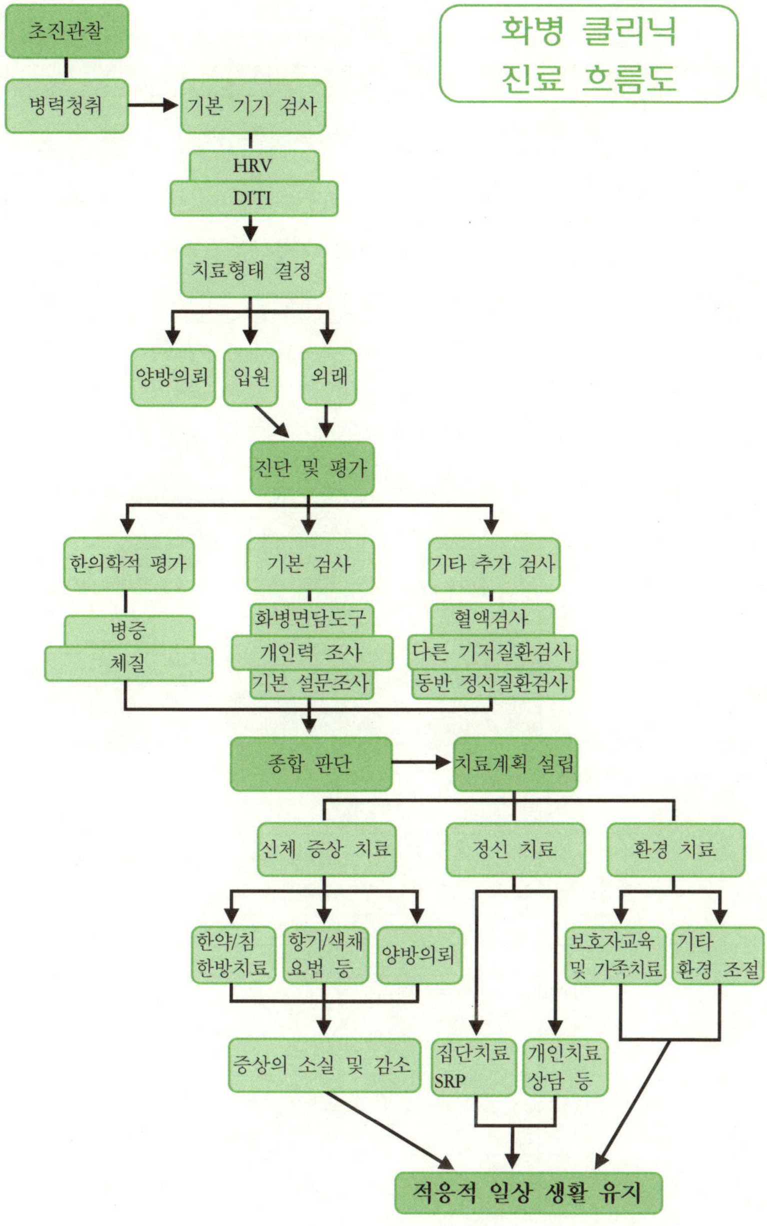
화병 클리닉
진료 흐름도
초진관찰
병력청취
기본 기기 검사
HRV
DITI
치료형태 결정
양방의뢰
입원
외래
진단 및 평가
한의학적 평가
병증
체질
기본 검사
화병면담도구
개인력 조사
기본 설문조사
기타 추가 검사
혈액검사
다른 기저질환검사
동반 정신질환검사
종합 판단
치료계획 설립
신체 증상 치료
한약/침
한방치료
향기/색채
요법 등
양방의뢰
증상의 소실 및 감소
정신 치료
집단치료
SRP
개인치료
상담 등
환경 치료
보호자교육
및 가족치료
기타
환경 조절
적응적 일상 생활 유지

환자 방문

↓

초진진찰				
-담당진료의사	-진찰항목 ① 증상변화에 대한 병력 ② 주증상/부증상 ③ 스트레스요인, 이전치료, 과거력에 대한 개략적 파악	-달성목표 ① 의사-환자의 신뢰관계 구축 ② 적절한 평가도구의 선택 ③ 치료계획수립에 필요한 정보 취득 ④ 변화의 목표를 선택	-소요시간 : 20여 분	주의사항 : 보험, 재판 등 이차적 이득으로 이한 꾀병 및 허위성장애를 주의할 것

↓

진단 및 평가				
진단 및 평가	기본평가항목	→	화병면담도구 시행	
		→	화병설문지 시행	
		→	객관적 기기검사 : HRV, DITI(적외선체열진단검사), Algometer	
	추가검사항목	→	기질적 질환 의심시	필요한 실험실적 검사(생화학, 내분비 및 심전도 등)를 시행
		→	기타 정신장애와 감별필요시	화병-SCID 실시
		→	심한 우울증 동반시	BDI & HAM-D 실시
		→	구체적 면담진행시 환자파악	MMPI 실시
	달성 목표	① 정확한 화병진단과 이에 준하는 정신장애진단을 파악한다. ② 환자증세에 대한 양적·질적인 평가를 통해 현재 상태에 대한 심각도를 파악한다.		
	소요시간	화병면담도구	10여 분	
		화병-SCID	30여 분	
		MMPI	60여 분	
		BDI & HAM-D	15여 분	

↓

치료				
치료	기본치료수단		① 변증논치(한약투여)	기본방: 분심기음가미방
			② 침구치료	전중, 중완, 천추, 합곡, 족삼리, 백회, 용천 등
	추가치료수단		③ 기공 및 명상·이완요법	단전호흡, 육자결, 근육이완법, 자율훈련법
			④ 상담치료	인지행동치료, 가족치료
			⑤ 기타치료	아로마요법, 색채요법
	↓			
	변증논치	→	분노忿怒상태(화병 초기)	억간산
		→	오지화화五志化火	방풍통성산
		→	흉민胸悶이 심한 상태	분심기음
		→	정서불안情緒不安의 상태	온담탕, 보혈안신탕
		→	허열虛熱이 심한 상태	자음강화탕
	체질변증	→	태음인	청심연자탕, 조위승청탕
		→	소양인	양격산화탕, 형방지황탕
		→	소음인	향부자팔물탕, 십이미관중탕

요인만을 중심에 두고 접근하지 않는다. 이보다 한방신경정신의학에서는 심신일여心身一如의 관점에서, 우선 신체증상을 관찰하게 하고 이완훈련, 명상호흡법, 약물과 침구치료 등을 통해 나타나는 증상들의 변화를 관찰하고, 더불어 나타나는 심리상태의 변화를 깨닫도록 한다. 이를 통해 신체와 정신의 자가치유력을 향상시킨다.

3) 알코올중독

알코올중독이란 음주로 인한 자신의 일상생활을 자제하지 못하고, 술을 끊지 못하며, 술에 대한 갈망과 강박적 태도 그리고 내성의 증가와 금단증상이 나타나는 정신장애로 사회에서 허용하는 음주 정도를 넘어서서 과음이 되풀이되어 자신의 건강과 사회 및 경제적 장애까지 초래하는 질환을 말한다.

한의학에서는 술의 열熱은 화를 일으키고 기를 상하며, 습濕은 담음痰飮을 발생시켜 담화痰火로 발전하여 기氣와 정精을 손상시킨다고 보는데 이런 특성이 알코올중독의 병리를 일으킨다고 인식한다. 한방신경정신의학에서는 음주飮酒로 인해서 발생되는 알코올의존, 알코올남용 등을 일명 주상酒傷이라고 하여 경증에서는 두통頭痛, 현훈眩暈, 구토嘔吐, 정신착란精神錯亂, 식욕감소食慾減少, 소변불리小便不利 등이 나타나며, 중증에서는 인사불성人事不省, 수족궐냉手足厥冷 등의 증상이 나타나게 된다. 기타 각 장부臟腑와 연결된 증상으로는 폐肺를 상하면 해소소갈咳嗽消渴이, 심心을 상하면 정충怔忡, 불면不眠이, 비脾를 상하면 비만肥滿, 복창腹脹, 황달黃疸 등이, 간肝을 상하면 협통脇痛, 토혈吐血이, 신腎을 상하면 요연양위腰軟陽痿 등의 증상이 나타나게 된다.

(1) 진료

① 알코올증독증의 진찰

먼저 알코올중독 환자를 접할 때 다음과 같은 항목을 평가하여 어떤 치료형태가 환자에게 적절할지에 대해 판단하게 된다.

㉠ 급성 중독, 그리고 금단성 합병증, ㉡ 심각한 신체적 · 내과적 상태와 합병증, ㉢ 심각한 우울증이나 불안상태 혹은 정신증(망상, 환각 등) 혹은 난폭한 환자, ㉣ 심각한 치료에 대한 저항/부인, ㉤ 외래 치료프로그램이 적용 가능한가?를 검토한다.

위와 같은 항목에 대한 평가를 통하여 치료형태가 결정되고 치료관계가 성립된다면 다음과 같은 항목에 대해 빠뜨리지 않고 점검해야 한다. 정확하고 충분한 병력청취를 위해서는 가족의 도움이 필요할 수도 있다.

㉠ 내원까지의 자세한 치료경력 파악(과거력, 가족력, 동반질환 등), ㉡ 알코올사용장애가 있는가? 즉 알코올의존과 알코올남용의 진단기준에 해당되는지 파악, ㉢ 환자는 치료에 필요한 역량을 가지고 있는가?('부정'의 정도, 가족지지 여부, 경제사회적 여건 확인), ㉣ 치료의 수용/저항 ㉤ 재발/지속적으로 사용하려는 경향, ㉥ 회복/생활환경 등이 주요 내용이다.

여기서 제일 중요한 점은 환자가 자기 조절능력이 어느 정도 있는가, 술에 대하여 어느 정도 무기력한가, 사회적 기능관계(가족, 대인,

직장)이 어느 정도 유지되고 있는가, 술에 대한 생리적 반응, 합병증이 있는가를 살펴보는 것이 중요하다고 하겠다.

② 알코올중독증의 진단 및 평가

실험실적 검사를 통해 음주로 인한 건강상태 및 합병증을 확인한다. 개략적으로 일반혈액학검사, 간기능검사, GGT, 복부초음파 등의 검사를 시행한다.

그리고 설문지검사(MAST, MMPI)를 이용하여 중독증세의 심각도를 평가할 수 있다. 설문지로는 MAST(Michigan Alcoholism Screening Test)를 활용하여 알코올로 인한 문제를 객관적을 평가한다. 또한 임상적으로 볼 때 알코올중독은 여러 가지 성격장애, 정신증, 또는 신경증을 수반하고 있는 것으로 알려져 있다. 특히 알코올중독자에게서는 반사회적 척도가 상승하는 것으로 알려져 있으며, 대인관계의 갈등과 분노감, 적대감정, 불안, 긴장감, 소외감 등의 인성특징이 나타나는 것으로 알려져 있다. 그러므로 MMPI를 시행하여 환자의 심리적 속성 및 성격특성에 대한 정보를 얻는 것이 환자를 이해하고 치료계획을 수립하는 데 유용하게 사용될 수 있다.

③ 평가도구

ㄱ. MAST(Michigan Alcoholism Screening Test)

알코올중독을 선별 검사하기 위하여 만들어진, 25문항으로 이루어져 있는 검사로, 알코올로 인한 문제의 심한 정도를 측정할 수 있다. 알코올중독 환자를 선별함에 있어 우수한 민감도와 특이도를 보이며, 오랫동안 진단을 보조하여 사용되어 왔다.

ㄴ. MMPI(Minnesota Multiphasic Personality Inventory, 다면적 인성검사)

세계적으로 가장 널리 쓰이고, 가장 많이 연구되어 있는 객관적 성격검사로서 '예' '아니오'로 답하는 질문지형태로 이루어져 있다. 1940년 미네소타대학의 Hathaway와 Mckinly이 제작·발표한 이래로 전세계 언어로 번역되어 정신상태, 증상, 성격, 진단보조 등에 사용되고 있다. 알코올중독의 경우, 발병에 있어서의 성격적인 요인을 검토하는 데 사용된다.

(2) 치료

① 치료원칙 및 계획의 수립

금단증상이 심한 경우를 제외하고는 대체적으로 외래치료를 받게 된다. 외래치료는 일주일에 한 번 꼴로 내원하여 약 3개월의 치료를 받으며, 내원시는 약물藥物 및 침구요법鍼灸療法을 받게 된다. 금단증상이 심하게 나타날 경우에는 입원치료를 받아야 하는데 현재 폐쇄병동이 없으므로 금단증상이 아주 심할 경우에는 폐쇄병동이 있는 병원에서 치료를 받게 하는 것이 좋다.

그리고 무엇보다도 규칙적으로 내원하여 지속적으로 치료받는 것이 중요하다. 규칙적인 치료를 통하여 환자에게 지속적인 치료동기를 부여하는 것이 음주유혹을 이겨내고 정상적인 생활을 구성하는 데 중요하기 때문이다. 또한 정기적인 상담요법을 통하여 정신적 문제를 파악하고, 음주욕구를 일으키는 정신적 문제를 교정하고 자기 존중감을 높여 나간다.

음주를 하게 된 동기가 계속 남아 있는 경우에는 예후가 좋지 않은데 특히 이혼, 별거 등이 음주동기일 때에는 치료가 상당히 장기화되고 어렵게 된다. 항상 환자와의 면담을 통하여 음주동기, 병전 성격 및 가족적·직업적·개인적인 문제점을 파악하고, 이들 문제점들에 대한 해소 및 완화의 방법을 모색해야 하고, 알코올의 해독을 주지시켜 주면서 금주를 유도해야 한다.

알코올중독 치료의 기본은 술을 완전히 끊어야 함을 목표로 하고 있으며, 한의학에서는 이를 위해 침구요법, 약물요법, 정신요법 등을 사용하고 있다.

그러나 위의 치료법도 환자 스스로의 의지가 없이는 불가능하며, 따라서 환자의 금주에 대한 확고한 의지와 꾸준한 치료가 필요하며 가족과 사회의 도움도 절실히 필요하다. 알코올중독의 치료는 이침과 약물을 통하여 음주욕구를 없애는 것이 일차적인 목적으로 1~2주 정도의 기간에 현저한 음주욕구의 감소를 볼 수 있다. 또한 이러한 방법을 통하여 약 3개월간의 음주를 중단하는 것이 중요한데, 이 정도 시기이면 정신적·육체적 내성이 어느 정도 사라지는 것으로 이 후에도 지속적인 관리가 지속되어야 완전한 치료에 이를 수 있다.

지속적인 금주상태를 유지시키기 위해서 단주회나 AA(Alcoholics anonymous, 알코올중독자 익명단체) 같은 자조모임을 활용할 수도 있다. 단주회는 알코올중독자끼리 서로 돕는 단체로 조직된 기구로 알코올중독자나 과거의 중독자들이 만든 자발적 조직이다. 이 조직을 통해 환자들끼리 서로 이해하고 친목을 도모하며, 감정적 지지를 상호간 교환함으로써 술을 마시고 싶어 하는 강력한 충동을 조절하는 데 도움을 줄 수 있다.

② 약물요법

기본적인 치료원칙은 급성기에서는 해주를 위해서 우선 토吐법과 발한發汗법을 응용하고 이후 이소변利小便하여 습열濕熱을 제거하도록 한다. 만성기에 나타나는 중독증상에는 기본 치법을 중심으로 상한 경락과 장부를 판별하여 그에 따른 치료를 한다. 구체적으로는 주독酒毒이 심할 때는 성주청간탕醒酒淸肝湯을 우선적으로 투여하고, 음주욕구를 감소시키기 위하여 갈근해주탕葛根解酒湯 및 단주환斷酒丸을 투여하게 된다.

③ 침구요법

자율신경을 조절하여 알코올중독에서 파생하는 정신적인 불안과 흥분을 감소시켜 정신적 안정을 도모하는 방법인 체질침요법인 태극침법太極鍼法과, 술에 대한 욕구를 감소시키는 작용을 하는 귀에 침을 놓는 이침耳鍼(취혈점: 神門, 內分泌, 肝, 醉, 枕, 交感點)이 응용되고 있다.

④ 기타 요법

부항발포요법은 부항에 대한 진공정혈요법에다가 부항 부위의 수포반응을 응용한 치료법으로 주습酒濕으로 인하여 야기되는 신체

알코올중독 클리닉 진료 흐름도

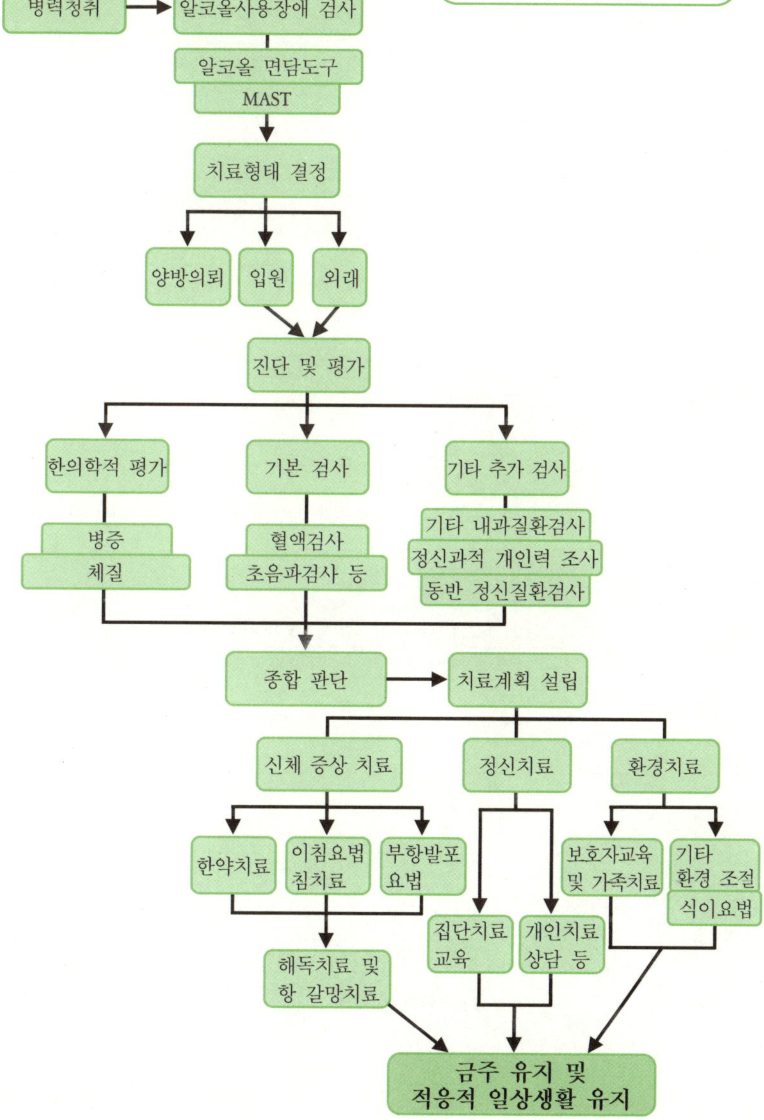

환자 방문

↓

초진진찰		
−진찰항목 ① 급성 중독, 그리고 금단성 합병증 ② 심각한 신체적·내과적 상태와 합병증 ③ 심각한 우울증이나 불안상태 혹은 정신증(망상, 환각 등) 혹은 난폭한 환자 ④ 심각한 치료에 대한 저항/부인 ⑤ 외래치료프로그램이 적용 불가능한가?	−달성목표 ① 치료형태 결정 입원치료폐쇄병동/개방병동 외래치료 ② 진단 및 평가를 위한 계획 수립 ③ 의사−환자의 신뢰관계 구축	−소요시간 : 20~30여 분

↓

진단 및 평가				
	중요 진찰항목 (←가족의 도움 필요)	→	① 내원까지의 자세한 치료경력 파악	과거력, 가족력, 동반질환 등
		→	② 알코올사용장애가 있는가?	알코올의존과 알코올남용의 진단기준에 해당되는지 파악
		→	③ 환자는 치료에 필요한 역량을 가지고 있는가?	'부정'의 정도, 가족지지 여부, 경제사회적 여건 확인
		→	④ 치료의 수용/저항	
		→	⑤ 재발/지속적으로 사용하려는 경향	
		→	⑥ 회복/생활환경	
	평가항목	→	① 실험실적 검사 시행	일반혈액학검사, 간기능검사, GGT
		→	② 설문지검사 시행	MAST, MMPI
		→	③ 한의학적 진찰 실시	망문문절 시행
	달성 목표	① 환자 증상의 심각도 파악 ② 치료에 결정적인 요인 파악하여 치료계획수립		
	소요시간	중요진찰항목 문진		30여 분
		MAST		5분
		MMPI		60분

↓

치료			
	기본치료수단	① 한약투여	−갈근해주탕 −단주환 −해주지갈탕
		② 침구치료	체질을 고려한 태극침법 응용
		③ 이침치료	−숙취점, 간, 폐2, 뇌, 신문 −4~5주간 주2회 양측을 교대로 시술
		④ 부항요법	−중완과 양측 장문, 양측 기문 등
	관리	⑤ 가족에 대한 상담	가족의 죄책감, 슬픔, 분노, 극도의 피로감을 이해, 정신적 지지
		⑥ 식이요법	균형잡힌 규칙적인 식사권장 및 확인, 사상체질에 따른 섭생법 교육
		⑦ 양방과의 협진	동반된 간질환에 대한 적극적인 관리 지속

질환 및 강박적인 알코올에 대한 욕구를 해소하기 위하여 사용된다. 부항시술혈위는 중완中脘과 양측 장문章門을 합하여 5穴이다. 불면에 대한 대처와 주독酒毒을 풀어 주기 위하여 독맥경督脈經을 따라서 부항附缸을 10~20분 이상 실시하는 방법도 사용한다.

3. 한방신경정신의학의 기타 진료 영역

한방신경정신의학의 진료 영역으로는 한의학적 원인론에 따른 기증氣證, 혈증血證, 담음증痰飮證 등과 한의학적 임상증후에 따른 화병火病, 경계驚悸, 정충怔忡, 불면不眠, 건망健忘, 현훈眩暈, 두통頭痛, 전광癲狂, 치매痴呆, 중풍中風, 주상酒傷, 허로虛勞, 심신증心身症, 성기능장애, 우울증, 알코올중독 등이다.

◆ 불면증

잠은 '의식의 휴식상태'로 이를 통하여 사람들은 일과중의 여러 육체적이고 정신적인 스트레스로부터 벗어나 쉴 수 있고 새로운 활력을 얻을 수 있다. 불면증은 이러한 기능을 하는 수면이 박탈되기 때문에 육체적·정신적 스트레스가 풀리지 못하고 계속 쌓여서 만성적인 피로상태에 이르는 것을 의미한다. 불면증은 흔히 무기력, 두통, 어지러움, 건망증, 피로감, 불면, 불안 등을 동반하는 경우가 많아서 그야말로 복합적인 증후를 앓게 된다. 한방신경정신의학에서는 불면증을 기氣의 순환문제로 본다. 생리적인 상태에서의 기는 일과중에는 인체의 밖을 순행하여 깨어 있도록 하고 밤에는 인체의 안으로 들어가 잠을 자도록 한다. 그러나 밤이 되어도 기가 인체의 안으로 들어오지 못하면 불면증이 야기되는 것으로 본다. 불면증의 직접적인 원인은 다양하여 생각이 많아서 생기는 경우, 가슴이 답답하여 생기는 경우, 몸이 지나치게 피곤하여 생기는 경우, 감기 등의 신체적인 질환으로 인한 경우, 정신질환으로 인한 경우 그리고 나이가 많아 생기는 경우로 나눌 수 있다.

불면증의 치료는 정기正氣를 보하고 안신安神하는 방법을 사용하는 것을 원칙으로 하며 실증에 속하는 간화肝火나 담화痰火에 의한 때는 사열邪熱을 제거하고 안신하는 방법을 배합한다. 불면증과 동반되는 부수적 증상들의 차이에 따라 몇 가지 유형으로 나누어 치료법이 활용된다. 한 가지 생각에 몰입하여 어떤 일에 대해 신경을 많이 쓰면서 건망증이 생기고 식욕이 없어지고 속이 더부룩하며 잠을 제대로 이루지 못해 피곤하고 사지가 무겁고 대변이 시원하지 않은 증상이 생기는 환자에게 보익심비補益心脾하는 귀비탕歸脾湯 등의 처방을 사용한다. 극심한 정신적 과로나 큰 병치레 후에 가슴이 두근거리고, 쉽게 피곤하며, 눈이 어둡고 어지럽고, 머리가 무겁고 몸이 아프며, 맛이 잘 느껴지지 않으며, 명치끝이 아프고, 공복시에 산통酸痛이 있으며, 입이 건조하고, 입이 쓰고, 변비가 있으며, 소변을 자주 보거나, 산후에 혈이 부족하여 생기는 혈허증이 동반되는 불면증에는 보혈안신補血安神하는 보혈안신탕補血安神湯을 사용한다. 음이 부족하여 내열內熱이 발생하여 가슴이 답답하고 상열감을 호소하며 심장이 두근거리고 입이 자꾸 말라 물을 찾고, 허리가 잘 아프며, 오한을 잘 느끼고, 귀울림이 있고, 머리가 무겁고, 성기능에 문제가 있는 환자에게는 자음강화滋陰降火하는 천왕보심단天王補心丹을 사용한다. 평소 잘 놀라며, 가슴이 답답하고, 생각이 많으며, 심담心膽이 부족하여 늘 불안하고 예민한 환자에게는 양심온담養心溫膽하는 가미온담탕加味溫膽湯을 사용한다. 평소 차가운 음식을 과식하여 몸 안에 담연痰涎이 많은 환자가 신경을 많이 쓰고 정신적으로 과로하여 잘 놀라고, 머리가 어지럽고, 머리가 아프며, 눈이 아프고, 메슥거리거나 혹은 구역질을 하기도 하며, 인후부가 불편하고, 대변이 무른 불면증에는 거담청신祛痰淸神하는 거담청신탕祛痰淸神湯을 사용한다. 소화불량으로 인해 속이 거북한 증세가 동반되어, 트림을 하고 식후에 쉽게 배부르며, 식사 후에 토하거나, 입맛이 없고, 대변이 시원하지 않는 불면증에는 소체화중消滯和中하는 향사양위탕香砂養胃湯 같은 처방이 활용된다.

◆ 우울증

우울증을 가지고 있는 사람은 우울하고 부정적인 생각 외에, 남들과 같이 지내기를 싫어하고 어떤 활동을 시작하기를 어려워하는 등의 행동의 변화를 보이기도 한다. 또한 이러한 증상 없이 단지 신체적인 증상만을 호소하는 경우도 있는데, 흔히 배나 머리가 계속 아프다거나, 식욕감퇴, 체중감소 혹은 피로, 불면 등의 증상을 호소하면서 우울한 감정이 없이 우울증을 앓고 있는 경우를 말하며 이것을 가면성우울증이라고 한다. 문자 그대로 신체적인 증상이 가면을 써서 우울이라는 기분을 대신하여 나타나는 경우를 말한다.

한방신경정신의학에서는 우울증을 기가 울체하여 발병하는 기울증氣鬱症으로 본다. 기가 울체되어 있으므로 정신적으로 의욕이 없고, 신체적으로는 무기력한 증상이 나타나며, 맥은 가라앉게 된다. 또 기 순환에 문제가 있어 소화력이 떨어져서 기능성 위장장애를 앓기도 하고, 담이 생기기도 한다. 우울을 관장하는 장기를 폐장肺臟으로 보는데 심장心臟으로부터 유발되는 감정인 기쁨이 이를 제압한다고 본다. 다시 말해 기쁨은 기를 완화시켜 주는 작용을 하므로 기가 막힘으로써 생기는 우울한 감정을 해소하는 데 기여한다.

기를 소통시키고 울체된 것을 푸는 것이 울증鬱證의 치료원칙이다. 간기肝氣가 맺혀서 옆구리가 그득하게 답답하며 여기저기 통증을 호소하며, 대변이 시원하지 않고, 소화가 잘되지 않으며, 식욕도 없고 정신적으로 억눌린 환자에게는 소간해울疏肝解鬱하는 시호소간탕柴胡疏肝湯을 사용한다. 기가 울체되어 입이 쓰고 마르며 설이 홍하며, 눈이 쉽게 충혈되며, 성질이 조급하여 쉽게 화내는 환자에게는 소간해울疏肝解鬱, 청간사화淸肝瀉火하는 단치소요산丹梔逍遙散을 사용한다. 어혈로 인해 성격이 급해지고, 머리가 아프며, 잠을 못자고, 쉽게 잊어버리며, 옆구리가 아프고, 신체의 한 부위가 차고, 혹은 열감을 느끼는 환자에게는 혈액순환을 순조롭게 하는 혈부축어탕血府逐瘀湯을 투여하며, 담기울결痰氣鬱結하여 목에 무언가가 걸린 것 같은 이물감을 느끼며 가슴이 답답함을 호소하는 환자에게는 행기해울行氣解鬱하는 반하후박탕半夏厚朴湯을 사용한다. 신경을 너무 써서 심장의 진액이 손상되어 가슴이 두근거리고, 잠을 못자며 꿈이 많고, 건망증을 보이며, 식은땀을 흘리고, 손바닥과 발바닥이 화끈거리며 입이 잘 마르는 환자에게는 자음양혈滋陰養血하는 천왕보심단을 사용한다. 심비양허心脾兩虛하여 신경을 많이 써서 얼굴색이 좋지 않으며 식욕이 없고 헛배가 부르기도 하는 경우에는 건비양심健脾養心하는 귀비탕을 사용하며, 간신肝腎의 정精이 부족하여 어지러움증이 있고, 귀울림이 있으며, 눈이 잘 마르며, 머리가 아프고 얼굴이 붉으며, 눈이 잘 충혈되고, 신체 감각이 이상하고, 근육이 잘 떨리는 환자에게는 기국지황환杞菊地黃丸을 투여하며, 정신이 혼란하여, 불안하고, 의심이 많으며, 쉽게 잘 놀래고, 잘 울며, 쉽게 화내는 것이 불규칙할 때는 감맥대조탕甘麥大棗湯을 투여한다.

◆ 불안증

감정을 기로 해석하는 한방신경정신의학에서는 그 치료법에 있어서도 기의 작용을 응용하여 치료에 임하고 있다. 불안증에 대하여도 크게 두 가지의 정서로 나누어 설명을 하는데, 하나는 공포고, 또 하나는 놀라는 것이다. 흔히 공포는 어떤 대상을 알고 있으면서도 참지 못하는 것이고, 놀라는 것은 대상이 명확하지 않은 상태에서 갑작스럽게 당하여 나타나는 현상이다. 또 이러한 정서는 모두 기의 변화와 관계가 있는데, 공포는 기를 아래로 끌어내리고, 놀라는 것은 기를 어지럽힌다고 설명을 한다.

이러한 기의 비정상적인 상태를 안정화시키는 것이 불안증을 치료하는 목표가 된다. 불안증과 관련된 주된 장부는 주로 심心이며 허증이 많으므로 보허補虛가 자주 사용되는 치료방법이다. 심담허겁心膽虛怯의 경우 심허心虛하여 정신이 혼란하고 불안하고 가슴이 두근거리며 잘 놀래며 꿈이 많은 등의 증세를 나타내는데 익기양심益氣養心하는 온담탕을 사용한다. 심비양허心脾兩虛하여 신경을 많이 써서 어지럽고 얼굴색이 좋지 않으며 식욕이 없고 헛배가 부르기도 한 증세를 호소하는데 건비양심健脾養心하는 귀비탕을 사용한다. 심기가 부족하여 손발이 차고 추위를 타며 가슴이 두근거리며 호흡이 급하고 맥이 가늘고 약한 증세에는 보익심기補益心氣하는 오미자탕五味子湯가감방을 사용한다. 심음心陰이 허하여 입이 마르고, 미열, 맥이 가늘고 빠른 경우에는 자양음혈滋養陰血하는 천왕보심단을 사용한다. 담음이 경락을 막아서 가슴이 두근거리고 호흡이 급하며 음식 맛이 없고 가래가 많고 메슥거리는 증상에는 거담제인 도담탕導痰湯을 사용한다. 이러한 약물요법 외에도 관련 장부의 기순환을 정상화시키는 침요법과 기를 안정시키는 정신요법, 그리고 마음을 안정시키고 조절할 수 있는 힘을 양성하는 기공요법 등을 활용하여 불안증을 치료한다.

◆ 두통

두통은 일상생활 중 가장 흔하게 호소하는 증상 중의 하나이다. 두통은 특정한 질병단위는 아니지만 여러 가지 질병의 수반증상 또는 심한 긴장이나 피로의 표현일 수도 있고, 때로는 두개 내 질환의 경고일 수도 있다. 진단적으로는 기질적 질환이 없는 경우 긴장성 두통과 편두통의 진단이 가장 흔하다. 한방신경정신의학에서는 머리(頭)를 정미롭고 맑은 기운이 모이는 곳으로 보고 외감육음外感六淫, 칠정내상七情內傷으로 장부음양기혈의 균형이 깨지면 두통이 발생할 수 있다고 본다.

치료는 외감두통外感頭痛과 내상두통內傷頭痛으로 나누어 볼 수 있다. 외감두통의 경우 풍한風寒으로 인해 생긴 경우 추위와 바람을 싫어하고 몸살 등 감기증세를 보이는 경우 소풍산한消風散寒하는 천궁차조산川芎茶調散가감을 사용하고 풍열風熱로 인해 때때로 발열하며 얼굴이 붉고 눈이 붉으며, 변비가 있고, 갈증을 호소하는 경우 소풍청열消風淸熱하는 궁지석고탕가감窮芷石膏湯加減을 사용한다. 풍습으로 인해 머리에 뭔가를 쓴 것처럼 무겁고, 몸이 무거우며 대변이 무르며, 소변이 시원하지 않은 경우에는 거풍승습祛風勝濕하는 강활승습탕羌活勝濕湯을 사용한다. 내상두통內傷頭痛의 경우 심한 어지럼증이 동반되며 쉽게 화를 내며, 입이 쓰고 얼굴이 붉으며, 불면증을 호소하는 경우 평간잠양平肝潛陽하는 천마구등음天麻鉤藤飮을 사용한다. 혈이 허하여 오후에 두통이 심하며 가슴이 두근거리고 피곤하며 얼굴색이 좋지 않은 경우 자음양혈滋陰養血하는 인삼양영탕人蔘養榮湯을 사용한다. 담痰으로 인해 명치가 답답하고 메슥거리며 가래가 많은 경우 화담강역化痰降逆하는 반하백출천마탕半夏白朮天麻湯을 사용하며, 신장腎臟이 허하여, 머리가 마치 빈 것같이 아프며, 어지럽고, 허리가 잘 아프고, 쉽게 피곤하고, 성기능이 약해지며, 귀울림이 있고 잠을 잘 자지 못하는 환자에게는 대보원전大補元煎을 투여하며, 어혈로 인해 만성적으로 머리가 아프며, 아픈 부위가 고정되어 있으며, 칼로 자르는 듯이 아프고, 혹은 외상으로 인해 통증이 나타날 때는 통규활혈탕通竅活血湯을 투여한다.

◆ 중기증中氣證

중기증은 갑작스러운 정신적 충격으로 말미암아 일시적인 의식 손실, 마비, 떨림 등의 증상이 나타나는 것으로 서양의학에의 정신장애 중 전환장애(히스테리신경증)와 유사하다. 중기증의 증세는 매우 다양한데, '어제 남편과 심하게 다투고 나서 갑자기 쓰러 졌는데, 깨어나 보니 손에 힘이 빠지면서 숟가락 하나도 들 수가 없어요'라며 자신의 병을 호소하는 사람이 있는가 하면, 아예 말을 못하거나, 듣지 못하는 사람, 갑자기 보이지 않는다고 호소하는 사람 등 여러 형태로 나타난다. 한방신경정신의학에서는 중기증을 체질적인 인자와 성격적인 인자가 관여하여 외부 환경으로부터 오는 충격이나 욕구불만으로 인해 나타나는 것으로 본다. 다시 말해, 갑자기 기쁘거나 화가 나는 등의 정신적 충격이 원인이 되어 기의 순행을 일시적으로 거꾸로 만들기 때문에 발생하는 것이다. 특히 분노는 기를 위로 올라가게 하는 작용을 하기 때문에 심한 분노가 그 원인이 되는 경우가 많다.

치료는 통기通氣·순기順氣시키는 한약을 사용하여 기의 흐름을 원활하게 하는 것이다. 갑자기 중기증이 나타난 응급상황에서는 소합향원蘇合香元을 입을 벌려 흘려보내 복용시킨 후 정신이 든 후에 칠기탕가석창포七氣湯加石菖蒲를 사용한다. 환자의 상태가 허증일 때는 팔미순기산八味順氣散을 사용하여 치료한다. 환자의 몸이 무겁고, 현훈, 가래가 많고, 소화불량과 같은 담증痰證이 뚜렷하게 동반된다면 성향정기산 같은 중풍에 사용하는 거담제祛痰劑가 사용된다. 그리고 십선혈十宣穴, 십정혈十井穴 같은 구급혈을 사용한 침치료도 사용된다.

◆ 전광癲狂(정신분열증)

한방신경정신의학에서는 옛부터 '의복을 벗어 던지고, 높은 곳에 기어올라가 노래를 부르거나 수일간 식사를 하지 않으며 사람을 분간하지 못한다'라고 정신분열병의 증상을 기술하며 이 질환에 대한 치료법을 모색하였다. 한방신경정신의학에서는 정신분열증을 크게 광狂과 전癲이라는 것으로 나누어 본다. 이 두 가지는 모두 '미쳤다' '지랄한다'로 설명되나, 이 둘은 분명한 차이가 있다. 광이라는 병은 양陽의 성질을 가져서 겉에서 보기에도 미쳤다는 것을 누구나 알 수 있는 그런 종류다. 또 전이라는 병은 음陰의 성질을 가져서 밖으로 드러나지 않으며, 그저 숨으려는 증상을 가진다. 이러한 내용은 현대의학에서 언급하는 정신분열증의 양성증상(환각, 망상, 그리고 혼란의 증상)과 음성증상(정서적인 무변화, 사회에서의 철수, 감정둔마, 쾌감결여, 사고나 언어의 빈약 상태)과 일치한다.

치료에 있어서도 양적인 증상과 음적인 증상으로 나누어 이를 고려한다.

양적인 증상, 즉 광증의 경우 쉽게 흥분하고 급하며 두통, 불면, 난폭, 언어착란, 높은 곳에 올라가 노래를 부르기도 하고, 옷을 벗고 달리기도 하며, 식사를 하지 않는 경우는 감정의 억울로 인하여 인체에 잘못 생성된 담이나 열을 없애기 위해 방풍통성산防風通聖散이나 소조중탕小調中湯을 투여하며, 광증이 오래되어 병세는 조금 완만해지나 때때로 조급하고 난폭한 행동을 하며, 초조, 긴장감, 말을 많이 하나 잘 놀래며, 쉽게 두려워하고 안정되지 못하며, 몸을 수척해지고 얼굴을 붉은 환자에게는 이음전理陰煎을 복용시킨다.

또한 음적인 증상을 보이는 경우, 즉 전증에는 칠정이 울결되어 생긴 담으로 인해, 무표정하고, 흐린 눈빛, 동작의 이상, 울고 웃는 것이 평소와 다르고, 말에 순서가 없고 혹은 중얼거리며, 환시, 환청, 병전과 달리 말을 하지 않거나 혹은 가슴이 답답하여 화를 내거나 잠을 잘 자지 못하며, 음식생각이 없고 가슴이 답답한 환자에게는 기를 소통시키고 울체된 것을 푸는 분심기음 같은 약을 쓰기도 한다. 물론 만성적인 경과를 밟는 경우에 심비心脾가 허하여 반응이 느리고 둔하며 정신이 흐리고, 얼굴에 광채가 부족하고 쉽게 피곤해지고 사지가 무거우며 식사량이 적은 경우에는 건비양심健脾養心하는 귀비탕 같은 약물을 투여하며, 정신기능이 저하되고, 말수가 줄어들며 심하면 바보같이 보이기도 하며, 환청, 환시가 있으며, 대변은 무르고 소변이 맑은 증상은 평소 신체가 허약한 상태에서 담결痰結하여 나타난 것으로 기를 보하고 비위를 보하는 향사육군자탕香砂六君子湯을 투여하여, 신체적인 건강상태를 개선하고 장기적인 약물치료로 인하여 생기는 부작용을 완화한다.

4. 한의정신요법

1) 한의정신요법

한의학에서는 심신일여心身一如의 원칙하에 건전한 정신과 육체의 상호관계에 대해 일관된 입장에서 언급하고 있으며 황제내경 『영추 · 천년편靈樞 · 天年篇』에서는 '신을 잃은 자는 죽고, 얻은 자는 산다(失神者死, 得神者生)'라고 하여 정신 자체를 생명현상으로 보고 있으며 신을 다스리는 것(治神)이 한의학의 질병치료에 매우 중요한 근본이 됨을 이야기하고 있다. 고금의 문헌을 찾아보면 양생가와 의가들이 모두 7가지 정서(喜, 怒, 憂, 思, 悲, 恐, 驚)의 조절을 중시하며 『내경內經』에서는 무사태평하고 사욕이 없는 상태(恬淡虛無)를 이루어 진기眞氣를 기르고 질병을 물리치고 장수할 수 있음을 언급하고 있다. 이렇게 한의학은 동양의 유불선儒佛仙 사상을 원류로 한의학적 생리 · 병리를 발전시키고 있으며 정신치료 역시 이를 바탕으로 하고 있어, 질병 자체를 분석적으로 보고 치료에 임하기보다는 그 인간의 정서나 의지를 변화시켜 안정을 얻고 건강을 얻고자 노력한다.

고대 의학문헌을 통해 정신요법과 관련된 병례의 기록을 적지 않게 발견할 수 있는데, 이러한 정신요법의 내용을 총괄해 보면, 첫째는 질병의 위해성을 제시함으로써 환자의 질병에 대한 주의를 유발하여, 환자가 질병에 진지한 태도를 갖게 하는 것이다(告之以其敗). 둘째는 의사와 잘 화합해야만 적시에 적당한 방법으로 치료하여, 건강을 회복하고 환자의 질병을 극복할 수 있다는 신념이 증가한다는 것이다(語之以其善). 셋째는 환자에게 어떻게 조양해야 하는지를 알려줌으로써 구체적인 치료방법을 제시하는 것이다(導之以其所便). 넷째는 환자의 소극적인 심리상태를 제거하는 것이다(開之以其所苦).

한의 정신요법은 이정변기요법移情變氣療法, 지언고론요법至言高論療法, 경자평지요법驚者平之療法, 오지상승위치료법五志相勝爲治療法 등이 있으며 기공요법을 정신요법에도 응용하여 사용한다.

이정변기요법은 환자의 기분을 변환시켜 병을 치유시키는 방법으로 이정변기란 그 정을 옮기고 기를 변화시킨다는 의미를 가지고 있다. 이정변기요법은 의사가 각종 방법을 활용하여 환자의 정신 상태를 변화시키고, 병리 상태를 조절하여 질병 회복을 촉진하는 일종의 심리요법이다. 이 방법은 '신형일체神形一體' 이론에 따르는 적극적인 치료방법으로 정신전이법과 정서도인법으로 나눈다. 정신전이법은 환자의 정신활동을 질병 및 그 관념의 초점에서 기타 방면으로 전이 또는 분산하여, 이러한 정신 관념의 악성 자극을 유발하는 병리 변화를 완화하거나 해소하고 질병이 회복되도록 촉진하는 방법으로 지나치게 자신의 병에 관심을 갖고 이로 인해 강한 감정적 갈등을 겪고 있어 질병을 오히려 장기화시키는 환자에게 거문고를 타고 바둑을 두고 글씨를 쓰고 그림을 그리는 것(琴棋書畵)이나 음악, 가무, 화조花鳥, 낚시, 여행, 관광 등의 방법을 이용하여 정서를 편안하게 하고 기를 통하게 하는 치료법을 예로 들 수 있다. 정서도인법은 의사가 환자를 지도하여 입으로 탁한 기를 토해내고 코로 신선한 기운을 마시는 호흡법(吐納)을 단련하거나 몇 가지 동작을 배합하여 정신의 혼란을 제어하는 방법을 말한다. 정리하면 환자의 정신 활동을 질병의 초점에서 기타 다른 방면으로 전이 또는 분산시켜 자극을 유발하는 원인을 완화시키거나 질병단계로 발전하는 것을 차단하여 질병이 회복되도록 촉진하는 방법이다. 이러한 이정변기의 방법은 고대 문헌 속에서 우울증을 앓던 유명한 문학가가 거문고를 배워 즐기게 되니 병이 있는 것조차 인식할 수 없었다는 등의 증례로 자주 언급이 되고 있어 그 유래를 짐작하게 한다.

지언고론요법은 환자가 의사와의 상담을 통해 지지받고 배려받고 인정받고 있다고 느끼면서 근심이나 우울, 흥분, 분노, 원망 등의 불쾌한 감정으로부터 벗어나고 안정시켜서 고독감을 해소하며 보증, 설득, 재교육 등을 통해 안정시키고 자신을 되찾도록 용기를 주는 대화요법을 지칭한다. 대화는 심리건강회복교육의 치료방법 중 하나로써, 의사는 환자에게 관심과 동정을 가지고 환자로 하여금 따뜻함을 느끼게 하는 심리치료 방법으로 환자의 근심을 제거하고 질병을 이기려는 마음을 증가시키며, 또한 기타 건강회복치료를 적극적으로 배합하여 환자가 현실과 동떨어진 망상을 극복하면, 사회적응력을 향상시키고 병태심리의 압력을 감소시킨다. 인생의 예측불가능한 수많은 사건들을 극복하고 대처하는 건강한 방법 중의 하나는 고민스럽고 뜻대로 이루어지지 않는 답답한 현실을 마음 깊이 묻은 채 시름에 젖어 있지 말고 믿을 만한 사람, 예를 들면 부모나 배우자, 진실한 친구나 은사 등에게 털어놓는 방법이다. 적합한 대상이 없다고 여겨진다면 혼잣말로 '자기대화'를 해도 좋다. 이렇게 의사뿐 아니라 자신을 지지해 줄 수 있는 대상과의 대화요법이 모두 지언고론요법이라고 볼 수 있다.

경자평지요법은 불안이나 증상을 일으키는 원인으로서의 자극을 약한 것으로부터 순차적으로 강한 자극으로 주어, 이들 자극에 익숙해지게 함으로써 증상을 해소시키는 방법이다. 역대의가 중 장자화張子和는 『유문사친儒門親事』에서 경자평지요법의 한 예를 기록하고 있는데, '한 부인이 여행 중에 이층에서 자다가, 밤에 도둑이 들어

집을 태우니 놀라 침대에서 떨어졌는데, 그 후로 무슨 소리를 들을 때마다 놀라 인사불성이 되니, 식구들은 할 수 없이 조심조심 걸으며 아무 소리도 내지 못하였고, 수많은 의사의 치료를 받아도 효과가 없었다고 한다. 장자화가 두 시녀에게 명하여 그 부인의 양손을 잡고 높은 의자 위에 앉히고 앞에 작은 탁자를 두고 나무로 탁자를 세게 때리자, 그 부인은 크게 놀랐다. 장자화가 말하기를 "내가 나무로 탁자를 쳤는데 왜 놀라십니까?"라고 하며 잠시 기다렸다가 탁자를 다시 때리니 부인이 놀랐다가 다시 완화되었다. 그리고 몰래 사람을 시켜 환자의 등 뒤에서 창을 때리고 문을 두드려 소리가 끊이지 않게 하였는데 환자는 서서히 놀랐다가 안정되고 웃었다. 밤에는 저녁부터 새벽까지 사람을 시켜 문과 창을 두드리게 하니, 환자는 습관이 되어 하루 이틀 천둥이 쳐도 놀라지 않게 되었다'고 한다. 이 방법은 환자에게 반응을 일으키는 자극에 달려 있는데, 작은 것부터 큰 것까지, 자극의 강도가 약한 것부터 강한 것까지, 환자를 점차 이에 적응하게 하여 습관이 되도록 하는 것으로 주로 놀람, 공포, 분노 등에 사용한다.

오지상승위치료법은 감정의 상호관계, 즉 오행의 상생상극의 이론을 심리요법에 응용하여 감정으로 생긴 환장의 질병을 감정을 통하여 역동적으로 치료하는 방법이다. 즉 한의학에서는 오장에 각각의 감정을 배정하고 있으며, 그 감정은 역동적으로 상호간에 영향을 미치게 되는데 '분노는 간을 상한다(怒傷肝)' '기뻐하는 감정은 심을 상한다(喜傷心)' '우울한 감정은 폐를 상한다(憂傷肺)' '두려운 마음은 신을 상한다(恐傷腎)' '골똘한 생각은 비를 상한다(思傷脾)' 등은 강렬한 정서가 인체 장부 활동을 손상시키는 예이다. 이러한 역동적 관계를 조절함으로써 치료하는 방법이 오지상승위치료법인데, '슬픈 감정은 가히 화(분노)를 치료할 수 있는데, 측은하고 괴로운 말로써 감동시킨다(悲可以治怒 以愴惻苦楚之言感之)' '두려워 하는 마음은 가히 기쁨-과도한 기쁨 상태-를 치료할 수가 있는데, 급박하고 두렵고 죽음과 관련되는 말을 하여 공포스럽게 한다(恐可以治喜 以迫懼死亡之言怖之)' '분노는 가히 근심 등으로 생각이 많은 것을 치료할 수가 있는데, 모욕적이고 속임을 당하는 그런 말로 충격을 준다(怒可以治思 以汚辱欺罔之言觸之)' '생각하는 것은 가히 두려움을 치료할 수 있는데, 상대를 곰곰이 생각하게 함으로 이쪽을 바라게 하는 말로 탈취하게 한다(思可以治恐 以慮彼志此之言奪之)'라는 표현으로 각각의 감정에 대하여 감정상호간의 역동적 관계를 이용하여 치료하는 방법을 기술하고 있다. 일상생활에서 마음속에서 뱅뱅 도는 일을 오래 생각해도 결정하지 못하거나 공문서로 걱정하여 그 근심이 지나칠 경우, 입맛이 없고 속이 더부룩하며 심하면 식욕부진, 사지권태 등의 비脾의 운화運化기능에 이상이 발생할 때, 간기肝氣의 상승하는 기능을 이용하여 분노의 감정을 일으켜서 기가 막혀 있는 "사즉기결思則氣結"의 병리 변화를 바로 잡는 방법(怒可以治思)이 그 한 예이다. 또 생리적 반응을 파국적으로 해석하여 극적인 공포를 경험하는 공황장애환자에게 두려움이 일어나는 기전을 차근차근 설명하고 인지시켜 파국적 해석이 옳지 않음을 알게 하여 두려움과 공포를 극복할 수 있게 하는 방법은 생각하는 것(인지)으로써 두려움을 극복하게 하는 치료법(思可以治恐)을 응용한 것이라고 볼 수 있다.

자율훈련법은 주의집중과 자기암시의 연습을 거듭함으로써 전신을 이완시키고 이것을 통하여 심신의 상태를 조정하는 방법이다. 자기암시법은 상상 등의 관념 활동을 통해 어떤 의식의 형상을 소조하거나, 어떤 정경으로 들어가서 심리로 그 생리에 영향을 줌으로써 질병의 치료와 건강의 유지를 목적으로 한다. 인간의 정신과 육체, 감정과 생리 상태는 서로 연결되어 있어서 심리적 불안 상태는 생리적·신체적 긴장을 유발하고, 거꾸로 신체적 또는 생리적 긴장이 심리적 불안을 유발시킬 수 있다. 따라서 자율훈련이완요법으로 심신을 이완시킴으로써 교감신경의 활동을 감소시키고 심박동 수, 호흡률, 혈압의 감소를 가져오며 항병능력이 증가되므로 질병의 예방 및 치료에 이용할 수 있다는 것이 기본 이론이다. 이 밖에도, 그 병태에 따라 특정 약물을 사용하여 환자에게 특히 고통스러운 한두 가지 증상을 집중적으로 해결하고, 약효에 대해서 암시를 주거나 침을 통해서 침감의 발병 부위까지 직접 이르도록 유도함으로써 약물 또는 침구의 치료효과로 그 정신을 진작시키고 신뢰감을 확고히 한다.

2) 호흡도인법

정신과를 찾는 많은 환자들은 신체적 증상뿐 아니라 정신적 증상을 함께 가지고 있어 이 두 측면을 함께 다루어 주어야 한다. 이 방면에 가장 적합한 치료법 중의 하나가 기공요법이라고 할 수 있다. 동작과 호흡을 결합시키면 기의 순환에 훨씬 도움을 줄 수 있는데,

태극권과 같은 방법들이 그러하다. 하지만 이런 방법은 다소 배우기가 까다롭다는 단점이 있어 쉽게 배우고 응용할 수 있는 호흡도인법을 소개한다. 도인법의 도導는 대자연의 기를 신체 내로 끌어들이는 호흡법을 말하고, 인引은 굴신운동을 말하는 것으로 이 방법은 동서양의 건강체조법에다 근육이완법과 단전호흡법을 결합시켜 만든 치료법으로 혈액순환과 신진대사를 촉진하고 자율신경을 조절할 수 있으므로 스트레스 관련 질환에 널리 응용할 수 있다. 이 호흡도인법은 질병의 치료뿐 만아니라 예방에도 도움을 줄 수 있으며 좁은 장소에서 편안히 누워서 실시하는 것으로 자기 전이나 기상시에 실시하면 된다. 배우기 쉽고 간편하게 할 수 있다는 장점을 가지고 있지만 간단한 동작 하나하나에도 나름의 의미가 있고 또 그에 따른 효과를 가지고 있어 이러한 장점을 얻기 위해서는 꾸준히 정성껏 하는 것이 중요하다.

3) 기본자세와 방법

위를 보고 바로 누워서 팔과 다리를 자연스럽게 하고 마음을 편안하게 한다. 모든 동작에 깊은 호흡을 동반하고, 동작마다 몸의 긴장을 풀어 주면서 편안한 기분을 느끼면서 한다. 각 동작은 호흡에 맞춰서 천천히 해야 하며 10회 이상 반복해서 되풀이해야 하고, 모든 동작은 무념의 상태에서 하는 것이 더욱 효과적이다.

(1) 복부 도인법

① 배 두드리기－숨을 들이마시면서 윗몸을 일으키면서 양손으로 배를 두드리고 내쉬면서 긴장을 풀면서 원래의 자세로 돌아간다.

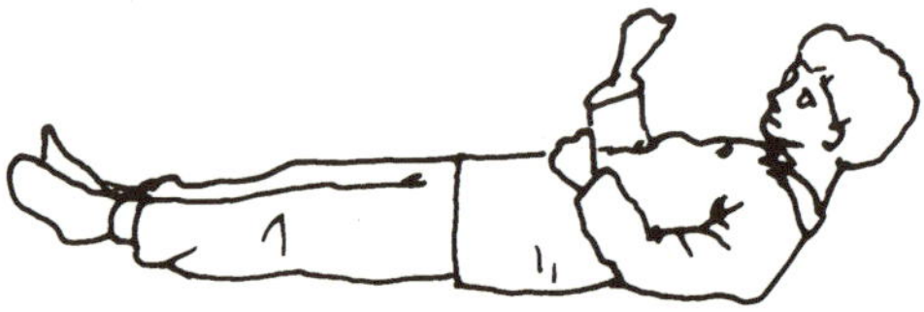

② 다리 들어올리기－숨을 들이마시면서 다리를 쭉 편 채로 들어올리고, 숨을 내쉬면서 기본자세로 간다.

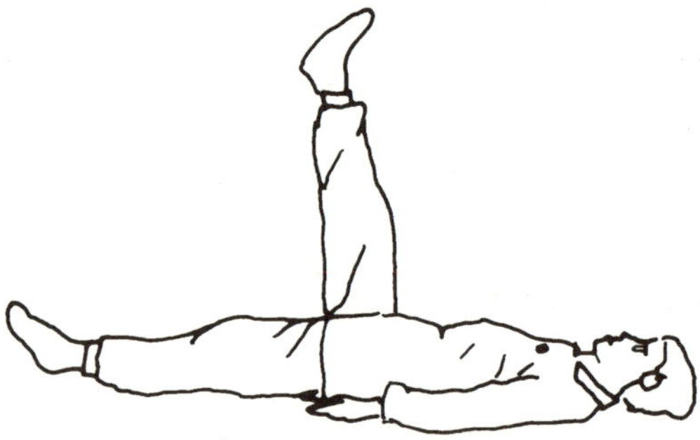

③ 다리 굽히기－숨을 들이마시면서 한 쪽 무릎을 배에 붙이듯이 힘껏 들어 올리고 숨을 내쉬면서 기본자세로 간다.

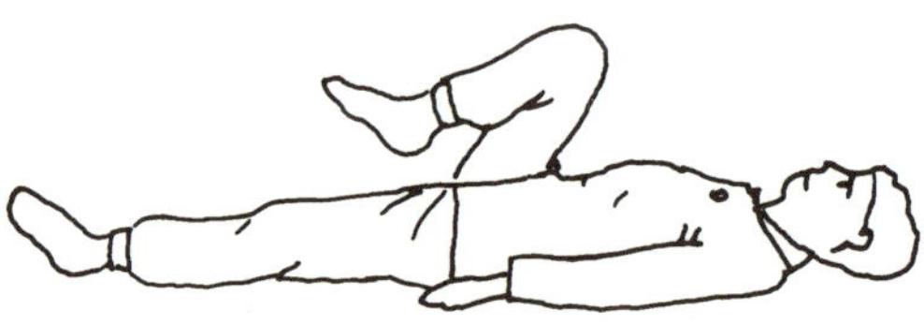

(2) 인후부 도인법

숨을 들이마시고 고개를 뒤로 젖히면서 손바닥으로 목 밑에서부터 얼굴로 쓸어 올리고 이마까지 올라간 다음, 숨을 내쉬면서 고개를 편안하게 하면서 귀쪽으로 쓸어 내려 준다.

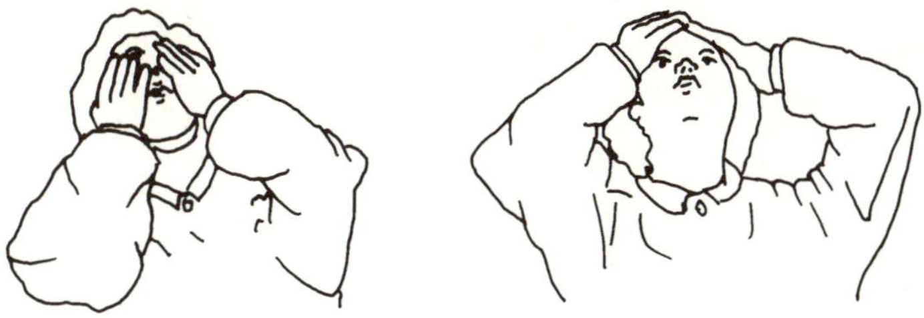

(3) 목 도인법

① 목을 들어올리기－손으로 깍지를 끼고 뒷머리에 손을 대고 숨을 들이마시면서 목을 들고, 숨을 내쉬면서 고개를 바로 하고 기본 동작으로 간다.

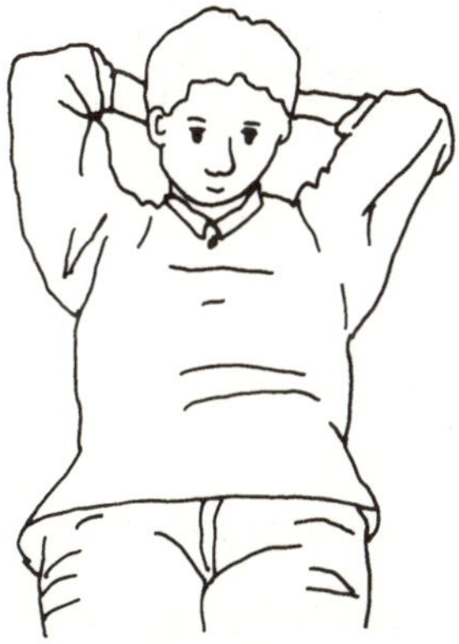

② 고개 옆으로 돌리기—숨을 들이마시면서 손으로 머리를 밀면서 고개를 옆으로 돌리고 숨을 내쉬면서 원래로 돌아간다.

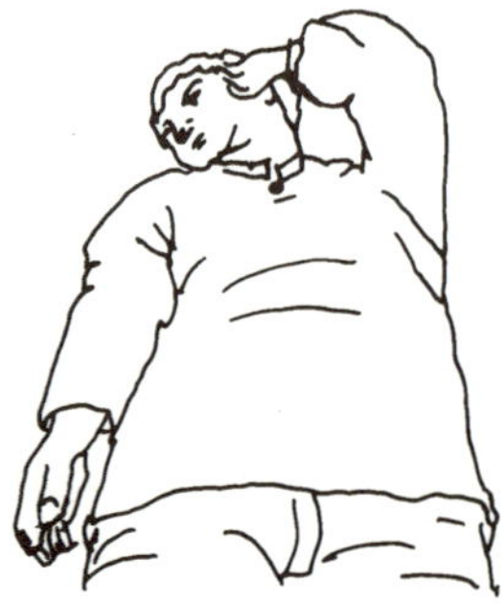

③ 고개 옆으로 꺾기—숨을 들이마시면서 고개를 옆으로 꺾어 주고 숨을 내쉬면서 원래로 돌아간다.

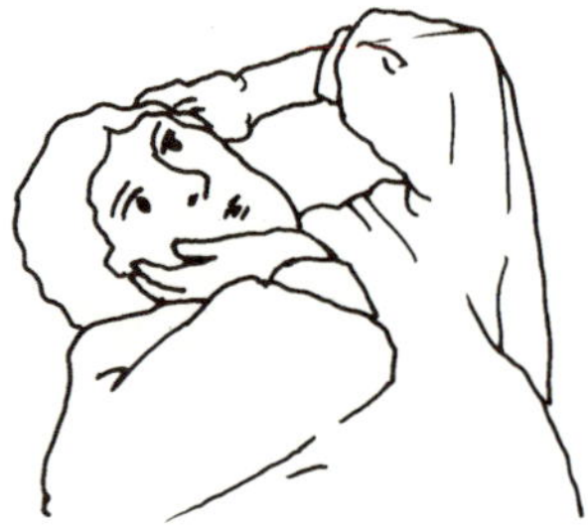

(4) 어깨 도인법

① 어깨 돌리기—숨을 들이마시면서 한 쪽 어깨를 힘껏 치켜들어 올리고 숨을 내쉬면서 어깨를 내리고 긴장을 푼다.

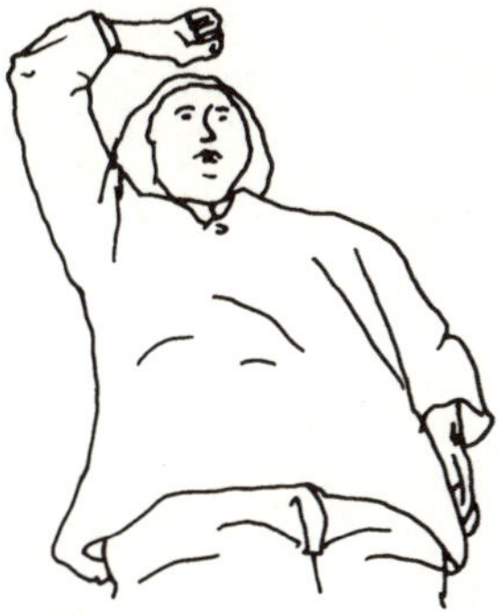

② 어깨 두드리기-주먹으로 어깨를 두드린다.

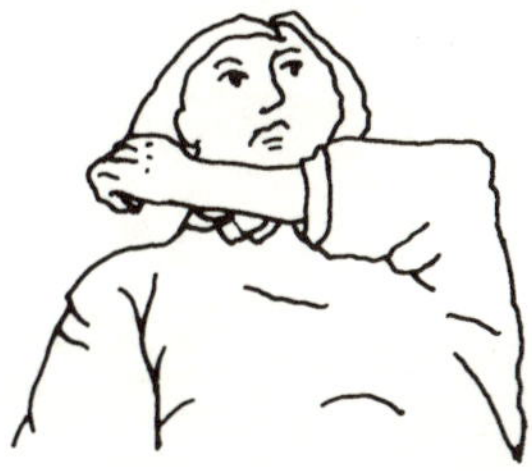

③ 어깨 돌리기-양 어깨를 페달 돌리듯이 돌린다.

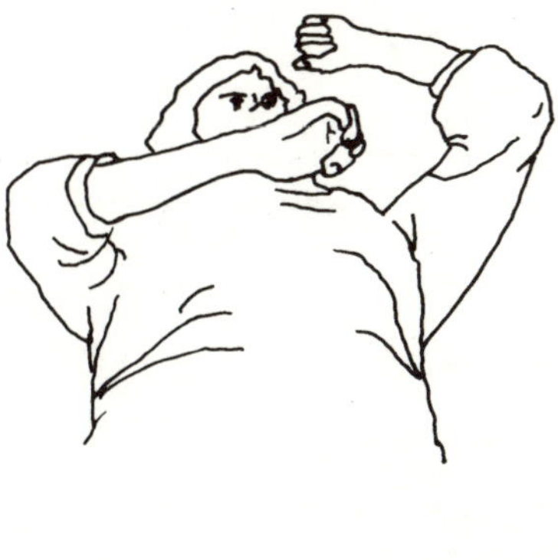

(5) 팔 도인법

① 팔 뻗기—한손으로 다른 쪽 손목을 잡고 숨을 들이마시면서 힘껏 뻗고 숨을 내쉬면서 긴장을 푼다.

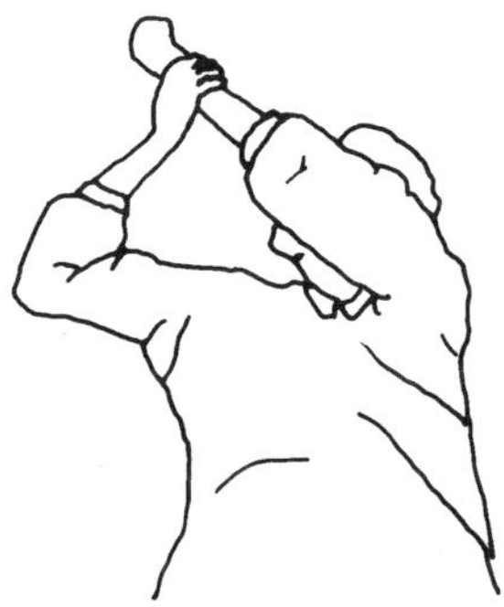

② 두 팔로 옆구리 두드리기—새가 날개짓을 하듯 두 팔로 옆구리를 두드린다.

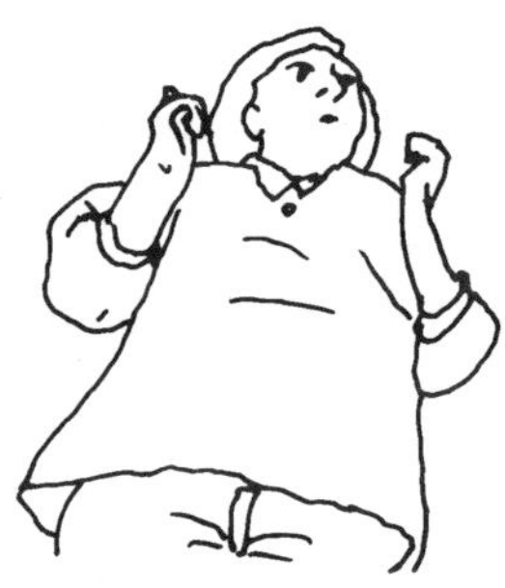

③ 양 팔꿈치를 잡고 양쪽으로 힘껏 당긴다.

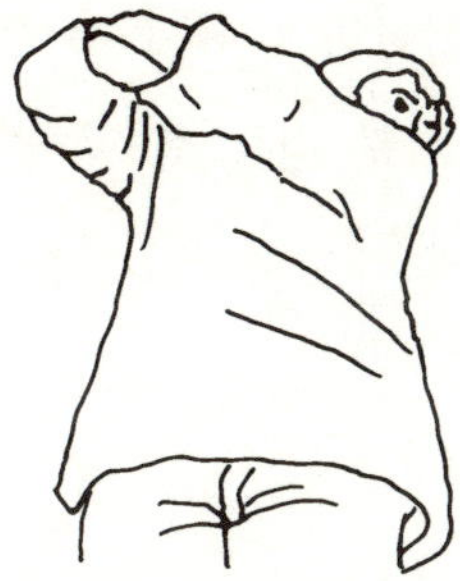

(6) 허리 도인법

팔짱을 끼고 숨을 들이마시면서 한 쪽 무릎을 구부리고 허리를 이용하여 반대편으로 도는데, 시선은 발끝에 둔다. 숨을 내쉬면서 기본자세로 돌아가 긴장을 푼다.

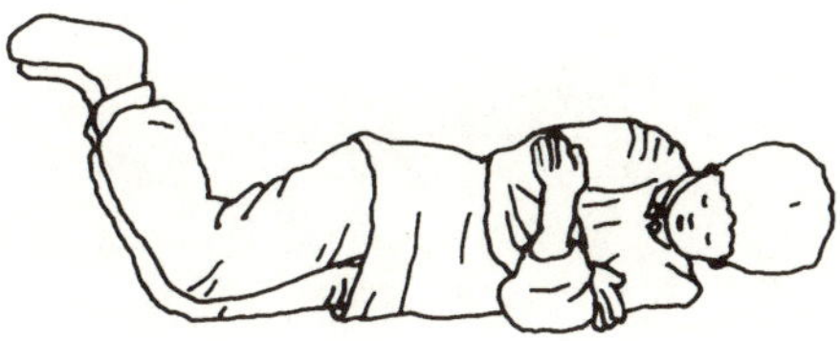

(7) 가슴 도인법

숨을 마시면서 허리를 활처럼 펴고 팔과 발끝을 펴 준다. 숨을 내쉬면서 원래의 동작으로 돌아가 긴장을 풀어 준다.

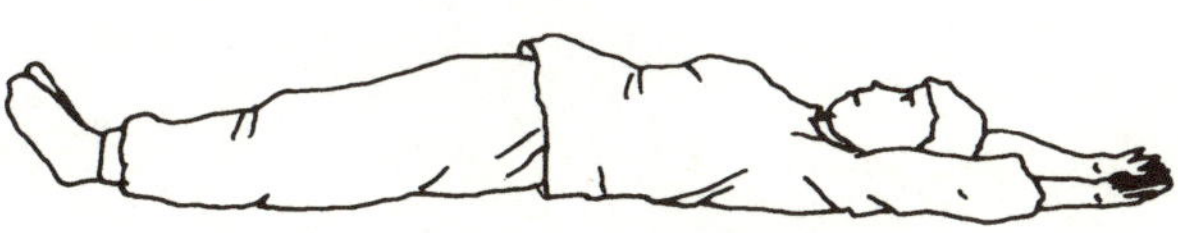

모든 동작이 끝나면 편안히 누워서 자신의 몸과 마음이 이완된 것을 느끼면서 심호흡을 1분 정도 한 후 일어난다.

IV. 한방신경정신의학의 주요 연구

1. 항스트레스

1) 연구의 배경과 목적

인간은 자연과 환경의 영향에 대하여 자체의 조화를 잃지 않는 항상성을 유지하기 위하여 인간의 신체와 정신은 유기적인 관계를 맺고 있으며 이러한 환경에 대한 상호간의 협조와 조화가 정상적인 생명활동의 근거가 된다. 이러한 협조와 조화가 깨져서 병이 발생한다는 것이 한의학의 기본적인 질병관으로, 한의학에서 최초의 의서로 알려진 『황제내경黃帝內經』에서는 자연환경, 감정의 변화, 음식이나 생활의 부절제 그리고 갑작스러운 자극 등으로 인해서 인체가 감당하지 못하여 발생한다고 언급되어 있다. 이러한 시각을 정리하면 정기正氣와 사기邪氣의 두 가지 측면으로 요약되는데, 정기는 인체가 질병에 저항할 수 있는 능력이라고 할 수 있고, 사기는 신체적 정신적으로 질병을 일으킬 수 있는 모든 환경과 요인을 일컫는 것이라고 할 수 있다. 여기서 말하는 사기를 현대적인 개념으로 해석하자면, 세균이나 바이러스 등과 같이 인체 밖으로부터 오는 것과 스트레스와 같은 자극에 대해서 안에서부터 생기는 반응으로 볼 수 있다.

스트레스의 개념은 캐논Cannon과 셀리에Selye에 의해 도입, 발전되었으며, 최근 정립된 스트레스의 개념은 "스트레스는 개인에 의해 의미 있는 것으로 지각되는 외적 및 내적 자극으로 보고, 이것이 감정을 야기하고 마침내 건강과 생존을 위협하는 생리적 변화까지 일으키는 것"으로 볼 수 있다.

위의 개념은 내외의 모든 자극과 그에 대한 반응인 사기와 비교될 수 있는 개념으로 이로 인한 질병의 발생은 정기를 키움으로써 방지하고 치료할 수 있다. 이는 서양의학과 달리 한의학에만 있었던 보補의 개념으로, 인체의 스트레스 반응에 대한 저항력과 손상 회복에 관련하여 예방 및 치료적 연구가 가능하다.

이에 항스트레스의 효과에 대한 한의학적 치료법을 중심으로, 우선 정서와 밀접한 연관을 갖고 있어 현재의 신경정신과 질환에 응용될 수 있다고 알려진 약재나 처방을 중심으로 항스트레스 효능을 동물실험을 통하여 검증하고 사람에게 적응할 수 있는 항스트레스 한약물의 개발에 그 목적을 두었다.

2) 연구내용 및 결과

스트레스의 개념은 물리학에서 시작된 신체반응을 중심으로 하는 개념에서 캐논Cannon의 투쟁-도피 반응(fight-flight reaction)으로 성립되기 시작하여, 셀리에Salye의 일반적응증후군으로 확대된 이후에도 스트레스에 대한 영역이 더욱 넓혀지고 있다. 현재 스트레스를 일으키는 요인으로 적응, 좌절, 고독, 권태, 시간의 압박, 과도한 책임감 등의 정신사회적 요인, 환경과 접촉해서 일어나는 자극들, 예를 들면 공해, 기후, 소음, 음식물 등의 환경적 요인, 열등감 등의 부정적인 자아상, 즉 자기지각 및 자아개념, 급하고 공격적인 성격 등으로 널리 볼 수 있다. 이렇듯 점차 넓어진 스트레스의 개념에 따라, 동물에게 스트레스를 유발하는 자극도 그에 따라 점점 발전하게 되었다.

(1) 동물실험

① 스트레스 상황 유발 방법

동물에게 스트레스를 유발하는 자극은 여러 가지가 있는데, 그 중에서 대표적인 것 몇 가지만 이야기 한다면, 5℃의 냉장고에 동물을 두는 한랭스트레스, 먹이를 적게 주거나 굶기는 스트레스, 현대도시화의 환경으로 인하여 발생하는 필연적 소음에 장시간 노출되는 소음스트레스, 실험동물을 구금하여 움직일 수 있는 공간을 최소화하는 구속스트레스 등이 있다. 그 중에서 가장 많이 쓰였던 방법은 구속스트레스였는데, 이렇게 스트레스를 가하는 방법은 단순하면서 손쉽게 할 수 있는 방법으로, 실험동물이 그런 상황을 통제하거나 피할 수 있는 수단이 없다. 이와는 다르게, 변화시킬 수 없는 외부의 요인에 의해서 스트레스를 받는다기보다 선택의 문제로 인해서 스트레스를 받는 상황이 있는데, 인간생활로 말하자면 선택을 해야 하는 상황에서 재빠르게 반응하기 위해 고도로 긴장된 상태가 지속되는 것이라고 할 수 있다. 이는 좀더 복잡한 상황으로 스트레스를 부여하는 것인데, 이러한 동물실험에 사용되는 것이 스키너 박스Skinner box이다.

스키너Skinner는 조작적 조건화로 유명한 심리학자이다. 조작적 조건화의 실험을 위해서 만든 것이 스키너 박스인데, 이 박스에는 레버가 달려 있어서, 실험동물이 이 레버를 누름으로써 어떠한 보상을 받게끔 되어 있다. 보통은 보상으로 먹이가 나오거나, 혹은 전기 쇼크와 같은 다른 혐오자극이 중단되게끔 되어 있다.

이러한 스키너 박스를 이용한 실험은 대부분 혐오자극으로 바닥에 전기 쇼크를 주게 되어 있어서, 전기 쇼크의 예비 신호에 재빨리 레버를 누르면, 전기 쇼크를 짧게 받거나 아니면 받지 않도록 세팅이 되어 있다. 이러한 전기 쇼크가 불규칙적으로 오기 때문에, 실험동물은 항상 긴장된 상태에 놓이게 되고, 이로 인해서 스트레스가 발생하고, 지속될 경우 위궤양 등의 질환이 발생하게 되는 것이다.

그러나 실제 인간 생활에서는 이처럼 하나의 큰 스트레스 상황보다는, 사소하지만 여러 가지의 스트레스 상황이 지속되어서 문제가 발생하는 경우가 더 많다. 이러한 인간생활에서의 스트레스를 동물실험에 적용하고자 만든 것이 Chronic Mild Stress(CMS) 모델이다. CMS는 스트레스 연구에서 더 나아가서, 구체적인 질병인 우울증 연구에도 많이 쓰이는 실험 방법이다.

② 스트레스 평가 방법

스트레스란 스트레스인자에 노출된 후 나타나는 통합적인 생물학적 반응양상으로 가정한다. 스트레스에 대한 생리적인 반응은 정지된 체계에서 유도되는 것이 아니라 계속적인 변화에서 나타난다. 인체의 항상성을 조절하는 신체 대부분의 시스템이 여러 가지 호르몬에 의해서 움직여지며 스트레스는 인체의 여러 가지 적응 호르몬들의 반응을 일으키므로 호르몬의 농도를 측정하면 인체에 부과되는 스트레스의 정도와 그것에 대한 생체반응을 알 수 있다. 이러한 스트레스에 대한 내분비계의 반응은 신체적·정신적 자극에서 동일하게 나타난다.

동물실험에 있어서는 이러한 생물학적 표지인 호르몬을 평가하는 방법이 많이 사용되어 왔다. 최근에는 동물의 생태학적 행동양상에 근거한 관찰로 행동 형태(먹이섭취, 배변반응, 외부자극에 대한 반응, 움직임, 학습 등등)을 파악하고 그에 대한 빈도나 양태를 측정하는 방법도 사용하고 있으나 생물학적 표지만큼 반응을 정량화시키기 어려운 점이 있어, 많은 연구가 아직도 이러한 정신신경내분비계의 변화를 지표로 삼고 있다.

이러한 정신신경내분비계의 반응 순서는 간뇌diencephalon에서 스트레스를 인식하는 것에서 시작되이, 대뇌피질cerebral cortex에서 위협 여부를 판단한 후, 시상thalamus과 변연계limbic system를 거쳐 시상하부hypothalamus로 전달된다. 우선, 시상하부hypothalamus의 후엽posterior에서 교감신경계sympathetic nerve system를 자극하게 되어 혈압 상승, 신체에너지 소모 증가, 혈당 증가, 근육의 혈류량과 강도 증가, 내장으로 가는 혈류 감소(소화장애, 배뇨 및 배설 억제), 각성, 혈액응고인자 활성화로 인한 혈액응고속도 증가 등의 변화를 일으킨다. 또한 부신수질을 자극하여 각종 카테콜라민catecholamine(에피네프린epinephrine, 노르에피네프린norepinephrine, 도파민dopamine)이 방출된다.

이러한 카테콜라민은 뇌조직 내, 혈액, 요尿 중에서 측정 가능하다. 에피네프린, 노르에피네프린은 반감기가 짧아 혈중 측정치는 급성 스트레스를 반영한다. 너무나 빨리 반영되기 때문에, 혈액채취를 위해 주사기의 바늘을 갖다 대고 찌르는 순간에 그 수치가 변할 정도이다. 그러므로 순간적인 측정이 요구되며, 바늘로 인한 스트레스에 영향을 받기 때문에, 혈중 측정치보다는 요에 있는 에피네프린과 노르에피네프린치를 측정하는 것이 더 적절한 평가로 인정받고 있다. 만성스트레스 평가를 위해서는 24시간의 요 표본을 이용하고 있다.

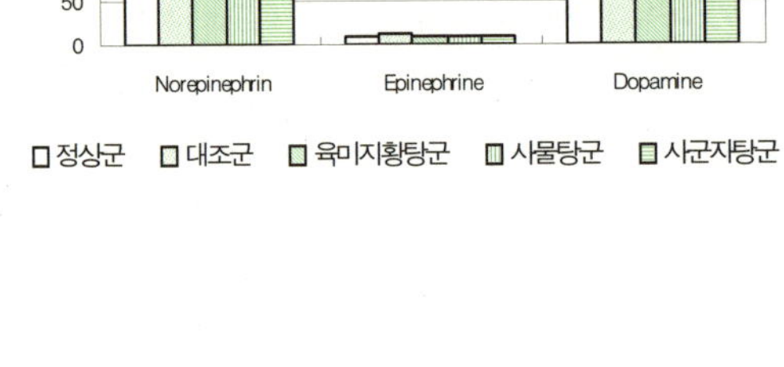

▸ 구속스트레스로 인한 스트레스 상황에서 한약물 육미지황탕, 사물탕, 사군자탕의 요중 노르에피네프린, 에피네프린, 도파민의 검출량에 대한 비교-1995년, 김도순, 육미지황탕, 사물탕, 사군자탕의 항 Stress 효과에 관한 실험적 비교 연구

(2) 임상시험

항스트레스 효과에 대한 임상시험으로는 레슬링 선수 14명을 대상으로 하여, 높은 강도의 훈련으로 인해 지속적으로 받는 물리적 스트레스에 대한 한약물(보혈안신탕補血安神湯)의 효과를 밝히는 임상시험이 있었다. 선수들을 무작위로 이등분하여 실험군과 대조군(위약군)으로 나누어 통상적으로 복용하는 양으로 1일 3회 한약을 복용한 후, 복용이 끝난 7일 후부터 소변을 채취하고, 그로부터 합숙훈련 8일째 2시간의 운동 직후의 소변, 합숙훈련 12일째 2시간의 운동 직후의 소변, 합숙훈련 15일째 시합시작 1시간 전부터 직전까지의 소변을 채취하여 분석하였다.

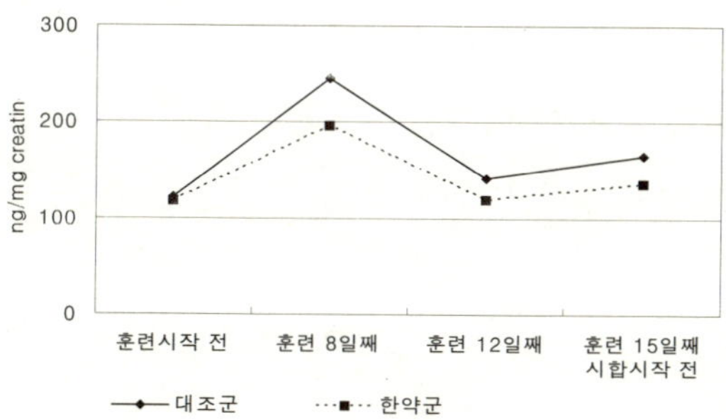

▶ 보혈안신탕 투여가 운동선수에 미치는 영향 중 요중 도파민에 대한 한약군과 대조군의 비교-1995년, 김종우 등, 보혈안신탕 투여가 시합 전·후 레슬링 선수의 요중 카테콜라민 변화에 미치는 영향

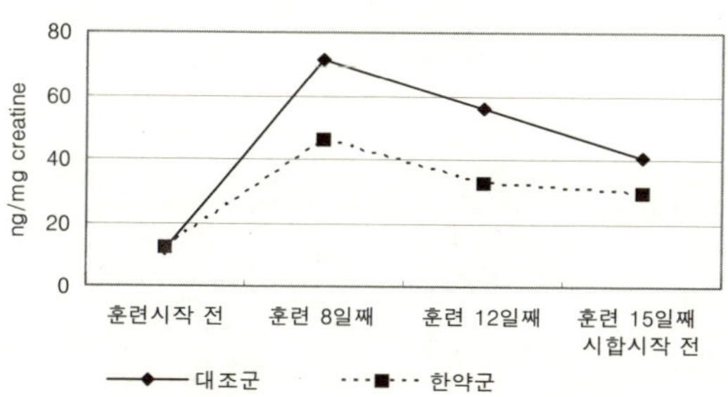

▶ 보혈안신탕 투여가 운동신수에게 미치는 영향 중 요중 노르에피네프린에 대한 한약군과 대조군의 비교-1995년, 김종우 등, 보혈안신탕 투여가 시합 전·후 레슬링 선수의 요중 카테콜라민 변화에 미치는 영향

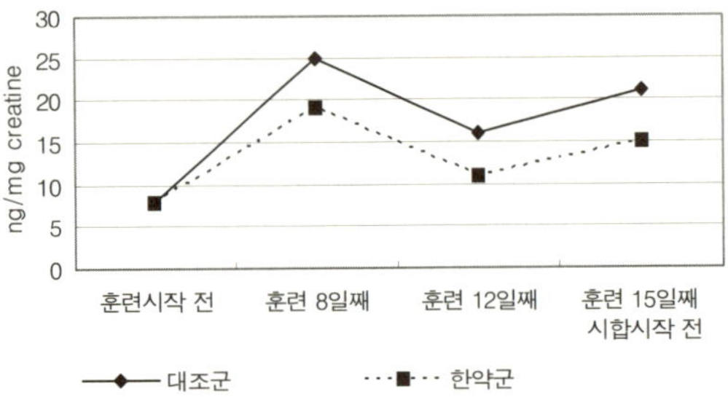

▶ 보혈안신탕 투여가 운동선수에게 미치는 영향 중 요중 에피네프린에 대한 한약군과 대조군의 비교–1995년, 김종우 등, 보혈안신탕 투여가 시합 전·후 레슬링 선수의 요중 카테콜라민 변화에 미치는 영향

또 다른 임상시험으로는 한의학에서 예로부터 자신의 생명을 보양한다는 의미의 양생법 중 많이 알려진 기공을 이용한 것이 있었다. 기공 수련의 경험이 없는 대학생 남녀 6명(남자 4명, 여자 2명)에게 비교적 간단한 기공인 내경일지선內勁一指禪을 주 3회 1시간씩 6주 동안 실시한 후 운동부하로 육체적인 스트레스를 주고, 이에 대하여 심폐기능과 혈중 카테콜라민의 변화를 관찰하였다. 운동부하는 트레이드밀을 사용하였고, 60세 이하의 사람에게 적용하는 브루스Bruce 방법을 시행하였는데, 경사 10%에서 3분간 운동한 후 매 3

	실험 전 휴식기	운동최고점all-out	운동 후 30분 휴식
before	0.0783±0.021	0.3317±0.052	0.3217±0.123
after	0.0817±0.028	0.2517±0.047*	0.2567±0.068

▶ 기공 수련 전후 에피네프린의 변화(단위: ng/ml)–1996년, 김종우 등, '내경일지선內勁一指禪' 기공 수련이 대학생의 운동부하 스트레스 후의 심폐기능 및 Catecholamine 변화에 미치는 영향

	실험 전 휴식기	운동최고점all-out	운동 후 30분 휴식
before	0.1517±0.031	1.3250±0.442	1.3883±0.257
after	0.1450±0.036	1.0633±0.513	1.2217±0.282

▶ 기공 수련 전후의 노르에피네프린의 변화(단위: ng/ml)–1996년, 김종우 등, '내경일지선內勁一指禪' 기공 수련이 대학생의 운동부하 스트레스 후의 심폐기능 및 Catecholamine 변화에 미치는 영향

분마다 트레이드밀 경사를 2%씩 올리면서 속도도 점차로 증가시켜 운동최고점all-out에 도달하도록 하였다. 트레이드밀에 달려 있는 자동 가스분석기를 이용하여 산소섭취량 및 환기량을 측정하였고 Stress test monitor와 연결하여 심박수를 측정하였다. 카테콜라민은 운동 후 30분 후에 주사기로 5ml를 채혈하여 측정하였다.

3) 앞으로의 연구방향

스트레스를 나타내는 지표로 사용하는 호르몬으로는 카테콜라민을 제외하고 코르티졸cortisol을 측정하는 방법이 있다. 스트레스가 지속되면 시상하부hypothalamus의 앞쪽anterior에서 부신피질자극호르몬 방출인자(Corticotropin-Releasing Factor, CRF)를 방출하여 뇌하수체pituitary gland를 자극하면 부신피질자극호르몬(Adrenocorticotropic hormone, ACTH)이 분비되어 부신피질을 자극하여 혈당을 증가시켜 에너지를 공급하는 코르티졸cortisol과 요 생성 억제나 배출을 억제하여 혈류량을 증가시켜 혈압을 상승시키는 알도스테론aldosterone을 분비하게 된다. 이 두 호르몬의 역할로 인체는 외부에 즉각적인 반응을 할 수 있는 힘을 얻는다. 그러나 코르티졸cortisol이 지속적으로 분비되면 면역기능이 약화되고 질병을 일으키는 위험을 증가시킨다. 코르티졸은 교감신경계처럼 신속하게 반응하지 않는다. 또한 코르티졸의 반감기는 카테콜라민보다 더 길어 에피네프린이나 노르에피네프린처럼 정맥천자로 인한 영향을 즉각적으로 받지 않아 혈중의 수치를 측정하는 것도 적절하다. 따라서 이러한 안정성으로 인하여 동물실험에서 많이 사용되고 있다. 코르티졸의 측정으로 타액을 이용하는 것이 최근 이용되나 스트레스는 타액분비를 억제하는 효과가 있고 또한 타액 내의 호르몬은 너무나 소량이므로 측정의 오차 발생에 대한 문제가 있다. 그러나, 코르티졸은 아급성 스트레스와 만성 스트레스에 관한 하나의 지표로 사용할 수 있으며 코르티졸이 인체에 끼치는 작용이 면역력 저하, 고혈압, 심장병, 암 등으로 이환되는 데 영향을 주어 앞으로 스트레스에 대한 한약물의 영향을 코르티졸을 중심으로 살펴보아 한약물의 건강유지, 질병의 예방효과에 대한 효과에 대해 더욱 연구해 볼 수 있을 것이다.

21세기의 새로운 의료패러다임에서는 건강과 질병 사이의 반건강半健康이라는 개념이 도입되고 있다. 현대인을 괴롭히는 성인병의 대부분이 이러한 반건강의 상태와 연관이 있으며 그 질병의 양상도 복잡하다. 이러한 반건강상태를 한의학에서는 미병未病(질병으로 발병하기 전이나 이미 인체의 항상성이 깨어진 상태로 불편감이 나타나는 상태)이라는 개념에서 다루고 있다. 이 미병, 반건강상태는 스트레스와 그에 따른 현대인의 건강의 질과도 밀접한 연관성을 지니고 있다.

인체의 반건강상태를 측정할 수 있는 객관적인 생물학적인 지표로 새롭게 등장하는 것이 활성산소이다. 활성산소는 유해산소라고도 하며 산소의 대사과정에서 불안정한 성질을 가지고 있어서 세포막이나 DNA를 손상시켜 인체에 해를 끼치는 물질이다. 이 활성산소는 공해, 자외선, 스트레스 등으로 발생하는 것으로 알려져 있으며 현대인의 만성 질병의 대부분이 이 활성산소와 관련이 있다고 밝혀지고 있다. 최근 한약물과 관련된 활성산소에 억제에 대한 일련의 동물실험들이 진행되었다. 실험결과는 한약물이 손상된 신경세포에 작용하여 세포괴사를 방지하고 세포의 활성도를 증가시키는 효과를 가진다는 것이 확인되었다. 세포실험에서 항산화 효과가 확인된 대표적인 약물로는 천왕보심단天王補心丹, 황련해독탕黃連解毒湯, 성향정기산星香正氣散, 청폐사간탕清肺瀉肝湯, 건뇌탕健腦湯 등이 있다. 이 뛰어난 효과가 검증된 한약물을 중심으로 하여 앞으로 스트레스 위험군으로 분류되는 사람들에게 미치는 항산화능력과 항스트레스 효과에 대한 실험을 계획하고 있으며 스트레스에 관한 연구를 지속적으로 확대하고 있다.

스트레스는 정신적 신체적 질병에 많은 영향을 주고 있는 것으로 모든 질환의 근본적인 요인으로 주목받고 있어 항스트레스에 대한 연구는 다양한 질환에 대한 연구로 진행될 수 있다. 현재 이 연구들의 후속으로 한방신경정신의학에서 진행되고 있는 것으로 치매와 우울증, 알코올중독으로 이어지고 있으며 미병에 대한 항산화연구로 지속되고 있다.

2. 치매

1) 연구의 배경 및 목적

우리나라도 이제 고령화 사회로 접어들면서, 이전에는 거의 눈에 띄지 않았던 다양한 노인성 질환들이 증가하게 되었다. 그 중에서 사회적으로 큰 문제의식을 일으키고 있는 것 중의 하나가 치매이다. 치매는 사회적 또는 직업적 기능에 지장을 줄 정도의 이미 획득한 지적 능력의 붕괴를 말하는 것으로, 기억력장애와 인지장애를 특징으로 하는 질환이다. 특히, 일상생활에 심각한 지장을 초래하는 질환으로, 본인뿐만 아니라 가족이나 주위사람에게까지 영향을 미치기 때문에, 가족 중에 치매환자가 발생할 경우, 가족 구성원 모두에 심각한 타격을 주고 있다.

이러한 치매에 아직까지 별다른 특효약이 없었고, 개발된 약물들도 초기에 투여되었을 경우 그 진행속도를 잠깐 동안 늦추는 정도였으며, 궁극적인 치료나 지속되는 증상의 호전을 기대하기는 어려웠다. 이에 문제의식을 갖고, 한의학적 관점에서 접근하여 치매치료에 보다 높은 효과를 나타내어, 치매환자 본인뿐만 아니라 가족들의 고통을 덜어보고자 연구를 시작하게 되었다.

우선, 알츠하이머형 치매 및 혈관성 치매에 효과가 있는 것으로 알려진 처방을 탐색하여 그 효능을 검증하고, 그로부터 경제적이고 효과가 뛰어난 처방 구성을 찾아내며, 최종적으로는 효과 있는 처방으로부터 효과 있는 신물질을 찾아내어 치매에 효과적인 신약의 개발에까지 목표를 두었다.

2) 연구의 내용 및 결과

(1) 개발과정

한방병원에 찾아오는 치매환자에게 한의학적 변증을 통해 투여된 처방들을 조사하여 임상적으로 많이 쓰이는 처방을 뽑아서, 실험적으로 검증하는 것부터 시작되었다. 일단, 알츠하이머형 치매모델 흰쥐에서 조위승청탕調胃升清湯, 형방지황탕荊防地黃湯, 향부자팔물탕香附子八物湯, 사향소합원麝香蘇合元에 대한 동물실험이 진행되어서, 그 중에서 조위승청탕이 효과가 좋은 것으로 나타났고, 성향정기산星香正氣散과 우황청심원牛黃清心元은 혈관성 치매와 관련해서 효과가 좋은 것으로 나타났다. 그 후, 보건복지부의 연구과제로 선정되어서, 알츠하이머형 치매와 혈관성 치매에 임상적으로 사용되는 한약물에 대하여 체계적인 임상시험과 동물실험을 실시하여 한약물의 치매치료 효능과 기전을 밝히고, 치매의 진단과 진행 정도를 정량화하는 치매 지표를 개발하여 한방치료의 효능을 객관적이고 과학적으로 분석할 수 있는 기법을 개발하며, 동물 행동 연구와 분자생물학적 연구, 독성 연구를 통하여 개별 약재에 대하여 약효를 지니는 단미제 및 복합처방을 발굴할 목표로 연구가 진행되었다.

4년에 걸친 보건복지부 연구과제에서 1차 연도에는 알츠하이머형 치매에 효능을 보이는 조위승청탕을, 2차 연도에는 혈관성 치매에 효능을 보이는 성향정기산/우황청심원을 기본처방으로 사용하여 초기 치매 환자에 대한 임상연구를 시행하였고, 동물실험과 세포실험을 통해 약효가 좋은 단미제를 조합하여 새로운 복합처방을 만들어서, 3차 연도와 4차 연도에는 이 처방에 대한 임상 연구를 시행하여, 건뇌탕健腦湯이라는 새로운 처방을 도출해 내었다.

건뇌탕의 도출에는 몇 가지 어려운 문제가 있었는데, 그 중 대표적인 것이 약재의 독성이었다. 독성문제에 대한 해결책으로, 기존의

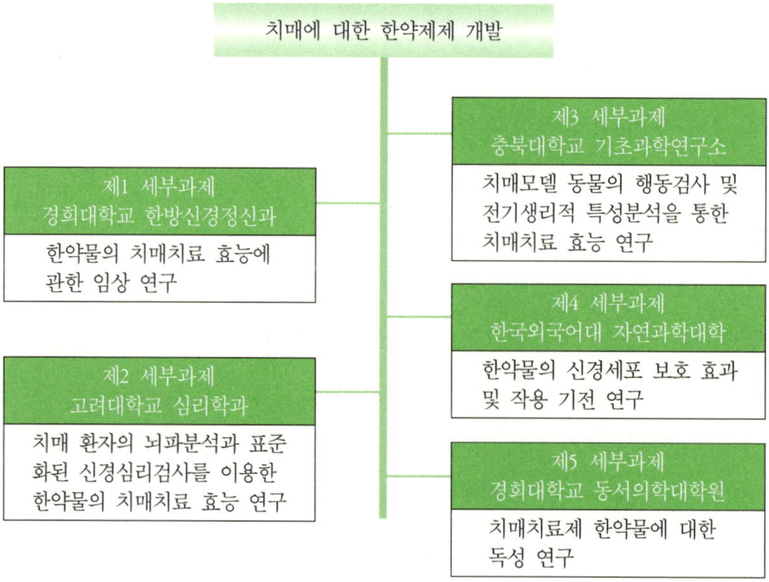

문헌에 나온 약재의 수치법修治法과 임상에서 경험적으로 사용되는 수치법을 종합하여 독성실험을 실시하여, 독성은 없애면서 효능은 유지시키는 방법을 개발하게 되었다.

이 4년에 걸친 연구는 임상시험을 주로 하는 경희대학교만의 연구가 아니라, 동물실험 및 세포실험을 전문으로 하는 다른 대학교와의 다학제간 연구라는 점에서 보다 전문적인 연구가 이루어졌으며, 효능과 경제성 면에서 우수한 치매치료 한약제의 개발이라는 점에서 의의가 있다고 하겠다.

4년의 연구 과정에서 새로운 실험법이나 검사법의 개발도 있었지만, 경희대학교에 가장 큰 영향을 준 결과는 새로운 처방의 개발이다. 이렇게 개발된 처방이 건뇌탕이다. 이 처방의 구성은 원지遠

志와 석창포石菖蒲로 구성되어 있으며, 그 중 원지는 독성 때문에 수치를 해서 사용하게 된다. 이 건뇌탕이라는 약재로 임상시험을 실시한 결과, 보건복지부과제 1차 연도에 사용되어 좋은 효과를 나타내었던 조위승청탕과 비교할 때, 비슷한 치매증상 악화방지 및 호전 효과를 나타내면서도 훨씬 경제적인 것으로 나타났다.

(2) 동물행동실험

알츠하이머 병에서는 전뇌前腦 기저부(Basal forebrain)의 마이네르트 기저핵(nucleus basalis of Meynert: nbM)이라는 곳에 신경세포가 없어지면서, 기억과 관계되는 신경전달물질인 아세틸콜린을 생산하는 Cholineacetyl transferase(ChAT)의 감소를 초래하여 기억력 및 여러 학습능력 저하와 집중력장애를 일으킨다고 알려져 있다. 서양의학에서는 아세틸콜린을 분해하는 효소의 작용을 방해해서, 알츠하이머형 치매의 진행을 늦추는 방법으로 현재 치료하고 있다. 동물실험에서 알츠하이머형 치매에 대한 실험을 할 때는 여러 방법으로 아세틸콜린을 줄게 하여 알츠하이머병 동물모형을 만드는데, 여러 방법 중에서 간

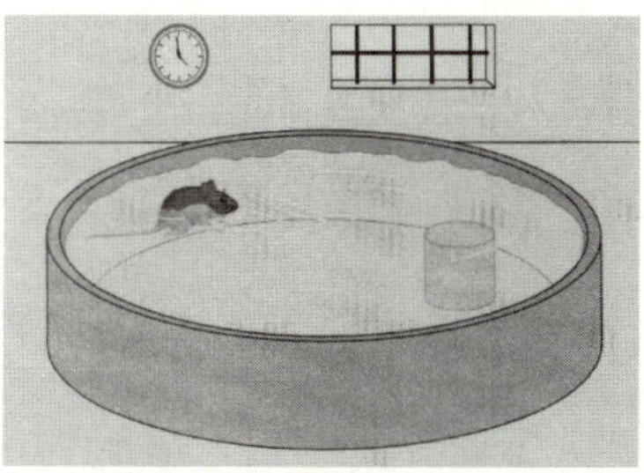

Morris water maze

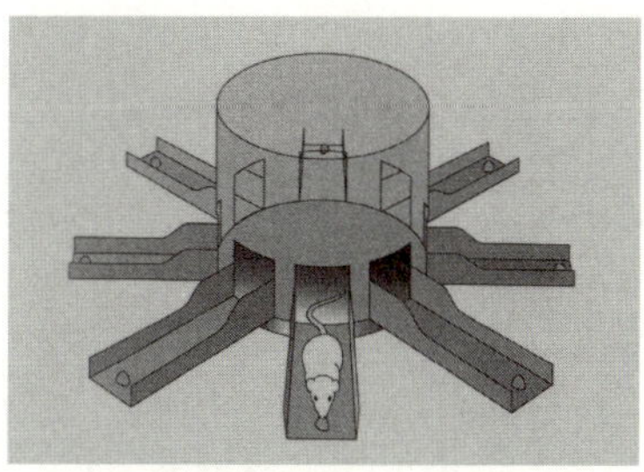

Radial arm maze

단하면서 경제적인 방법으로, 마이네르트 기저핵 부위를 인위적으로 손상시켜서 기억장애를 유발시키는 방법을 많이 사용하고 있다.

일단 치매가 걸린 쥐를 대상으로 약물효과를 보기 위해서, 본격적인 약물투여 전에 기억검사를 실시하게 된다. 약물투여 전의 기억검사 점수와, 약물투여 후의 기억검사 점수를 비교하여 정말 효과가 있는지 알기 위해서 이다. 동물에 하는 기억검사에는 여러 가지가 있지만, 그 중에서 Morris water maze, Radial arm maze를 이용하였다. 둘 다 해마부위에 의존적인 공간에 대한 기억으로, 작업기억Working memory을 바탕으로 하는 학습능력을 알아보기 위한 것이고, 사람에게서도 치매 초기에 공간지남력의 손상이 나타나기 때문에, 유의하다고 여겨지는 검사법이다.

실험결과, Morris water maze과 Radial arm maze 모두에서, 한약을 투여한 군에서 생리식염수를 투여한 군보다 기억점수가 통계적으로 유의미하게 높게 나타났다.

Morris water maze에서 측정하는 것은 크게 두 가지로 볼 수 있다. 하나는 목표지점을 반복함에 따라서 얼마나 빨리 찾을 수 있느냐

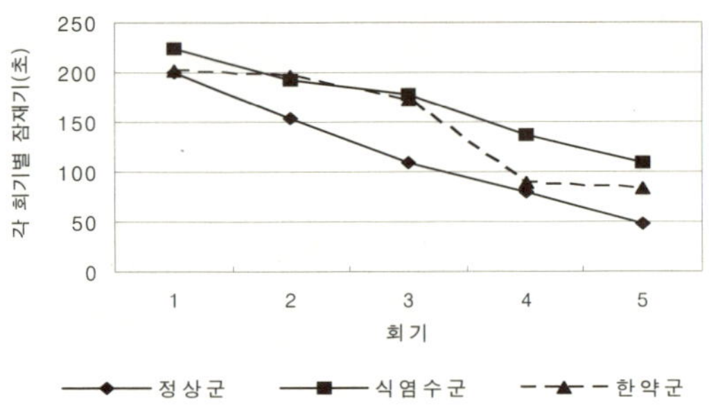

▶ Morris water maze에서 도피대를 찾는 데 걸리는 시간－1998년, 이웅석 등, 조위승청탕이 알츠하이머병 모델 백서의 학습과 기억에 미치는 영향

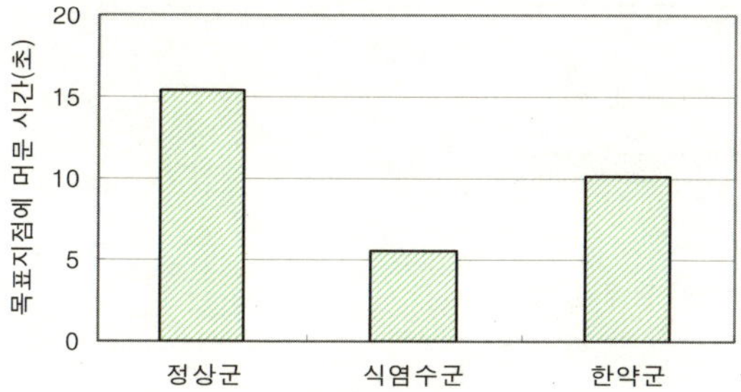

▶ Morris water maze에서 목표물을 치운 다음, 목표물이 있던 장소에 머무는 시간– 1998년, 이웅석 등, 조위승청탕이 알츠하이머병 모델 백서의 학습과 기억에 미치는 영향

이다. 목표지점(도피대)을 찾는 데 걸리는 시간이 정상쥐에서 반복할수록 빨라지는 데 비해서, 식염수를 먹은 치매쥐에서는 빨라지는 속도가 더딤을 알 수 있다. 한약을 먹은 치매쥐에서는 빨라지는 속도가 정상쥐만큼은 아니지만, 생리식염수를 먹은 치매쥐보다는 유의하게 빨라짐을 알 수 있다. 또 하나는 목표물을 치워버리고 나서, 그 지점에 얼마나 자주 가느냐이다. 목표지점을 기억을 잘 하면 할수록 목표물이 있을 거라고 생각하고 그 지점에 자주 가게 된다.

Morris water maze 외에 Radial arm maze에서는 방사형 미로의 사방으로 뻗은 8개의 통로 끝에 물을 놓아두고, 갈증을 유발시킨 쥐를 방사형 미로의 가운데에 놓은 다음, 쥐가 8개의 통로 끝에 있는 물을 실수 없이 한번에 먹을 수 있는가를 보는 것이다. 공간에 대한 기억이 있다면, 한번 들어간 통로의 끝에는 물이 없다는 것을 기억하여, 한번도 들어가지 않았던 통로에만 들어갈 것이다. 한 번 이내의 실수만을 할 경우가 학습에 성공한 것으로 볼 수 있다.

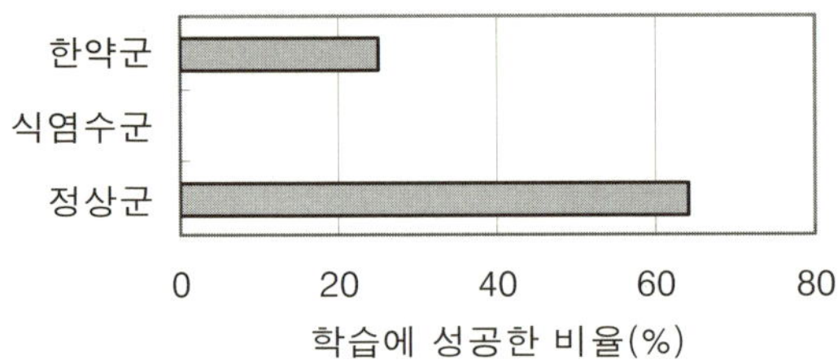

▶ Radial arm maze에서 학습에 성공한 쥐들의 비율(%)—1998년, 이웅석 등, 조위승청탕이 알츠하이머병 모델 백서의 학습과 기억에 미치는 영향

(3) 세포실험

세포실험에서 주로 했던 것은, 한약물이 치매환자의 뇌세포에서 어느 단계에 효과가 있는지와 치매환자에게 투여되는 약물의 특성상 장기복용을 해야 하는데, 장기복용에 따른 독성이 있는가에 대한 실험이었다.

원지는 산화스트레스에 대한 신경세포보호효과, 신경줄기세포의 증식 및 분화촉진효과에서서 일관된 효과를 나타내었다. 이는 동물실험을 통한 뇌세포검사에서도 나타났고, 복용량의 증량에 따라 효과가 더 좋아졌으나, 대용량 투여시에는 독성작용이 나타났다.

원지의 이러한 독성문제는 새로이 구성된 처방에 대한 세포단위의 독성실험에서도 나타났다. 원지석창포의 경우는 체중이나 혈액단백질, 그리고 간 대사효소의 발현 등 모든 면에서 사염화탄소가 유발한 변화에 비하면 여전히 적지만, 가장 큰 범위의 변화를 유발하였다. 이에 원지·석창포의 새로운 구성물인 건뇌탕을 구성하여 임상적으로 안전한 처방을 만들게 되었다.

(4) 임상시험

이렇게 새로이 구성된 처방에 대해서도 임상시험을 실시하였다. 임상시험은 총 12개월 동안 이루어졌고, 6개월마다 대상환자에 대한 신경심리학적 검사를 실시하여 전반적인 인지능력과 기억력을 측정하였다.

사용된 신경심리학적 검사는 K-DRS와 MMSE-K라는 검사로, 치매 환자의 초기발견과 증상의 경중평가를 위해서 많이 사용되고 있다. 이 중에서 초기 치매 환자에서는 K-DRS의 점수 중에서 다른 점수는 정상이지만, 기억 점수만이 민감하게 떨어져 있는 것을 알 수가 있는데, 대상환자에서 한약물의 복용 후 기억점수가 거의 경계

Measures	Mean± SD		p value
	Baseline	After 6 mo.	
K-DRS	121.38± 8.065	121.86± 10.818	.769
Attention	34.52± 2.358	34.52± 2.182	1.000
Initiation/perseveration	33.29± 4.161	31.81± 4.665	.127
Construction	5.81± 0.680	5.57± 1.121	.096
Conceptualization	34.59± 7.583	35.29+ 3.452	.692
Memory	11.71± 3.594	14.67± 4.619	.000
MMSE-K	21.57± 4.007	21.57± 4.044	1.000

Table 1. 초기 치매 환자에서 6개월간 건뇌탕을 복용했을 때의 효과- 한방치료기술연구개발사업 최종보고서(00-PJ9-PG1-CO05-0002)

점수로까지 상승하는 것을 볼 수 있었다.

Measures	Mean± SD		p value
	Baseline	After 12 mo.	
K-DRS	123.12± 7.184	122.246± 10.035	.680
Memory	12.24± 3.597	13.82± 3.414	.048
MMSE-K	22.76± 3.173	21.59± 4.184	.076

Table 2. 초기 치매 환자에서 12개월간 건뇌탕을 복용했을 때의 효과－한방치료기술연구개발사업 최종보고서(00-PJ9-PG1-CO05-0002)

이상을 종합하면, 치매 환자에 대해 많이 쓰이는 한방처방에 대해 동물실험을 통해 그 효과를 입증하고, 세포실험을 통해 그 기전과 유효약재를 선별하여 새로이 처방을 구성하고, 독성검사를 통하여 장기복용에 따른 독성문제의 해결책을 찾아서, 안전하면서 효과적이고 경제적인 새 처방을 구성하였다.

3) 앞으로의 연구 방향

최근 치매 연구는 노년 치매의 중요한 원인인 알츠하이머형 치매가 주 논점으로 지속적으로 연구되고 있다. 대표적인 연구동향은 크게 세 가지로 구분할 수 있다. 첫 번째, 원인에 대한 연구로, 현재까지 알려진 알츠하이머병의 대표적 원인은 ① 타우단백질Tau protein, ② 염증설Inflammation, ③ 혈관노화와 비정상 혈관신생, ④ 산화적 스트레스Oxidative stress가 거론되고 있다. 두 번째, 임상과 연구가 축적될수록 조기진단이 점점 강조되고 있다. 효과적인 치료를 위해서는 뇌세포 변성이 적은 초기에 진단하여 치료해야 한다는 것이다. 더불어, 알츠하이머형 치매의 전단계로 생각되는 경도인지장애(Mild Cognitive Impairment: MCI)에 대한 관심이 높아졌다. 세 번째로 알츠하이머형 치매에 관련하여, 다른 신경퇴행성 질환에 대한 관심이 높아졌다. 예를 들면, Dementia with lewy bodies(DLB), Frontotemporal lobar degeneration(FTLD), Prion disease 등이다. 이 질환들의 뇌세포 변성을 연구함으로써 병리적 변화를 이해하고, 더불어 치료적 접근을 하려는 시도가 최근의 경향이다. 한편, 치료 측면에서는 새롭게 항아밀로이드치료Anti-amyloid therapy에 대한 연구가 조심스럽게 진행되고 있었다. 또한 가정 간호home care에 대한 연구와 간호제공자caregiver의 삶의 질에 대한 연구 등 꾸준히 관심 있게 연구되고 있었다.

국내 한의학계에서도 한약물의 세포 보호 효과에 대한 유효한 연구가 많이 됨으로써 치매치료의 기반이 튼튼해졌다. 앞으로 한의학에서도 조기 진단과 치료, MCI에 대한 과감한 접근을 시도한다면, 치매에 있어 유효한 임상 성적을 낼 것이며, 이것은 인류 의학을 진일보시키는 또 하나의 한걸음이 될 것이다.

3. 화병과 우울증

1) 연구의 배경 및 목적

스트레스에 관한 연구가 축적되면서, 본격적으로 구체적인 질환에 스트레스 연구를 적용하기 시작하였다. 그 중의 하나가 우울증이며, 또 다른 하나는 치매이다. 쥐를 대상으로 한 실험에서 다양한 스트레스는 결국 의욕상실을 동반하는 우울증상을 나타내게 되며, 또한, 각종 미로실험에서 성적 저하를 가져 오게 된다. 이는 스트레스로 인한 구체적인 증상이 기억장애와 기분장애로 나타남을 알려주는 것으로, 치매와 우울증의 원인으로 스트레스가 중요한 작용을 할 수 있다는 것을 추론해 볼 수 있다.

우울증은 현대를 살아가는 사람들에게는 일종의 감기와 같다고 할 수 있다. 누구나가 평생 한 번 정도는 앓고 지나가고, 현재도 많은 사람들이 고통을 겪고 있다. 우리나라에서도 많이 발생하지만, 우리나라 사람, 좀더 확대하면 정신적인 것을 중요시 하는 동양문화권에서는, 우울증이 신체에서의 감기와 같이 정신에서의 감기라는 사실을 받아들이지 못하고 있다. 그래서 우울증 환자들이 우울한 정서증상을 호소하는 대신, 머리가 아프다, 가슴이 답답하다, 기운이 없다 하는 등의 신체증상으로 대신 호소하고 있다. 이를 신체화라고 한다. 이 같은 신체화가 우리나라의 우울증 환자들에게서 두드러지기 때문에 이를 유전적인 문제로 보고 연구하는 학자들도 있다.

우울증과 같은 정서적 문제의 하나로 화병을 들 수 있다. 미국 정신의학회에서 발행한 정신장애의 진단 및 통계편람 제4판(Diagnostic And Statistical Manual of Mental Disorders, DSM-IV)에도 기록되어 있는 화병을, 연구자에 따라서는 우리나라 사람들에게 발생하는 우울증의 특이한 아형이라고 하는 사람도 있고, 정서적인 증상이 중심인 우울증과는 달리 유난히 정신적인 문제를 신체화하는 우리나라 사람들의 고유한 증후군이라는 사람도 있다. 그 어느 쪽이라도 우리나라 사람의 특징이라는 점은 분명한 사실이다.

우울증이든 화병이든 그 발생에서 스트레스 문제를 간과할 수는 없다. 우울증과 화병은 둘 다 스트레스 상황에서 발병이 잘 된다고 할 수 있다. 우울증 실험연구을 하기 위해 동물에 우울증을 유발시킬 때, 예측불가능하고 통제 불가능한 스트레스 상황을 장기간 가해서 발생시키는 과정은 화병의 발병기전과도 일치한다. 그러므로 동물모형에서는 우울증과 화병의 모델이 같다고 할 수 있다. 하지만, 원인이 같다고 해서 같은 질병이라고 할 수 있는 것은 아니다. 화병과 우울증은 분명히 그 증상의 형태가 다르므로, 치료에 있어서도 우울증과는 다르게 접근해야 할 것이다.

현재 각광을 받고 있는 유전적 측면에서 접근해 보면, 우울증과 화병의 증상의 차이가 유전적 차이로 인해서 스트레스에 반응하는 패턴에 차이가 나타나기 때문일 수도 있고, 혹은 아예 우울증에 취약한 유전자와 화병에 취약한 유전자가 다를 수도 있고, 아니면 우울증과 화병의 유전적 패턴은 같지만, 사회문화적인 배경 때문에 증상이 다를 수도 있을 것이다. 이는 좀더 유전적 연구가 진행되어야 알 수 있을 것으로 생각된다.

일단 우울증과 화병이 같은 질환이든, 다른 질환이든, 그 치료에 있어서는 둘 다 스트레스를 적절히 다루어 주어야 한다는 것은 일치하는 사실이다. 스트레스가 구체적인 질병으로 드러난 것 중의 하나인 우울증과 화병에 대해, 한의학적으로 스트레스를 적절히 조절하여 치료하고, 더 나아가서 항우울제 및 항분노제의 개발에까지 그 목표를 두었다.

2) 연구의 내용 및 결과

(1) 동물실험

우울증과 화병은 둘 다 동물실험에서 지속적이고 통제 불가능하며 예측 불가능한 스트레스를 장기간 주어서 유발하게 된다. 일상생활에서 여러 사소한 스트레스들이 쌓이고 또 쌓이고 하는 일들이 반복되다 보면, 정말 사소한 일에도 화가 나거나, 조그마한 일에도 좌절해서 우울해지는 일들을 경험하게 되는데, 이러한 일상생활에서 사소한 스트레스들이 쌓이는 일들을 동물에게 일으켜서 우울증을 유발하는 방법이 Chronic Mild Stress 모델이다.

윌너Willner에 의해 제안된 Chronic Mild Stress(CMS) 모델은 경미한 강도의 스트레스를 반복적으로 제시함으로써 우울증의 특징 중 하나인 무쾌감증을 유발하도록 고안되었으며, 인간의 일상을 잘 모사할 수 있는 모델로 알려져 있다.

동물에게 경미한 강도의 스트레스란 것은 어떤 것일까? 인간의 일상생활에서 반복되는 사소한 스트레스를 생각해 보면, 음식을 먹고 싶을 때, 먹고 싶은 만큼 못 먹는 게 스트레스가 될 수 있고, 자고 싶을 때 제대로 못 자는 것 또한 스트레스가 될 수 있다. 또한 사람들과의 관계에서도 스트레스를 받을 수 있는데, 혼자 있고 싶은데 혼자 못 있거나, 혹은 반대로 다른 사람과 어울리고 싶은데 그럴 사람이 없는 경우 스트레스를 받는다. 그리고 요즘 도시화가 되면서 아파트 생활을 많이 하는데, 주거환경이 안 좋아도—즉 너무 시끄럽거나, 집이 지저분하거나, 주위에 네온사인이나 가로등으로 한밤중에도 너무 밝은 경우 등—역시 스트레스를 받을 수 있다. 이러한 스트레스도 언제 주어지냐에 따라 강도가 달라진다. 집 주위에서 도로공사를 한다고 가정해 볼 때, 어느 날 갑자기 날벼락처럼 공사가 시작된다면, 아무런 사전 상의 없이 했다는 것 자체만으로도 스트레스를 받게 될 것이다. 하지만, 미리 "언제부터 언제까지 도로를 파헤치는 공사를 하게 되니, 양해해 주시기 바랍니다"라고 상의가 아니라 공지만 하더라도, 그 스트레스 강도는 약해질 것이다. 이처럼 예상치 못한 경우에 우리는 더욱 스트레스를 받게 된다.

동물들도 마찬가지이다. 일상생활에서 겪을 수 있는 다양한 스트레스를 동물에게 주기 위해서, 물 또는 먹이 박탈, 주야 주기의 역전, 과밀집, 격리, 깜박이는 불빛, 소음, 사육상자 기울이기, 그리고 축축한 깔짚 등의 상황을, 동물들이 예상하지 못하게 복잡한 순서로 끊임없이 주게 되면, 우울증을 유발하게 된다. 일단 스트레스 상황을 일으켜서 우울증을 유발하게 한 후에는, 우울증의 정도를 평가하게 된다. 우울증의 정도는 앞서 말한 것처럼, 동물에서 스트레스를 받은 정도를 평가하게 된다. 즉 무의욕과 정서상의 변화를 측정하게 되는데, 그 방법으로는 자당 섭취량의 변화측정, 강제수영검사, 개방장검사 등이 있다. 자당 섭취량의 변화라는 것은 모든 의욕 중에서 가장 기본이라고 할 수 있는 식욕의 저하를

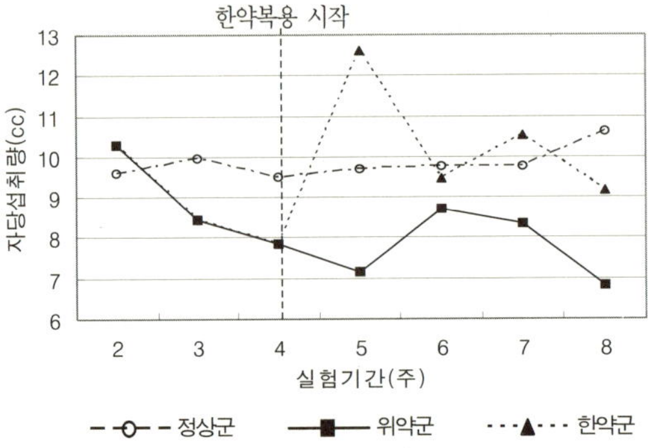

▶ 스트레스하에서의 자당 섭취량의 변화—2000년, 이승기, 분심기음의 우울증 모델 흰쥐에 대한 실험적 연구

측정하는 것이다. 자당이라는 것은 쥐들이 좋아하는 일종의 설탕물이라고 할 수 있다. 이러한 자당을 쥐가 잘 먹지 않는다는 것은 의욕의 저하가 심하다는 것을 의미한다. 즉 우울증에 걸렸다는 뜻이다.

강제수영검사는 원통형 수조에 쥐를 넣고, 얼마나 빠져나오려고 하는가를 측정하는 것이다. 보통 쥐는 물에 들어가게 되면, 빠져나가기 위해서 수영을 하게 되고, 원통형 수조의 높이가 어느 정도 있기 때문에 기어오르려고 한다. 그러다가 힘이 들거나 의욕이 떨어지면 그냥 둥둥 떠 있는 정도의 움직임만을 보이게 되는데, 이는 물에 빠진 동물이 물에서 벗어나기 위한 시도를 포기했음을 의미하는 행동("behavioral despair")인 동시에 우울증의 한 행동유형으로 간주되어 항우울제의 효과를 검증하는 연구에 많이 사용되고 있다. 그러므로, 강제수영검사에서 동물이 수영이나 기어오르려는 시도가 없는, 그냥 둥둥 떠 있는 정도의 움직임을 많이 보인다는 것은 우울 성향이 높은 것으로 해석이 된다.

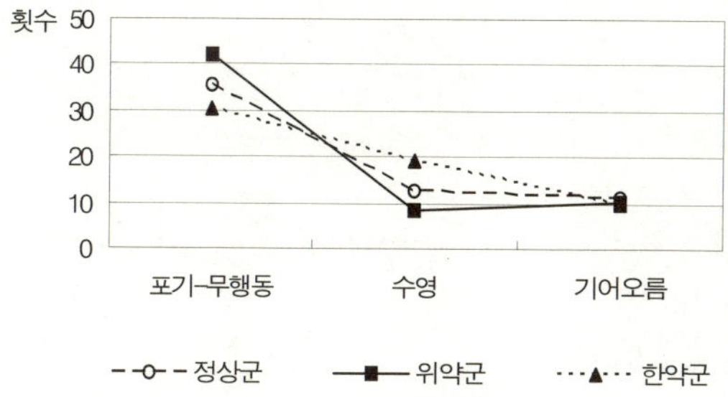

▶ 강제수영검사에서의 행동분포-2003년, 조충훈, 청화보심탕이 우울증 모형동물의 절망행동, 불안 및 뇌의 TH와 c-Fos 발현에 미치는 효과

개방장검사는 정서상의 변화를 관찰하는 것으로, 흰쥐는 새로운 환경에 노출되었을 때 탐색행동을 보이며, 탐색행동의 지표로 보행활동이 측정될 수 있다. 일정한 크기의 넓은 사각형 공간에 흰쥐를 풀어 놓고서, 얼마나 탐색행동을 보이는가를 측정하는 것이다. 우울증에 걸린 쥐는 모든 일에 의욕이 떨어지기 때문에, 정상적인 쥐에 비해서, 탐색행동이 줄어들게 된다. 또한 어두운 장소를 선호하는 흰쥐는 트여 있는 중심 영역보다는 벽이 있는 주변 영역을 따라 많이 움직이는 경향이 있으므로 중심 영역과 주변 영역을 돌아다닌 거리를 측정하여 정서상태를 평가할 수 있다. 즉 동물이 움직인 총 거리, 주변 영역에서 움직인 거리, 그리고 중심 영역에서 움직인 거리를 측정하여 평가하게 된다.

이러한 행동실험 이외에 또 다른 방법이 있다. 스트레스 상황하에서 많이 나타나는 여러 화학물질들을 조사하는 것이다. 특히 뇌내의 물질들을 탐색하는 방법이 근래에 들어서 각광받고 있는데, 스트레스에 특히 잘 반응하는 뇌내 부위에서 특정 지표를 관찰하게 된다. 그 중 대표적인 것이 시상하부의 paraventricular nucleus(PVN, 뇌실결핵)에서 스트레스 및 스트레스와 관련된 우울증 연구에서 자주

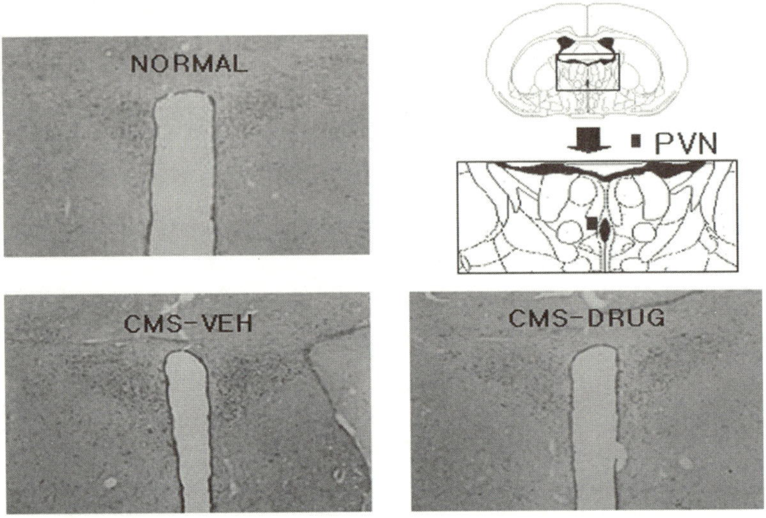

▸ 스트레스 처치(CMS)와 관련된 PVN에서의 c-Fos 발현 정도—2003, 정선용, 黃連解毒湯이 우울증 모형 동물의 우울성향 및 PVN의 c-Fos 발현에 미치는 효과

관찰되는 지표인 c-Fos가 발현된 cell body의 개수를 세어 우울증이 얼마나 심한지 그 정도를 평가하는 것이다.

또 다른 하나는, 도파민의 대사와 관련되어 자주 관찰되는 부위인 Ventral Tegmental Area(VTA)에서의 Tyrosine Hydroxylase(TH)수준을 측정하는 것이다. 동물이 스트레스 조건에 노출되면 그에 대한 적응반응의 일환으로 도파민 체계가 활성화되어 도파민의 이용율(utilization)과 전환율(turnover rate)이 증가됨에 따라 도파민의 수준은 감소되고 상대적으로 도파민 대사에 관여하는 TH의 수준은 증가하는 현상이 나타난다. TH는 L-tyrosine, L-dopa, dopamine, norepinephrine, epinephrine으로 진행되는 카테콜아민 대사의 첫 번째 과정에서 사용되는 효소로, 우울증에서 흔히 제안되고 있는 신경생물학적인 병인 중의 하나인 단가아민의 결핍에 관련되어 있으며, 도파민계 대사를 평가하고자 할 때 관찰되어지는 지표의 하나이다.

이상과 같이, 행동실험 뿐만이 아니라 뇌내 물질의 변화를 측정하여 우울증에 대한 효과를 측정할 수 있다. 약물을 주는 시기와 스트레스를 주는 시기에 변화를 주어서 치료효과 및 예방효과를 알아낼 수 있는데, 스트레스를 주면서 혹은 스트레스를 주기 전에 약물을 주면 예방효과를 알아낼 수 있고, 스트레스를 거의 다 주고 혹은 스트레스를 다 주고 나서 약물을 투약하면 치료효과를 알아낼 수 있는 것이다.

이러한 동물실험에 쓰인 처방들은, 임상에서 스트레스로 인한 정신적 피곤으로 발생하는 혈허 상태에 쓰이는 처방들인 귀비탕歸脾湯이나 보혈안신탕補血安神湯 계열과 스트레스로 인해 생기는 기울氣鬱을 풀어 주는 행기行氣 처방인 분심기음, 그리고 스트레스로 인해 발생하는 열감상태를 개선시켜 주는 황련해독탕黃連解毒湯이 대표적이라 하겠다.

(2) 임상연구

위와 같이 동물실험은 많이 이루어졌지만, 임상시험은 대체로 이루어지지 않고 있다. 임상시험이라는 것이 대부분 신약개발을 위한 시험인 것을 고려할 때, 당연하다고도 할 수 있다. 현재 우울증과 화병에 쓰이는 한약처방들은 대부분 한의학 의서에 기록되어서 수천 년간 사용되어 온 것이고 현재도 널리 사용되고 있는 것이므로 동물실험을 통해 효능이나 기전이 확인되면 더 이상의 임상시험은 진행되지 않고 있기 때문이다.

우울증과 화병에 대한 임상연구는 우울증과 화병과의 관계를 좀 더 명확히 하고자 하는 진단적 측면이 많았다. 우선, 화병면담검사를 개발하여 신뢰도와 타당도를 검증하는 연구가 있었고, 이를 통해서 화병에 대한 객관적인 진단이 가능하게끔 했다. 이전의 화병 연구의 큰 걸림돌 중의 하나는 화병이라는 질환에 대한 객관적 진단 없이, 본인이 화병이라고 말하고 주위사람들도 화병이라고 인정하는 사람들을 대상으로 연구를 진행했다는 것이다. 그래서 연구결과가 축적되면서 공통적으로 호소하는 증상들을 모아서 진단기준을 만드는 연구까지 진행되었지만, 누구나 쉽게 진단할 수 있도록 면담검사 형식으로 만든 것은 처음이라 하겠다.

그 이후, 한의학뿐만 아니라 심리학과 의학과 협동으로 심도 깊은 연구를 진행중이다. 화병이 우울증과 다른 것인지, 단순히 우울증의 아형인지, 그 원인이 한국인의 특이한 유전자가 개입되어서 우울증의 형태와는 약간 다른 형태로 나타나서 화병이라는 형태로 나타나는 것인지에 대한 연구를 진행중이며, 현재 유전자 연구와 뇌 기능 영상 연구 등이 같이 진행되고 있다.

3) 앞으로의 연구 동향

현재는 우울증과 달리 신체적 증상을 많이 호소하는 한국인의 우울증 특징과, 증상면에서 우울증과 다른 형태로 나타나는 화병에 대해서, 뇌의 기능적 측면에 대한 연구와 유전자 차원에서의 차이

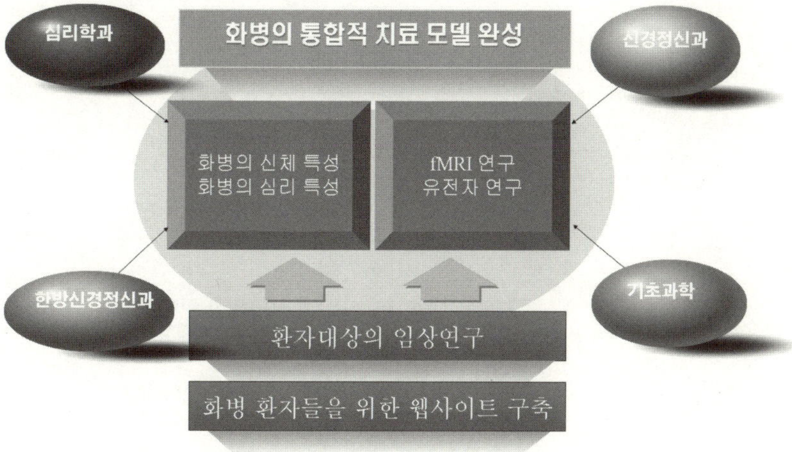

화병의 통합적 치료모델연구 가이드라인

점을 연구하고 있다. 이러한 연구의 결과가 나오게 되면, 개개인의 유전자 형태에 맞는 맞춤의학으로까지 발전시킬 수 있을 것이라고 생각된다. 추후 지속적인 관심과 연구가 요구된다고 하겠다.

화병 진단을 위한 구조적 면담도구

일련번호		시행일자	/ /	이름	

	화병	화병의 진단기준	
	당신에게는 지금 화병이 있다고 생각하십니까?	※ 화병의 병식 여부	유 무
		주의: 이 질문은 화병의 진단기준과는 무관하며, 이전 연구와의 비교를 위한 추가 질문이다.	
	이제 지난 6개월 동안 다음의 신체적 문제나 정서적 문제가 있었는지 알아보겠습니다.	A. 지난 6개월간 다음의 화병 핵심증상 6개 중 4개 이상을 보인다. ※ 다음의 증상들은 각각 6개월 이상 지속되어야만 "3"으로 표기할 수 있다.	
A1	가슴이 답답하거나 숨이 막혀 힘들었습니까?	(1) 가슴이 답답하거나 숨이 막힘	? 1 2 3
A2	치밀어 오르는 느낌이 들어 힘들었습니까?	(2) 치밀어 오름	? 1 2 3
A3	얼굴이나 가슴에 열감으로 힘들었습니까?	(3) 열감	? 1 2 3
A4	목이나 명치에 뭉쳐진 덩어리가 느껴져 힘들었습니까?	(4) 목, 가슴에 덩어리 느낌	? 1 2 3
A5	억울하고 분한 마음이 많이 들었습니까?	(5) 억울하고 분함	? 1 2 3
A6	마음속에 화가 쌓여 있거나 분노가 치밉니까?	(6) 마음 속에 화가 쌓여 있거나 분노가 치밈	? 1 2 3
A7		"A" 증상(화병 핵심증상)들 중 적어도 4개가 "3"이다.	1 3

만일 A7이 "1"이라면(즉 "A" 증상들 중 "3"이 4개 미만이면), 화병이 아니다.

?= 불충분한 정보 1= 없음 또는 해당 안 됨 2= 역치 미만 3= 역치 또는 해당됨

		B. 지난 6개월간 다음의 화병 관련 신체증상 5개 중 2개 이상을 보인다. ※ 다음의 증상들은 각각 6개월 이상 지속되어야만 "3"으로 표기할 수 있다.	
B1	가슴이 심하게 뛰었습니까?	(1) 가슴이 심하게 뜀	? 1 2 3
B2	잠들기가 어렵거나, 밤에 자주 깨거나, 아침에 너무 일찍 깼습니까?	(2) 불면증	? 1 2 3
B3	두통이나 어지러운 증상이 있었습니까?	(3) 두통이나 어지러운 증상	? 1 2 3
B4	입이 마르거나 목이 마른 적이 자주 있었습니까?	(4) 입이 마름	? 1 2 3
B5	식욕이 많이 떨어졌습니까?	(5) 식욕부진	? 1 2 3
B6		"B" 증상(화병 관련 신체증상)들 중 적어도 2개가 "3"이다.	1 3
만일, B6이 "1"이라면(즉 "B" 증상들 중 "3"이 2개 미만이면), 화병이 아니다.			
		C. 지난 6개월간 화병 관련 심리증상 5개 중 2개 이상을 보인다. ※ 다음의 증상들은 각각 6개월 이상 지속되어야만 "3"으로 표기할 수 있다.	
C1	두려운 생각이 들거나, 혹은 깜짝깜짝 놀란 적이 있었습니까?	(1) 쉽게 놀람	? 1 2 3
C2	잡념이 자주 들었습니까?	(2) 잡념	? 1 2 3
C3	삶이 허무하거나 우울하게 느껴졌습니까?	(3) 우울감 또는 허무감	? 1 2 3
C4	한숨을 자주 쉬었습니까?	(4) 한숨을 자주 쉼	? 1 2 3
C5	마음에 한(恨)이 맺혀 있습니까?	(5) 마음에 한이 맺힘	? 1 2 3
C6		"C" 증상(화병 관련 신체증상)들 중 적어도 2개가 "3"이다.	1 3
만일, C6가 "1"이라면(즉 "C" 증상들 중 "3"이 2개 미만이면), 화병이 아니다.			

?= 불충분한 정보 1= 없음 또는 해당 안 됨 2= 역치 미만 3= 역치 또는 해당됨

D	위의 증상들의 원인이 된다고 생각되는 스트레스 사건이 있었습니까? 만일 그렇다면: 이때 스트레스는 주위의 중요한 사람(시부모, 배우자 등)과 관련하여 심한 부당함을 느낀 사건이나 상황이었습니까?	D. 위의 증상이 개인이 경험한 스트레스와 뚜렷한 관련이 있음. 이때 스트레스는 주위의 중요한 사람(예: 배우자, 시부모 등)과 관련하여 심한 부당함을 느끼게 만든 사건이나 상황임 해당된다면 표시하시오. _____ 가족 관계 _____ 금전 관계 _____ 직장 관계 _____ 기타 :	? 1 2 3

만일 D가 "1"이라면(즉 해당되는 스트레스 유발 요인이 없다면), 화병이 아니다.

E	만일 명확하지 않다면: 증상들이 얼마나 생활에 지장을 주었습니까?	E. 위의 증상으로 인하여 가정적·사회적·직업적 또는 기타 중요한 기능 영역에서 임상적으로 심각한 고통이나 장해를 초래한다.	? 1 3

만일 E가 "1"이라면(즉 장해가 임상적으로 유의하지 않다면), 화병이 아니다.

F	신체적인 질환이 있은 직후에 이런 증상들이 있었습니까? 만일 그렇다면: 의사가 뭐라고 하였습니까? 진단은 무엇입니까?(검사나 X선상에 이상이 발견되었습니까?) 증상을 설명할 수 있는 의학적 상태가 존재한다면: 당신은 얼마나 (증상 때문에) 괴로워했습니까?(얼마나 당신의 생활에 지장을 주었습니까?) 약을 먹은 직후에 이런 증상들이 생겼습니까? 만일 그렇다면: 먹는 약의 양이 달라졌습니까? 마약, 카페인, 다이어트제제를 먹거나 술을 마신 직후에 이런 증상들이 생겼습니까? (당신은 하루에 커피, 차, 카페인이 든 탄산음료를 얼마나 많이 마십니까?)	F. 다음 두 가지 조건 중 한 가지를 충족시킨다. 1) 적절한 조사 후 증상이 일반적인 의학적 상태나 물질의 직접적인 효과에 의한 것으로 잘 설명되지 않아야 한다. 2) 관련되는 일반적인 의학적 상태가 있을 경우, 신체적 호소나 이로 인한 사회적·직업적 장애가 과거력, 신체검사, 검사소견에 의해 예상되는 정도보다 훨씬 심해야 한다.	? 1 3

만일 위의 A26이 "?"이거나(즉 정보가 불충분하거나) "1"이면(즉 증상이 물질이나 일반적인 의학적 상태에 의한 것이라면), 화병이 아니다.

G		화병 진단기준 A, B, C, D, E, F가 "3"이다(화병으로 진단하시오).	1 3

만일 G가 "1"이라면(즉 화병의 진단기준에 충족되지 않는다면), 화병이 아니다.

? = 불충분한 정보　　1 = 없음 또는 해당 안 됨　　2 = 역치 미만　　3 = 역치 또는 해당됨

4. 알코올중독

1) 연구의 배경 및 목적

예로부터 우리나라는 음주에 대해서는 관대한 사회문화를 가지고 있어서, 과음 또는 습관성 음주자를 '애주가'라고 하여 포용하여 왔다. 더군다나 현대 산업사회가 되면서 사회생활에서 대인관계를 위한 술자리가 많아졌고, 사회가 점점 더 복잡해지면서 스트레스의 강도와 빈도가 증가함에 따라 이를 음주로 풀려는 사람들이 늘고 있는 실정이다. 이와 같이, 관대한 음주문화와 음주기회의 증가 및 증가된 스트레스로 인하여 알코올중독 환자도 또한 늘고 있다.

알코올은 중추신경계에 작용하여 사고기능, 운동기능 및 정서장애를 가져오고, 지속적인 음주는 내성과 신체적 의존을 일으킬 뿐만 아니라 간 및 췌장, 위장계를 포함한 여러 장기에도 유해한 영향을 끼친다. 또한 현대 사회에서의 무절제한 음주는 정신의학적인 문제가 될 뿐만 아니라, 사회, 경제, 법률, 그리고 더 나아가 공중보건상의 문제로까지 파급되어 있으며, 현대사회의 범죄, 자살, 사고, 그리고 가정파탄의 직접적 간접적 요인으로 작용하고 있다.

이렇듯, 알코올중독 환자의 증가와 알코올중독의 심각성에도 불구하고 알코올중독에 대한 치료는 체내에서 알코올 산화를 차단하는 disulfiram이나 tranquilizer, 또는 구토제, 비타민B 복합제 외에 별다른 약물요법이 없는 실정이었다. 이들은 알코올이 체내에서 일으키는 불쾌한 증상들을 강화시켜서 환자로 하여금 알코올을 싫어하게 하는 것과, 알코올로 인한 체내 필수 비타민의 부족을 해결하기 위한 것이다. 하지만 체내에 불쾌한 증상이 증가됨에도 불구하고 환자가 알코올을 끊지 못하고, 오히려 알코올 산화를 차단한 상태에서 음주를 지속함으로써 심각한 의학적 상태에까지 이르는 등의 부작용도 발생하고 있다. 이러한 부작용을 최소화하고, 알코올중독에서 문제가 되는 의학적 상태를 개선할 뿐만 아니라, 음주욕구를 감소시키는 데에, 주상증을 치료하는 한약이 응용될 수 있다고 생각되어서 연구를 시작하였다.

2) 연구의 내용

(1) 동물실험

쥐에게 복강주사로 알코올을 투여하거나 밀폐된 상자에 알코올 증기를 투여하면서 환기시키는 방법으로 알코올중독을 유발하였다. 알코올중독이 유발된 쥐에서, 알코올중독의 평가를 위해서 Foot-step 횟수, Rearing 횟수를 측정하였고(알코올중독시 증가), Rota-Rod에 의한 Motor Incoordination(알코올중독시 심해져서, 오래 버티지 못하고 금방 떨어지는 경향을 보임), 수중 T-미로 성공횟수 및 통과시간(알코올중독시 성공횟수 감소 및 통과시간 증가)을 측정하였다. 알코올중독이 유발된 쥐를 대상으로 한약물(갈근해주탕 합 단주환, 해주지갈탕)을 투여하였고, 투여한 후의 알코올중독 정도를 다시 평가하였다. 약물 투여 전후를 비교하여 한약물의 효과를 알아본 결과, 갈근해주탕葛根解酒湯 합 단주환斷酒丸은 Foot-step 횟수, Rearing 횟수, Rota-Rod에 의한 Motor Incoordination

의 변화에서 모두 유의성 있는 변화를 보였고, 해주지갈탕解酒枳葛湯은 Rearing 횟수에서만 유의성 있는 변화를 보였다.

(2) 임상시험

1989년 3월 1일부터 1990년 1월 31일까지 경희대학교 한의과대학 부속 한방병원 신경정신과에서 알코올중독으로 치료받았던 환자 중 3개월 이상 추적조사가 가능하였던 42명을 관찰하였다. 대상자의 치료는 14~30일간의 부항발포요법를 시행하였고, 태극침법과 한약물의 투여를 병행하기도 하였다.

부항발포요법은 중완中脘, 양측 장문章門, 양측 기문期門 총 5개의 경혈 부위에 1일 1회 약 50mmHg의 압력으로 1회에 40~60분가량 흡착시켰고, 1~3일경 수포가 형성될 때부터는 수포를 천자한 후 부항을 흡착시켰고, 부항부착은 수포에서 분비물의 배출이 정지된 후 형성된 가피가 탈락되는 시기까지 계속하였다. 부항부착시간과 같은 시간 동안 태극침법도 시행하였다. 한약물은 알코올중독 환자들이 흔히 호소하는 소화기장애를 개선하기 위한 삼출건비탕蔘朮健脾湯과 부항부위의 감염 예방을 위한 선방패독탕仙方敗毒湯을 주로 사용하였다.

치료 후, 금주하거나 음주빈도와 음주량이 70% 이상 감소하였고 음주에 대한 강박욕구가 감소하고 과잉반복 및 과잉섭취로 인한 정신적·신체적·사회적 장애를 일으키지 않은 상태가 3개월 이상 유지된 경우, 2개월 이상 3개월 미만으로 유지된 경우, 2개월 미만으로 유지된 경우의 3가지 단계로 설정하여 치료에 대한 반응을 평가

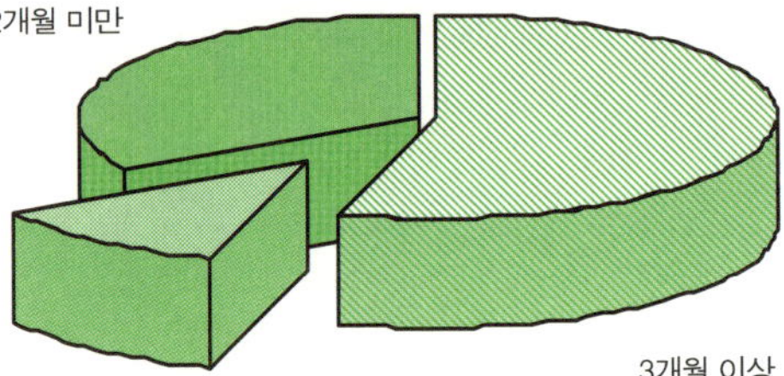

▸ 알코올중독 환자에 대한 한방치료의 효과 지속 기간—1991년, 홍성원 등, 알코올중독 환자에 관한 임상적 고찰

하였다. 그 결과 3개월 이상 유지된 경우가 54.8%, 2개월 이상 3개월 미만으로 유지된 경우가 11.9%, 2개월 미만으로 유지된 경우가 33.3%였다.

한방치료과정 중 환자가 호소하는 신체증상은 식욕부진, 소화불량, 오심, 구토, 발한, 두통, 현훈, 불면, 불안, 초조, 가슴답답함, 손떨림 및 몸떨림, 무력감 등이었고, 치료 후 2~3일에 감소되거나 소실되었으며, 식욕부진과 소화불량이 가장 현저하게 좋아졌다.

부항발포요법은 부항을 이용한 진공정혈요법에다가 부항 부위의 수포반응을 응용한 치료법이다. 부항시술 부위는 중완, 양측 장문, 양측 기문혈로, 각각은 위장, 비장, 간장의 복모혈腹募穴로서, 주상酒傷으로 많은 영향을 받는 간장, 비장, 위장의 신체증상을 개선하는 의미가 있다.

한방치료 후 3~7일이 경과하면 음주욕구의 감소 및 소실이 나타난 경우가 많았으며, 그 이유로 치료 전보다 술맛이 나빠지거나 음주 후 심한 구토, 무력감 등의 신체변화를 들기도 하였는데, 음주욕구 자체가 감소 소실된 경우가 많았다.

또 다른 연구로는 알코올중독 환자를 대상으로한 성격 연구가 있었다. 1991년 3월 1일부터 6월 31일까지 경희대학교 한의과대학 부속 한방병원 신경정신과에서 알코올중독으로 입원치료받은 환자 43명을 대상으로 하였다. 인격특성을 알기 위한 검사로는 정신과에서 일반적으로 많이 사용하는 다면적인성검사(the Minnesota Multiphasic Personality Inventory, MMPI)를 사용하였고, 한의학적인 측면에서의 인격특성을 알기 위해서 사상체질을 감별하였다. 사상체질에서는 신체적인 면에 대한 특징과 함께 정신적인 면을 중시하기 때문에 인격특성을 파악하는 데 도움이 된다.

알코올중독 환자들의 평균적인 MMPI는 유의한 특징이 없었고, 단지 2(D)척도와 4(Pd)척도가 경미한 수준으로 상승되어 있음을 알 수 있었다. 평균분석으로는 별다른 특징을 알 수 없었기에, 군집분석을 실시하였더니, 3개의 그룹으로 구별이 되었다.

1그룹에 속하는 환자는 타당도 척도에서 삿갓형이면서 6(Pa)~9(Ma)척도가 상승되어 있었다. 이는 자신의 신체적 및 정서적 곤란을 인정하고 이 같은 문제에 도움을 요청하나 문제해결을 하는 데 자신이 없는 상태이며, 기분이 앙양되어 있고 말이 많으며 공격적이고 적개심을 내포한 사람으로, 화를 잘 내고 흥분하기 쉬우며 충동적이고 정서적으로 불안정하다. 그들의 감정을 적절히 조절하여 적응적으로 표현하지 못하여 과잉통제와 정서적 폭발을 번갈아 나타내는 특징을 가진다.

2그룹에 속하는 환자는 검사 척도상 유의한 특징이 없는 군으로, 우리나라의 음주습관상 별다른 성격적 특성을 가지고 있지 않으면

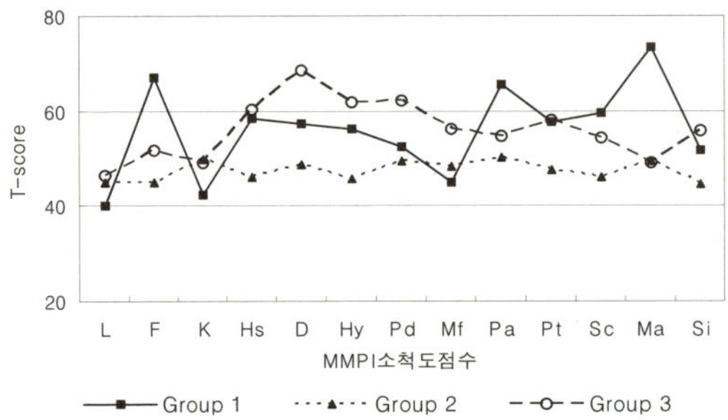

▶ 군집분석에 의한 각 하위집단별 MMPI점수–1992년, 김종우, 알코올리즘 환자의 인격특성에 관한 임상적 고찰–MMPI와 사상체질을 중심으로

서 습관적 음주를 하는 군으로 여겨진다.

3그룹에 속하는 환자는 1(Hs)-2(D)-3(Hy)-4(Pd)척도가 상승된 군으로 특히 2(D)척도가 상승되어 있다. 이 파일은 신경증의 척도가 높은 집단으로 불안, 우울과 함께 여러 신체증상과 더불어 심리적 장애를 동반하여 신경증적 상황이 있는 집단으로 특히 우울적 경향이 강한 특징을 가지고 있다.

사상체질별 특징을 살펴보면, 소양인에 속하는 환자는 모든 척도의 값이 정상범위 내에 있어 별다른 해석을 할 수는 없지만, 굳이 해석을 가하자면 2(D)-6(Pa)척도가 다른 척도보다는 높은 편으로 우울과 함께 의심이 많고 적대적이며 민감하고 논쟁을 좋아하고 남을 탓하기를 좋아하는 특징을 가진다고 할 수 있다. 반면에 1(Hs)-2(D)-3(Hy)-4(Pd)척도가 다른 체질에 비하여 낮게 나타남으로 신경증적 경향이 다른 체질보다 적은 사람임을 알 수 있다. 또한, K척도가 태음인에 비하여 낮아 자신의 단점을 감추려 하지 않는 성격임을 알 수 있고, 1(Hs)척도가 타체질에 비하여 낮아 건강에 대하여 지나친 자신감으로 자신의 몸을 돌보지 않는 태도로 낙천적 성격이며,

3(Hy)척도가 타체질에 비하여 낮아 어떤 현실적 어려움이나 갈등을 회피하려는 경향이 낮고 심리적·정서적·신체적으로 낙천적임을 나타낸다.

태음인에 속하는 환자는 1(Hs)-2(D)-3(Hy)-4(Pd)의 신경증척도가 상승된 사람으로 우울과 함께 여러 신체증상과 더불어 심리적 장애를 동반하여 신경증적 상황에 있는 사람으로 우울증, 사기저하 등에 노출되기 쉽다. 또한 K척도가 소양인에 비하여 높아 감정표현을 잘 못하고 유연성이 부족하고 경직되어 있고 자신의 노출에 다소 조심성이 높은 방어적인 성격을 가지며 4(Pd)척도가 역시 소양인에 비하여 높아서 사회적으로 비순응적이며 비교적 갈등이 많으며 자기본위적임을 나타낸다.

소음인에 속하는 환자는 같은 음인인 태음인과 비슷한 경향을 보이나, 특징적으로 7(Pt)척도가 상승된 체질로 불안이나 긴장이 많고 걱정을 많이 하는 성격형이고, 과도한 예민성이 있고 강박적인 태도를 가진다.

이상과 같이 알코올중독 환자의 성격특성을 살펴보았지만, 두드

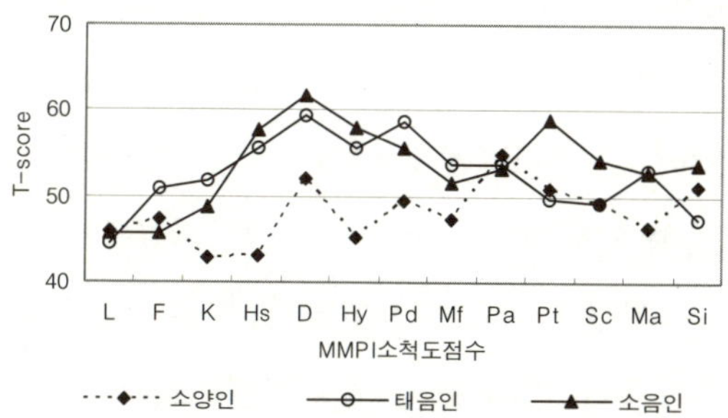

▶ 알코올중독 환자들의 사상체질별 MMPI점수—1992년, 김종우, 알코올리즘 환자의 인격특성에 관한 임상적 고찰—MMPI와 사상체질을 중심으로

러진 성격적 특성을 가지고 있지 않은 군이 많은 것으로 볼 때, 우리나라의 알코올중독은 환자의 성격적 소인보다는 사회적인 관용과 현대사회에서 술을 접할 기회가 늘어난 것에 그 원인이 있는 경우가 많다고 할 수 있다.

3) 앞으로의 연구 방향

최근 알코올중독의 연구동향은 원인에 대한 연구와 치료에 대한 연구로 구분할 수 있다. 원인에 대한 연구로는 생물학적 원인을 찾으려는 연구가 주류를 이루고 있으며 더불어 주요한 생물학적 원인으로서 유전자설에 대한 연구들이 이뤄지고 있다. 알코올중독의 유전적 취약성과 관련될 수 있는 몇 가지 신경전달물질 특성과 Trait Marker들에 대한 연구도 진행되고 있다. 생물학적 원인에서는 도파민 시스템의 보상메커니즘에 대하여 지속적으로 연구되고 있다. 또한 유전학적 연구, 생물학적 연구와 심리사회적 원인을 통합하여 접근하는 연구들도 이뤄지고 있다. 치료 면에서는 신경생물학의 발전을 바탕으로 알코올 섭취를 시작하고 유지하는 신경전달물질 시스템을 확인한 결과를 바탕으로 이 신경전달물질을 혹은 수용체를 약물학적으로 조절하려는 여러 가지 약물(disulfiram, naltrexone, acamprosate)이 개발되었고 새로운 약이 또 개발단계에 있다. 중독장애(니코틴, 오피오이드 의존 같은) 치료에 대한 약물개발이 알코올의존의 치료를 위한 약물개발에 적용하기 위한 연구도 이뤄지고 있다. 신경전달계에 대한 알코올의 특이적 영향에 대한 연구를 통해 다양한 약물학적 치료가 알코올중독에 유용한 것으로 기대되고 있다. 그리고 최근 증가하고 있는 여성의 알코올중독에 대한 여러 가지 연구도 주요 관심사 중에 하나이다. 주로 진단과 역학연구가 이루어지고 있는 실정이다.

한의학 쪽에서는 현재 부항, 약물요법 이외에, 이침이 효과가 있다고 알려져 있어서, 치료적인 면에서 연구가 진행되고 있으며, 동물실험에서도 위에 소개한 것 이외에, 물 대신 알코올만 주어서 알코올에 대한 중독성을 가지게 한 후, 물과 알코올을 같이 놨을 때 알코올만 선택적으로 섭취하는 쥐를 대상으로 실험이 진행하는 등 연구설계가 좀더 인간의 알코올중독에 가깝게 바뀌고 있다.

알코올의존에 대한 이침 요법은 임상에서 광범위하게 사용되고는 있지만, 이에 대한 실증 연구는 부족한 편이다. 최근에는 침치료에 대한 반응을 f-MRI 등을 이용하여 연구함으로써 알코올의존에 대한 기전을 밝히는 연구도 준비중에 있다.

V. 임상증례

1. 뇌출혈 후에 나타나는 인지결손

1) 증례 개요

김씨 여자 67세

▸ 주증상: 인지결손(기억력 저하, 헛소리), 우반신부전마비

▸ 과거력: 5~6년 전 고혈압과 당뇨병 인지 후 지속적 약물요법중이며, 6개월 전 기관지확장증으로 수술한 병력이 있다.

▸ 현병력: 28일 전에 갑작스런 반신마비와 실어증이 발생하여 근처 병원에서 뇌전산화단층촬영상 왼쪽 전두엽에 뇌출혈 소견을 보여 서울의 모 대학병원으로 전원, 중환자실에서 보존적 치료를 받다가 11일 만에 재활의학과로 전동하여 가료중 한방치료 원해 본원에 발병 28일째에 입원하였다.

▸ 초진소견: 이전 병원 의무기록을 참조한 결과, 뇌 자기공명영상에서, 왼쪽 전두엽과 두정엽에 약 40cc 정도의 뇌내출혈이 보였다. 주증상인 인지장애에 대해서는, 최근 MMSE-K점수는 7점 정도로 일상적인 의사소통이 힘들 정도였다. 발병 후 시간에 대한 지남력장애를 비롯, 전반적 인지결손이 지속된 상태였고, 감각성 실어증이 관찰되었다. 운동장애는 신경학적 검진상 Motor Grade Ⅲ/Ⅲ 정도로 체크되었고, 강직spasticity은 뚜렷하지 않았다.

현재, 고혈압과 당뇨병에 대한 약물요법 통해, 혈압은 정상 유지되고 있으며, 공복시 혈당이 59mg/dl, 식후 2시간 혈당이 179mg/dl이며, 당화혈색소 6.0%였다.

맥진: 활滑

설진: 두터운 백태가 있다.

복진: 복력이 연하고 무력하였으며, 경미한 위내정수胃內停水의 진수음振水音이 들렸다.

변증요점: 인지결손이 임상의 초점이므로 한방신경정신의학 증후명 중 매병呆病의 범주 안에서 변증한다. 잦은 객담, 복진상의 위내정수, 맥진, 설진을 종합하면, 담음痰飮의 병인으로 인한 변증 양상으로 파악된다. 더불어, 정신이 맑지 못하고(神志不淸), 얼굴이 다소 창백하고(面白), 반신을 원활히 움직이지 못하고(半身不擧), 머리를 싸맨 듯 무거운 두통, 얕은 잠, 가벼운 발한, 식욕부진, 소변장애가 동반되는 것 등을 토대로 담탁조규증痰濁阻竅證으로 변증하였다.

2) 진찰 및 치료

변증 진단에 따라 할담豁痰, 개규開竅하기 위해 성향정기산星香正氣散, 우황청심환牛黃淸心丸 투여를 시작했으며, 침치료, 뜸치료를 병행하였다.

치료 5일째, MMSE-K 재검사에서 11점이 체크되었다.

치료 7일째에 아침 공복시 혈당이 55~70 정도로 계속 낮게 체크되었다. 당뇨약 중지하고 주기적으로 혈당을 측정한 결과, 3일간 공복시 혈당이 55~68로 저혈당 소견이었다. 이에 본원 내분비내과 협진하에, 1개월간 당뇨약 중지하고, 1개월 후 당화혈색소 추적 관찰하기로 하였다.

치료 22일째 Motor Grade Ⅲ/Ⅳ 정도이며 자력보행이 가능할 정도로 사지장애가 약간 호전되었다. MMSE 재검사에서 20점으로 체크되어 전회 결과에 비해 크게 호전된 것을 알 수 있었다. 입원 초기 보였던 감각 실어증도 거의 소실되어 의사소통 매우 양호하였다. 혈압은 130/80～110/70mmHg로 안정적으로 유지되었으며, FBS/pp2가 86/204mg/dL로 체크되어 당뇨약 중지 후에도 혈당이 비교적 잘 조절되고 있음을 알 수 있었다.

치료 34일째 내분비내과 협진하에 체크하기로 한 당화혈색소 검사 결과 5.5%였고, 앞으로도 혈당강하제를 복용하지 않기로 하였다.

치료 36일째 MMSE-K 24점으로 체크되었으며, 보다 심화된 신경심리평가를 위해 K-DRS를 시행한 결과, 모든 영역에서 경계 이상의 정상점수를 확인하였다. 두 검사 모두 입원시에 비해 인지기능의 큰 회복을 시사하며, 이는 섬망의 경과에 개입된 치료의 영향으로 사료된다.

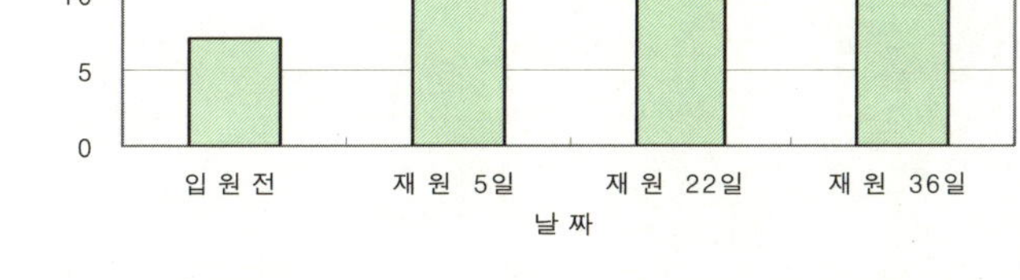

치료 36일째 환자의 K-DRS 결과

	주의	관리기능	구성	개념화	기억	총점
원점수	35	31	6	35	25	132
백분위	83.3	75.0	100.0	83.4	97.2	97.6
경계점수	29.0	20.4	3.4	23.0	13.2	101.2

퇴원 후 한 달 정도 더 같은 한약을 복용하였다. 이후 6개월 후 현재까지 본원 동서협진과 진료 받으면서 지속적인 정상 인지기능 보이고 있다. 혈당강하제 복용도 하지 않고 있으며, FBS/pp2는 86/200mg/dL 정도로 유지하고 있다.

치료 후 외래 진료시 촬영한 뇌자기공명영상

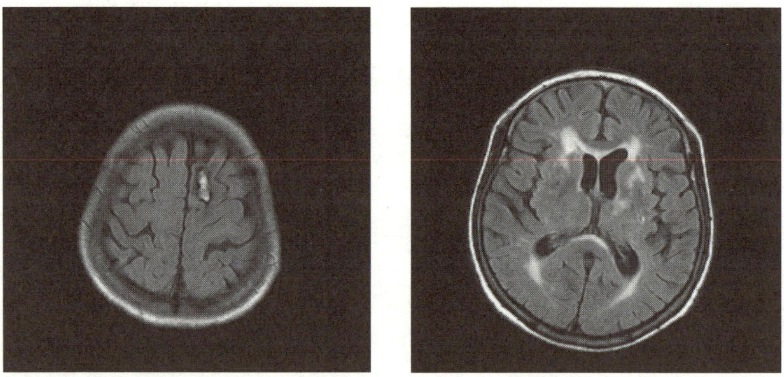

▶ Brain MRI(flair) 영상

왼쪽 전두엽에 resolved hematoma 보임(좌). 양쪽 기저핵과 시상에 여러 개의 작은 경색 소견 보이고 PVWM에 미만성 경색 소견 보임(우). 여기에 실리진 않았으나 혈관사진은 정상 소견임

3) 증례 고찰

입원 당시 김씨는 뇌혈관 질환 후에 나타나는 만성적인 인지장해를 보여 혈관성 치매의 진단적 인상을 보였으나, 치료 과정에서 뇌졸중 발병 후 두 달여 만에 정상 회복을 하여, 치매Dementia보다는 섬망Delirium의 경과중이었다는 평가가 더 바람직할 것이다. 입원 초기에 보였던 경도의 저혈당 관리와 지속적인 혈압 조절, 졸중풍卒中風의 기본 처방인 성향정기산 투여 등 일반적인 뇌졸중 관리만으로, 비교적 큰 뇌출혈 후 생긴 인지 결손이 서서히 회복되었다는 것이 주목할 만하다. 환자의 초진 인상이 이미 급성기 치료를 마치고, 의식의 장해가 없이 한 달 이상 인지기능 저하가 지속되는 상태에서 만성적이고 비가역적인 인지 결손을 시사하여, 혈관성 치매의 진단도 가능한 상태였던 것을 감안한다면, 드물게 좋은 치료 경과를 보인 증례라 할 수 있다.

김씨의 치료 경과중, 입원 초기 저혈당 관리가 치료의 중요한 전환점이었다고 사료된다. 인지 변화를 일으킬 만한 심한 저혈당 상태는 아니었으나, 환자가 뇌출혈 후 뇌기능이 극도로 저하된 상태에서는 경도의 저혈당만으로도 안 좋은 영향을 미쳤을 것이라 추측할 수 있다. 부속병원 내분비내과 협진을 통해 당뇨약을 중단하고 혈당을 주의깊게 관찰하면서 환자의 인지기능 저하에 영향을 미치는 중요 인자를 제거하였다. 한약과 침을 위주로 한 한방치료도 뇌출혈 후 섬망의 경과에 좋은 영향을 미쳤을 것이다. 환자는 전원 후 계속적인 MMSE-K점수의 상승을 보였으며, 이는 반신불거半身不

擧, 신지불청神志不淸, 식욕부진食欲不振, 두통頭痛 등 담탁조규증痰濁阻竅證의 변증시치辨證施治에 따른 성향정기산과 우황청심환의 투여가 경과에 도움을 준 것으로 사료된다.

뇌혈관의 재출혈 방지를 위한 혈압 및 혈당 관리가 향후 치료에 있어 가장 중요한 요소일 것이다. 더불어, 외래 추적조사에서 보인 뇌실주변백질의 미만성 허혈 소견에 대해서 주의깊은 평가가 요구되며, 허혈성 뇌혈관 질환의 예방에 초점을 맞춘 섭생 지도가 필요하겠다.

2. 갑작스런 이상행동을 보이는 혈관성 치매

1) 증례개요

김씨 여자 76세

▶ 주증상: 건망(길을 잘 잃어버림), 현훈, 보행장애

▶ 과거력: 10여 년 전 담석 수술. 1년 전 고혈압 진단받은 후 약물치료중

▶ 현병력: 76세 약간 비만한 경향의 김씨는 올 초부터 기억장애증상이 가볍게 나타나 본원 외래로 내원하여 약 3개월 간 한약물 치료를 받다가 최근 5일 동안 의식 혼탁, 대소변 실금, 보행장애, 현훈, 진전 등의 증상이 나타나고 기억장애도 악화되어 뇌 자기공명영상 촬영 후 입원하였다.

▶ 초진소견: 입원 후 흉부 엑스선검사, 심전도검사, 소변검사, 일반 혈액검사에서 이상은 없었으며, 뇌 자기공명영상 상 좌측 소뇌반구Cerebellar hemisphere의 최근 발생한 경색 소견과 양쪽 뇌실주변백질Periventricular white matter

에 다발성의 열공 경색 소견들이 나타났다. Finger to nose test, finger to finger test 등의 소뇌이상에 대한 신경학적 검사에서는 좌측 소뇌의 이상이 의심되었다. 뇌 자기공명영상에서 뇌실주변백질의 다발적인 경색 소견은 수개월 전부터 나타난 기억장애의 원인에 해당하는 것으로 피질하 혈관성 치매Subcortical vascular dementia를 시사하는 것이며, 최근 발생한 소뇌반구의 경색 소견은 입원 직전 발생한 의식혼탁, 현훈, 보행장애, 진전 등의 증상들을 설명해 준다. 따라서 두 가지 상태를 종합하면, 혈관성 치매에 섬망이 중첩된 상태로 진단할 수 있다.

맥진: 현활弦滑

설진: 설건舌乾, 설태황니舌苔黃膩

변증요점: 올 초부터 시작된 기억장애증상을 위주로 본다면, 한방신경정신의학의 증후명 중 매병呆病의 범주에서 변증할 수 있다. 그러나 최근의 의식혼탁, 현훈 등의 증상은 기존의 뇌경색에 중첩하여 발생한 소뇌경색에 의한 증후이므로, 이에 대해서는 중풍혼모中風昏冒라는 증후명의 범주 안에서 새로이 변증할 수 있다. 평소 음식조절을 잘 못하고(飮食不節) 비만한 경향이 있어, 습담濕痰이 생기고 담울화열痰鬱化熱하여 내풍內風이 담痰을 끼어 발병한 것으로 판단되며, 사지마목四肢痲木, 혼모昏冒, 변비便秘, 두훈頭暈, 담다痰多 등의 증상들과 맥진, 설진의 결과를 종합하건대, 담열부실痰熱腑實 풍담상요風痰上擾한 증證으로 변증할 수 있다.

2) 진찰 및 치료

(1) 신경심리검사

다음은 외래 치료 시작시, 즉 입원 3개월 전 실시한 검사 결과이다.

▶ MMSE-K(간이 정신기능 평가) 에서는 30점 만점에 23점이 나왔다.

▶ KDRS(한국형 치매검사)에서는 다음과 같은 결과가 나왔다.

입원 3개월 전 K-DRS 점수

	주의	관리기능	구성	개념화	기억	총점
점수	34	31	4	31	22	122
백분위	61.1	75.0	16.7	50.0	72.2	63.9
경계점수	29.0	20.4	3.4	23.0	13.2	101.2

이상의 검사는, 환자의 기억장애가 초기 치매 상태를 시사한다고 할 수 있다.

(2) 치료 경과

입원시의 변증평가대로, 할담豁痰, 개규開竅하기 위해 성향정기산星香正氣散, 우황청심환牛黃淸心丸 투여를 시작했으며, 침치료는 두부의 기혈순환을 위해 사총혈四總穴, 백회百會를 취혈하며, 현훈眩暈 등을 다스리기 위해 태백太白, 합곡合谷을 취혈하였다. 입원 초기 수면이 다소 어려웠는데, 치료 수일 후 수면상태가 호전되었으며, 앉아 있을 때 몸이 덜 무거운 것 같다고 하였다. 입원 1주일 후 보행시 휘청거림 호전되었고 젓가락질도 호전되었다. 그 뒤 이틀 후 전반적인 증세가 호전되어 퇴원하게 되었다.

3) 증례 고찰

김씨가 처음 외래에 오게 된 계기는 환자가 여러 식구와 같이 있는데 귤 대신 귤껍질을 먹는 갑자기 이상한 행동을 하게 된 것이다. 또한 그 뒤로 말이 선뜻 안 나와 불편을 호소했으며, 밥을 국에 만 후에 식사를 안 할 때도 있었다. 이것을 가족들이 이상하게 생각하여 본 병원 외래에 오게 되었다. 그러다가 최근에 동네 나가서도 집을 못 찾을 때가 있었으며, 날짜를 잘 기억하지 못하고, 걸음이 비틀거리고 손과 몸이 떨릴 때가 있었다. 손에 힘이 없어 물건을 쥘 때 자꾸 떨어뜨리고 수저 사용이 어려웠고, 앉아 있을 때 몸이 왼쪽으로 자꾸 기울어져 허리가 아프다고 하였다. 자꾸만 졸린 상태이고 수면시간도 많아졌다. 이런 증상이 나타나 본격적인 치료를 위해 입원하게 되었다. 환자의 이상행동이 갑자기 나타났으며, 또 갑자기 심해졌으므로 혈관성 치매가 의심되어 우선 뇌 자기공명영상을 촬영하여 병변을 확인하여 치료계획을 세웠다. 오래 전부터 있었던 것으로 보이는 뇌실주변백질 부위의 열공성 경색들이 수개월 전부터 있었던 환자의 기억장애를 설명하고 있으며, 최근 발생한 것으로 보이는 소뇌반구의 경색은 최근에 악화된 증상과 연관된 것으로 사료된다.

혈관성 치매는 두 번째로 흔한 치매의 원인이며 알츠하이머병을 동반한 혼합형도 많다. 혈관성 치매의 위험인자로는 고혈압, 심장질환, 흡연, 당뇨, 비만, 뇌졸중의 기왕력 등 뇌졸중 자체의 위험인자와 관련되어 있다. 혈관성 치매는 손상된 해부학적 위치와 손상의 정도와 관련 있으며, 피질하 열공성 뇌경색subcortical lacunar infarction이 70% 정도로 가장 흔한 유형이며, 기저핵, 시상, 속섬유막 등에 경색 소견이 분포한다. 좌측 각회전angular gyrus의 경색, 중뇌동맥 후 두경색, 시상경색 등이 있는 경우 치매가 자주 동반되며, 그 밖에 다발성 뇌경색, 빈스방거binswanger병 등이 혈관성 치매를 초래한다. 진단은 치매가 있다는 사실을 전제로 한다. 인지기능의 장애는 일정하지 않으며, 기억상실, 지적장애, 국소적 신경학적 증후 등이 있을 수 있다. 병식과 판단력은 비교적 잘 보전되어 있다. 국소적 신경학적 징후가 있고, 급격한 발병, 단계적으로 진행되는 황폐화가 있을 때 진단의 가능성이 커지며, 전산화 단층촬영이나 신경병리학적 검사로 확진되는 경우가 있다. 부수적인 특징은 고혈압, 경동맥 잡음, 일과성 우울감을 보이는 정서적 불안정성, 일과성 의식혼탁, 섬망 등이 있다. 인격은 비교적 잘 보전되나 상당수에서 무감정, 억제력 상실, 자기 중심적 태도, 편집성 태도, 자극 과민성 등 기존의 성격 특성이 강화되는 양상으로 성격의 변화가 올 수 있다.

혈관성 치매를 몇 가지 유형으로 나누어 볼 수 있다. '급성 발병의 혈관성 치매'는 뇌혈전, 뇌전색 또는 뇌출혈로 생긴 뇌졸중 뒤에 급속히 발병하는 경우이다. '다발 경색성 치매multi-infarction dementia'는 급성형보다 발병이 점진적이고 여러 번의 작은 허혈성 삽화로 뇌실질 경색이 축적되어 생긴 경우이다. '피질하 혈관성 치매subcortical vascular dementia'는 임상적으로나 뇌영상에서 의심되는 뇌반구 내 깊은 백질에 허혈성 파괴의 병소들이 있고 대뇌피질은 대체로 보존되어 있다. 김씨의 경우는 피질하의 뇌실주변백질 부위에 열공성 경색 소견이 있어 피질하 혈관성 치매에 해당한다고 할 수 있다.

원인질환인 뇌혈관질환과 마찬가지로, 고혈압, 당뇨병 같은 위험

인자를 가지고 있는 혈관성 치매 환자는 재발에 주의하여야 한다. 김씨는 기억장애, 신경학적 징후 등이 나타나고, 뇌 자기공명영상 등으로 볼 때, 혈관성 치매로 진단되는데 외래에서 치료를 받으면서 증상이 호전되던 중 갑자기 악화되어 입원하게 되었다. 이를 두고 '계단식 경과'라고도 하는데, 경색이 새로이 생기게 되면 섬망이 중첩되거나 치매증상이 심해지는 특징을 말한다. 그러므로 혈관성 치매 환자는 뇌경색이 재발이 되지 않도록 뇌졸중 위험인자를 주의깊게 관리하는 것이 중요하다.

치매환자에 대한 일반적인 치료 접근은 지지적인 의학적 치료, 환자와 가족에 대한 정서적 지지, 파괴적인 행동을 포함한 증상에 대한 약물학적 치료 등으로 거의 모든 유형의 치료가 필요하다. 영양식 유지, 적절한 운동, 오락 및 활동요법, 시청각 문제에 대한 주목, 비뇨기계 감염과 욕창성 궤양, 심폐의 기능이상과 같은 관련 의학적 문제를 치료함으로써 환자의 신체적 건강상태를 유지하도록 해야 한다. 환자의 환경에도 특별한 주의를 기울여야 하는데 우선 자극이 적은 환경에 환자가 있도록 하고 생활이 일정하고 규칙적이어야 한다. 치매 환자의 입원치료시 주의할 점은 침상에서의 낙상 문제이다. 환자도 밤에 침상에서 낙상한 적이 있었는데, 이는 치매 환자 입원상태에서 흔히 일어나는 위험한 일이다. 간병인의 철저한 교육과 억제대의 사용 등으로 항상 예방이 필요하다.

3. 머리 외상 후의 가역적 치매

1) 증례 개요

조씨 여자 73세

▶ 주증상: 기면경향, 인지결손

▶ 현병력: 한 달 전 산에서 나물을 캐다가 나무조각에 머리를 맞아 다친 후, 고창병원에서 경막외 혈종으로 진단받고 수술을 받았다. 수술 후 계속해서 잠만 자려고 하는 상태가 지속되어서, 타병원에서 입원치료를 받다가, 잠만 자려는 상태가 점점 더 심해져서 본원으로 전원하였다.

▶ 진찰소견: 하루의 대부분을 잠을 자고, 간헐적으로 밥 먹고 나서 왜 밥 안 주냐는 식의 반응을 보이나, 장소와 계절 그리고 현 대통령이 누구인지에 대한 질문에는 정확하게 반응하였다. 인지기능 정도를 측정하는 신경심리검사인 K-DRS를 시행한 결과, 구성, 개념화, 기억 등의 점수가 현저하게 낮았으며, 총점 또한 경계수준 이하로 낮았다. 일반혈액검사, 생화학검사 등에서는 정상소견이었다. 경도의 의식장해를 시사하는 기면경향이 있고, 노인, 수술, 뇌손상 등의 섬망 위험 인자가 뚜렷하여 섬망의 경과중에 있다고 진단할 수 있으나, 일반적인 섬망의 경과를 지나도록 인지기능의 손상이 지속되어 치매를 의심하였다.

맥진: 맥삽脈澁

설진: 설건열무태어반舌乾裂無苔瘀斑

변증요점: 인지결손이 임상의 초점이므로 한방신경정신의학 증후명 중 매병呆病의 범주 안에서 변증한다. 일단 수술 후의 변화라는 점에서 어혈瘀血로 인한 증證을 의심할 수 있다. 더불어, 정신이 담막淡漠하고 반응이 느리고 말이 없으며 수면에서 깨어 이상한 행동을 하며 망상이 있고 머리가 아프며, 입이 마르나 물을 마시려 하지 않으며, 설진상 어반瘀斑이 보이고, 맥脈이 삽澁한 것을 종합하건대, 기체혈어증氣滯血瘀證으로 변증할 수 있다.

2) 진찰 및 치료

(1) 신경심리검사

환자의 입원시 K-DRS 결과

	주의	관리기능	구성	개념화	기억	총점
총점	34	33	1	23	9	100
백분위	61.1	86.1	〈4.2	〈2.8	〈1.4	〈5.6
경계점수	29.0	20.4	3.4	23.0	13.2	101.2

(2) 치료 경과

매병呆病의 범주에서 변증 평가한 결과, 기체혈어증氣滯血瘀證으로 판단하여 행기활혈行氣活血하는 효능을 가진 가미활혈탕加味活血湯을 처방하였다. 치료 일주일 정도 지나면서 잠이 줄어들고, 낮에 깨어있는 시간이 늘어나며, 입마름(口乾)도 많이 호전되면서, 말도 잘 할 수 있게 되었다. 치료 2주일 정도 되었을 때, 조씨는 잠시 하룻동안 시간에 대한 지남력장애가 관찰되었으며 수면양상도 다시 늘어나는 경향을 보였으나 곧 점차 나아지는 양상을 보였다. 16일 만에 다시 시행한 K-DRS검사에서 보이듯 입원시에 비해 상당한 호전을 보였다.

척도별 점수가 전반적으로 많이 높아졌으나, 여전히 기억점수는 경계점수보다 낮은 상태를 나타냈다.

입원 16일 째 환자의 K-DRS 검사

	주의	관리기능	구성	개념화	기억	총점
총점	35	37	6	31	13	122
백분위	83.3	100.0	100.0	50.0	1.4	63.9
경계점수	29.0	20.4	3.4	23.0	13.2	101.2

3) 증례 고찰

조씨는 머리의 외상으로 인해 경막 외 혈종(EDH)이 생겨서 수술한 환자로, 수술 후 과다하게 잠을 자고, 정신이 맑지 않다고 호소하며 인지결손 양상을 보이는 환자였다. K-DRS를 통한 신경심리검사상 기억뿐 아니라 다른 인지 영역에서도 기능저하를 나타내어, 뇌출혈 수술 후의 섬망상태를 의심하였다. 그러나 일반적으로 섬망의 경과는 길어야 2주 정도이지만, 조씨는 한 달이 경과된 상태이므로 비가역적인 치매증후군이 존재할 가능성을 염두에 두어야 했다.

치매는 지속적인 악화를 거듭하며, 악화속도를 줄이는 정도의 치료밖에는 기대할 수 없는 것이 일반적이지만, 원인이 있고 원인의 제거에 따라 가역적으로 회복되는 경우도 있다. 두부외상으로 인한 경막하 혈종이나 경막 외 혈종의 경우, 손상 범위에 따라 수술 후 치매증상이 사라질 수도 있으며, 때로는 긴 후유증으로 영구적인 인지결손을 초래하기도 한다. 본 증례의 환자는 경막 외 혈종으로 수술 후에 치매증세가 지속된 증례로서, 한방치료를 시도하여 좋은 경과를 보였다.

일반적으로 치매나 섬망의 한의학적인 치료는 매병呆病의 범주에서 변증시치辨證施治한다. 일반적으로 정기부족증精氣不足證, 비신휴허증脾腎虧虛證, 담탁조규증痰濁阻竅證, 기체혈어증氣滯血瘀證, 열독치성증熱毒熾盛證, 기혈허약증氣血虛弱證 등의 변증유형이 존재한다. 조씨의 경우는 외상 후 수술로 인해 생긴 치매이므로 어혈瘀血과 관련된 병기에 의해 유발된 것일 가능성이 많고, 동반 증상이 어혈瘀血로 인한 증證을 형성하고 있어 어렵지 않게 기체혈어증氣滯血瘀證으로 변증할 수 있었다. 따라서 어혈지제를 다수 포함하여 행기활혈行氣活血하는 효능이 있는 가미활혈탕을 활용하였다.

치료 경과에서, 입원시 시행한 K-DRS점수는 100점으로 경계점수 101.2보다 낮은 상태였으나, 2주가량 가미활혈탕을 복용한 후에는 122점으로 점수상 많은 호전이 있었으며, 환자의 상태도 처음에는 거의 잠만 자던 상태에서 점차 낮에는 깨어 있는 상태로 변하고, 주위 사람들과 농담을 나눌 정도로 인지기능이 많이 회복되었다. 그러나 기억점수는 많이 좋아지지 않았다. 한편, 노인에게 계속 어혈지제를 사용하는 것은 정기精氣를 훼손할 우려가 있으므로, 어혈로 인한 증세가 어느 정도 개선되었다고 판단되면, 투여를 중단하는 것이 좋다. 그 시점에서 정기부족증精氣不足證이나 비신휴허증脾腎虧虛證 등의 본허증本虛證에 초점을 맞추어 다시 변증시치辨證施治한다면 보다 좋은 경과를 기대할 수 있을 것으로 사료된다.

4. 삶의 질이 향상된 혈관성 치매

1) 증례 개요

이씨 여자 75세

▸ 주증상: 심한 기억장애, 초조, 과잉행동

▸ 현병력: 좌측 시상 부위에 뇌출혈이 생긴 이후, 치매증상이 나타났다. 뇌출혈로 포항의 모병원에서 1개월 정도 입원치료를 받고, 이후 노인 요양

병원에 입원하여 약 7개월간 치료받던 중 보호자가 한방치료를 원하여 발병 8개월에 본원에 입원하였다.

▶ 과거력: 10년 전 고혈압, 당뇨병 진단. 현재 약물복용 하지 않음

▶ 초진소견: 인지장애는 MMSE 7점 정도로 기억력장해, 언어기능장해, 실행증이 관찰되며 K-IADL(한국판 Instrumental Activities of Daily Living)에서는 3점이 체크되었다. 행동장애가 점차 뚜렷해졌는데, 침상에서 반복해서 앉았다 일어났다 하는 행동이 반복되며, 왼손을 잠시도 가만히 두지 못하고 침대난간을 반복해서 더듬는 행동이 지속되었다. 발병 당시의 뇌 자기공명영상 상 좌측시상 부위에 15cc 정도의 뇌내출혈 소견이 관찰되며. 뇌실주변백질의 열공경색도 관찰되었다. 뇌출혈로 인해 우반신부전마비 상태로 휠체어로 거동중이며, 배뇨 조절이 잘 안 되어 기저귀를 차고 있는 상태였다. 뇌출혈 병력과, 자기공명 영상 소견, 인지결손의 진행상태 등을 볼 때 혈관성 치매를 진단할 수 있다.

맥진: 허虛, 침沈

설진: 전체적으로 붉은 빛이며 설태는 적은 상태였다.

복진: 복직근이 과도히 긴장되어 있었으며 압통이나 흉협고만胸脇苦滿은 없었다. 배꼽 아래 부위는 무력하였다.

체질감별: 머리가 앞뒤로 나온 편이며 눈매가 날카롭지만 표정은 밝다. 상체에 비해 하체가 약한데, 특히 다리가 가늘다. 본래 소화력이 좋았다고 하며, 몸에 열이 많고, 땀은 별로 없다고 하였다. 성격도 외향적이고 명랑하며 재치가 있고 판단이 빨랐다. 위와 같이 체형, 용모, 성격, 평소 증상을 통해 소양인少陽人으로 판단하였다. 약 한 달간 한약투여를 통해 삶의 질의 변화를 꾀하고자 하였다. 한약처방은 체질을 고려하여 형방지황탕荊防地黃湯을 투여하였다. 침치료, 물리치료를 시행하여 운동기능 향상과 관절구축 방지를 기대하였다. 또한 기해氣海, 관원關元, 중극中極에 뜸치료를 통해 인체의 한열 편차를 해소하여, 배뇨감각의 회복 및 전신적 상태 개선을 도모하였다. 더불어, 양방 협진을 통해 고혈압, 당뇨병 등에 대한 관리를 병행하기로 하였다.

2) 진찰 및 치료

입원 3일째에는 MMSE-K검사상 7점이며 반향언어를 보였다. 반복해서 앉았다 일어났다 하고 침대난간을 왼손으로 반복해서 더듬는 양상 관찰되었다. 본인이름을 정확히 얘기하지만 장소를 물어보면 간혹 엉뚱한 대답을 했다.

7일째에는 본인이름, 고향, 아들 딸 이름 정도만 대답 가능한 상태이며 침대난간을 반복적으로 잡고 문지르는 양상이 감소하고 앉았다 갑자기 일어나는 행동이 관찰되었다.

11일째에는 장소를 혼동하지만 가르쳐 주면 몇 시간 정도 기억할 수 있었다. 시간에 대한 지남력은 명확한 편이며 간단한 동작 명령을 듣고 따라할 수 있었다.

13일째에는 담당의를 알아보는 정도이며 숫자 세기 1~30까지 하였다.

15일째에는 처음으로 요의尿意를 표현하였고, 처음으로 혼자 숟가락질을 하고 단추를 풀었다. 과잉행동양상이 점차 호전되고 있었다.

32일째에는 장소, 시간에 대한 지남력 명확하며 사람을 잘 알아보는 편이었다. 과잉행동양상을 줄어들어 침대난간을 흔드는 속도, 횟수, 시간이 많이 감소하였으며 이유 없이 앉았다 일어났다 하는 행동은 없었다. MMSE-K점수가 10점이었다.

36일째에는 예전에 알던 노래를 가르치자 노래를 따라서 불렀다. 질문에 대한 대답도 입원시에 비해 유창해지고 이해력도 대화 가능한 정도로 좋아졌다. 주변 사람들도 입원시에 비해 할머니가 똑똑

해졌다고 말한다.

41일째에는 K-IADL 재검사 결과, 2.17점으로 체크되었다. 구체적으로 집중해서 텔레비전을 시청하며 기억력이 향상되었으며, 노래 따라부르기, 혼자서 단추 풀기, 혼자서 숟가락질하기 등을 원활히 할 수 있었고, 요의를 잘 표현하였다.

3) 증례 고찰

전형적인 혈관성 치매의 예후는, 서서히 진행되기보다는 돌발적으로 발병하여 급속히 기능이 변화되고 단계적인 변동이 뒤따르는 경과가 특징적이다. 이씨의 경우도, 뇌출혈로 인해 돌발적으로 발병하여, 급속히 기능이 변화되어 인지결손과 더불어 일상활동의 장애, 삶의 질 저하가 뚜렷하게 나타났다.

치매치료에 있어, 현재의 치료법만으로 근본적인 회복을 목표로 하는 것은 불가능하다. 다만, 혈관성 치매의 경우, 뇌혈관질환의 재발을 방지하여 치매증세의 급속한 진행을 예방하는 것이 중요하므로, 뇌혈관질환의 위험요인을 조절하는 것이 중요하며, 더불어 이씨의 증례를 통해 강조하는 바와 같이, 치매증세에 필연적으로 수반되는 일상활동의 장애와 삶의 질 저하 등에 초점을 맞추어 환자를 관리하는 것이 매우 중요하다.

이씨는 8개월 전 뇌출혈발병 이후 인지장애가 나타나 지속되는 상태로 본원에 입원하여 약 40일간 입원치료를 받았다. 입원시부터 체질평가를 통하여 소양인 형방지황탕을 투여하였다. 형방지황탕은 자음보신滋陰補腎의 대표적 방제인 육미지황환六味地黃丸의 가미방이다. 실험논문상으로도 학습과 기억에 미치는 영향을 살펴본 결과 기억증진작용을 하는 것으로 나타났다. 또한 혈관성 치매치료에 있어 보신補腎약물을 쓰는 것은 중국의 최신 문헌에서 가장 일반적으로 택하는 치료법이다. 형방지황탕은 기본적으로 인체의 오장육부 중, 신腎 기운을 보補하여 뇌수腦髓를 증진시켜 인지기능 개선에 다소 도움을 준 것으로 사료된다. 더불어 입원 초기 가장 문제가 되었던 과잉행동 양상과 초조증상이 현저히 개선되었다. 한편, 형방지황탕은 소양인의 부족한 기운을 보충하고 순환을 도와 전반적인 상태를 개선시킴으로써 치매 진행에 따른 일상활동능력 저하를 방지하고 삶의 질 개선에 일조한 것으로 사료된다. 객관적으로, 일상생활기능의 손상 정도를 측정하는 K-IADL척도가 3점에서 2.17점으로 회복되었다. 구체적으로는 집중해서 텔레비전을 시청하며 최근기억력이 다소 향상되었으며, 노래 부르기, 혼자서 단추 풀기, 혼자서 숟가락질하기, 요의 표현하기 등의 활동이 가능해져 일상활동의 장애가 개선되었다. 한편, 물리치료와 침치료를 병행함으로써 하지의 운동상태가 다소 호전되었으며 상지의 강직도 감소된 상태로 퇴원할 수 있었다.

5. 만성 후천성 간뇌肝腦퇴행으로 인한 치매

1) 증례 개요

윤씨 여자 73세

▸ 주증상: 의식장해, 건망, 어지러움, 진전, 구음장애

▸ 발병일: 입원하기 약 9개월 전

▸ 과거력: 발병 후 2개월 후 담석쇄석술 받음

▸ 가족력: 특이사항 없음

▸ 현병력: 입원하기 약 9개월 전부터 의식변화와 기억장애 호소하여 타병원에서 뇌자기공명영상과 뇌척수액검사 후 특정한 진단을 받지 못하고, 본원 외래에 방문하였다. 본원에서 9개월간 통원치료하면서 의식혼란, 현훈, 기면경향, 기억장애, 구음장애, 진전, 서동, 보행장애 등이 관찰되었고, 호전과 악화를 반복하면서 현재까지 9개월 동안 증세 별무 호전하고 15일 전부터 증세 심화되어 입원하였다.

▸ 초진소견: 의식은 간헐적 의식변화 및 기면 경향을 보이며, 의식 변화시 섬어譫語(헛소리), 진전이 동반된다. 의식 명료시에 지남력은 유지되나 최근 기억이 다소 감퇴되어 있었다. 검사자의 질문에 대한 반응은 다소 늦은 편이었다. 언어 기능은 모두 정상이었다. 그 밖에 신경학적 검사상 뇌신경 기능은 모두 정상이었고 경부근육에 경직 소견도 없었다. 사지에 전반적으로 운동기능 저하되어 있고, 심부건 반사는 정상이었다. 감각기능도 정상이었고, 바빈스키 반사를 비롯한 병적 반사는 관찰되지 않았다. 보행은 근력 저하가 두드러지지 않으나 심한 불안정성을 보였다. 다른 협조기능 검사에서 소뇌기능을 의심할 만한 소견은 보이지 않았으며, 가벼운 구음장애와 안정시 진전이 관찰되었다. 공막의 황달이나 결막의 창백은 없었고, 피부에 거미혈관종, 모세혈관 확장 등은 관찰되지 않았다.

맥진: 현弦, 삭數

설진: 설첨이 홍색(舌尖紅)이고, 태가 두터운 황색(苔黃膩)

변증요점: 답답하고 열감이 있음(煩躁), 머리에 무언가 두른 듯한 무거운 느낌(頭重如裹), 헛소리(譫語), 의식혼란(昏厥), 단기기억장애(遇事善忘), 구음장애(言語不淸), 피로감과 무력감(倦怠乏力), 입 안의 건조감과 열감(口乾咽燥), 변비(便秘) 등의 증상들이 함께 나타나는 증證은 육경병위六經病位에 의한 병태인식을 통해 볼 때 양명병기陽明病期에 해당한다고 볼 수 있다. 열독치성증熱毒熾盛證, 이열증裏熱證, 양명병陽明病, 대승기탕증大承氣湯證 등 상한론傷寒論에 등장하는

변비를 동반한 열증熱證 양상들이 모두 섬어와 같은 정신증상을 동반한다는 것은 본 증례의 변증 요점에 해당한다고 할 수 있다. 체질병증 평가에서는 태음인이열증太陰人裏熱證인 이열변폐증裏熱便閉證으로 나타났다.

2) 진찰 및 치료

(1) 신경심리검사

내원 당시 시행한 MMSE-K에서는 17점이었고, K-DRS에서는 주의와 구성, 기억 부분에서 현저히 저하된 소견을 보였다.

내원 당시 환자의 K-DRS 점수

	주의	관리기능	구성	개념화	기억	총점
점수	29	31	1	34	18	113
백분율(%)	8.3	75.0	〈4.2	80.6	37.54	33.3
경계점수	29.0	20.4	3.4	23.0	13.2	101.2

(2) 임상검사

신경과, 소화기내과 협진의 검사소견상

▶ 검사실 소견: 입원 당시 전혈구검사, 소변검사는 정상이었고, B형 간염 항원 음성이었다. 혈중 암모니아가 226㎍/dℓ, ALP가 163U/L로 높았고, AST 35U/L, ALT 18U/L 등 다른 간기능검사와 프로트롬빈 시간은 정상이었다. 동맥혈 가스분석에서 O_2 분압이 64.1mmH로 다소 낮으며 CO_2 분압은 33.2mmHg, pH는 7.495였다.

▶ 뇌자기공명 영상 소견: T1 강조영상에서, 양쪽 기저핵에 고강도 신호가 보였다. 이 점은 만성후천성간뇌퇴행(CAHD)의 특징적 소견이라고 알려져 있다. 한편, 양쪽 뇌실 주변 백질 부위에 미만성 허혈 소견이 과거 5개월 전 촬영한 것보다 더 확대되어 보이고, 혈관조영에서 양쪽 중대뇌동맥에 가벼운 죽상 경화성 변화가 관찰되었다.

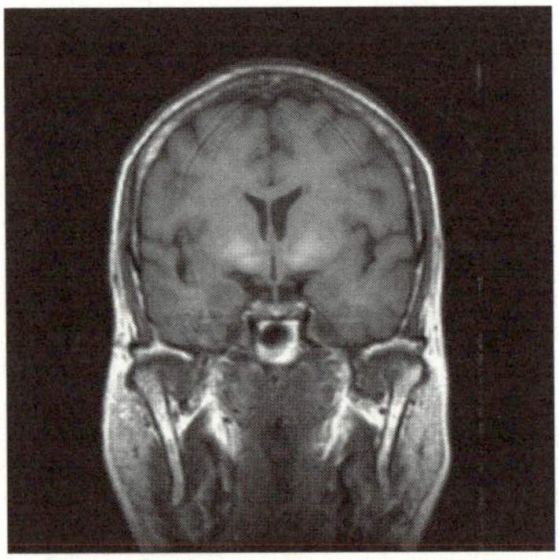

▶ Brain MRI의 T1 강조영상
양쪽 기저핵 부위에 대칭적 간뇌퇴행 또는 만성적 간질환을 시사하는 고강도 신호가 나타나 있다.

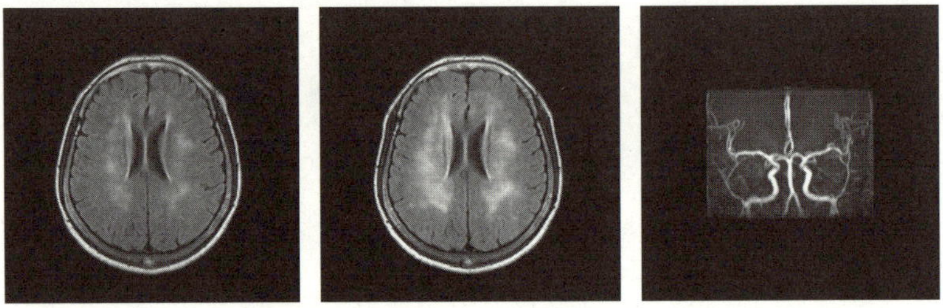

▶ 좌측과 중간 그림은 뇌 MRI의 플레어 영상으로서, 5개월 전(좌측)과 입원시(중간)에 촬영한 것을 비교한 것이다. 양쪽 PVWM에 미만성 미세혈관 허혈성 변화가 보이는데, 입원시에 5개월 전보다 허혈성 변화가 확대된 것을 관찰할 수 있다. 오른쪽 그림은 MR 혈관조영영상이다. 양쪽 중대뇌동맥의 M1 분지에 경도의 죽상경화가 관찰된다.

▶ 방사선 소견: 복부전산화 단층촬영상에서, 비신단락splenorenal shunt이 발견되었고 여러 개의 담석이 발견되었으며 간경화의 증거는 없었다. 복부 초음파 검사에서 지방간 소견과 담석들이 발견되었다. 심전도검사 및 흉부 방사선 촬영 소견은 정상이었다.

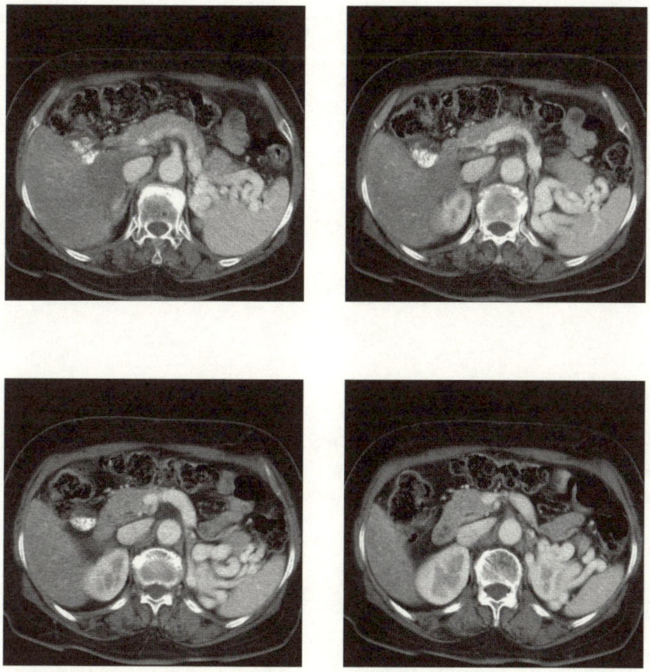

▸ 복부 전산화단층(역동)촬영: 다발적인 비신단락splenorenal shunt과 다수의 담석들이 관찰된다.

(3) 임상진단

상기한 뇌자기공명영상의 T1 강조영상을 근거로 만성후천성간뇌퇴행을 의심할 수 있으나, 간실질에 큰 이상이 없어 전형적인 만성 간질환으로 인한 것으로 볼 수는 없다. 따라서 복부 전산화단층촬영에서 보이는 비신단락의 원인을 명확하게 추정하지는 못하고, 간질환 없이 자발적이거나 혹은 담석과 연관된 간담도계의 변화에 기인한 것으로 추정하였다. 환자에게서 보이는 치매, 섬망, 구음장애, 보행장애, 추체외로 증상들은 비신단락의 검사소견에 근거하여 문맥–전신순환성 뇌병증으로 설명된다. 한편, 타병원과 본원 외래 치료시 이미 인지하였던, 피질하 백질 부위의 미만성 허혈 소견은 Leukoareosis(Binswanger disease)로 평가할 수 있고, 이것이 혈관성 치매를 병발시킨 것일 수도 있다. 이를 종합하면 환자의 임상진단은 자발성 비신단락으로 인한 만성후천성간뇌퇴행 및 혈관성 치매라 할 수 있으며, 양자간에 어떤 상호작용도 함께 고려할 수 있겠다.

(4) 치료 경과

본원 외래 치료시, 혈관성 치매의 진단적 인상하에 담탁조규증痰濁阻竅證으로 보고 성향정기산星香正氣散과 우황청심환牛黃淸心丸을 투여했으나 증세가 지속되고 오히려 의식변화와 현훈, 보행장애, 추체외로증상이 심해지는 등 좋지 않은 경과를 보였다.

그러나 입원 후에 상기 평가를 거친 후, 입원 후 8일째부터 단백질 제한 식이조절과 함께 한약처방도 변증을 다시하여, 변비便秘, 구건인조口乾咽燥, 설첨홍舌尖紅, 태황니苔黃膩 등의 열증熱證에 초점을 맞추어 열독치성증熱毒熾盛證으로 변증하여 방풍통성산防風通聖散으로 변경하여 투여하기 시작했다. 환자의 변비상태는 7일에 1회 꼴로 아주 심한 상태였다. 피질하 백질 부위의 허혈 소견에 대해서는, 항혈 소판antiplatelet 약물처치(astrix 100mg)만 지속하기로 했다.

한약 투여 후 3일째인 입원 10일 만에 대변소통이 원활해지면서 간헐적 의식변화와 현훈이 소실되고 인지장해가 다소 호전되었다. MMSE-K를 다시 검사한 결과 23점으로 내원 당시 17점에 비해 호전되었다.

입원 11일째부터는 태음인이열증太陰人裏熱證인 이열변폐증裏熱便閉證에 준하여, 청폐사간탕淸肺瀉肝湯으로 처방을 변경하여 투여하였다.

입원 18일째에 MMSE-K 24점으로 호전되고, 경도의 인지장애는 있으나 치매 진단 기준에 미흡한 정도였다. 보행장애는 호전되어, 자력보행에 무리 없고, 진전 등의 추체외로증상이 소실되었다. 배변 상태 1일 1~2회로 꾸준히 유지하게 되었다. 혈중 암모니아 수준은 275㎍/dl로서 고암모니아혈증이 조절되지 않아, 비신단락에 대한 외과적 소견을 구하기 위해 외과에 의뢰하였으나 보존적 치료를 권고 받고 Lactulose(Duphalac 25ml bid)를 추가로 투여하기로 하고 퇴원하였다.

퇴원 후 퇴원약으로 청폐사간탕을 7일간 복용했으며, 이후 Lactulose, Antiplatelet만으로 상태를 유지한다고 했다. 퇴원 후 6개월 후의 추적 조사에서도 Lactulose, Antiplatelet만 지속 복용하고 있으며, 정상적인 일상생활에 아무런 문제가 없다고 했다.

3) 증례 고찰

만성후천성간뇌퇴행 환자에서 발견되는 신경학적인 이상은 크게 인지기능의 장애와 운동장애 그리고 드물게는 척수병의 형태로 나타난다. 대부분의 환자는 인지기능의 장애나 운동장애로 내원하게 되며 두 가지 기능의 장애가 같이 있는 경우가 흔하다.

만성 간질환 환자에서 관찰되는 뇌병증과 기저핵의 기능이상 그리고 뇌자기 공명영상에서 관찰되는 양측 담창구의 고강도 음영의 원인은 아직 밝혀지지 않고 있는 상태이다. T1 강조영상에서의 고신호강도는 지질, 헤모글로빈의 분해 산물, 석회화 그리고 망간의 축적과 관련되어 있다고 한다.

본 증례의 환자의 증후들은 만성후천성간뇌퇴행(Chronic Acquired Hepatocerebral Degeneration, CAHD)과 유사하여 그 임상양상이 문헌들의 내용과 일치한다. 특히 뇌자기공명영상의 T1 강조영상에서 기저핵의 좌우 대칭적인 고강도 신호는 CAHD의 중요한 임상 소견이며, 환자의 MRI 영상에서도 잘 나타난다. 따라서 의문시되었던, 추체외로증상들은 CAHD의 동반 증상이었다는 평가가 옳다. 간헐적으로 보인 의식의 변화도 CAHD라는 만성적 경과 중간에 고암모니아혈증으로 나타나는 간성뇌증 때문이라고 생각할 수 있다. 그런데 문제는, 혈액 검사상 간기능이 정상적이고, 복부 초음파에서 지방간 소견 외에 간실질에 큰 이상이 없다는 것이다. 즉 간기능에 이상이 없이 어떻게 간성 혼수, CAHD 같은 간성뇌증이 나타날 수 있느냐는 것이다. 이에 CAHD에 관한 몇 가지 문헌들에서 간실질의 이상이 없이도 자발성 또는 선천성의 문맥－체순환 단락에 의해 CAHD의 임상양상이 나타날 수 있다는 것을 확인하고, 복부 전산화단층촬영을 통해 환자의 문맥－체순환계의 단락의 여부를 확인했다. 문맥－체순환의 단락도 대개는 만성적인 간경변증의 오랜 경과로 인해 나타나는 문맥압 항진증과 동반되어 나타나지만, 간실질의 이상이 없이 자발적인 단락도 일어날 수 있다는 문헌상의 증거들을 토대로 한 평가 과정이었다. 결과적으로, 복부 전산화단층촬영상에 다발적인 비신단락spleno-renal shunt을 발견할 수 있었고, 환자의 모든 임상양상이 CAHD로 설명될 수 있음을 확인하였다. 다만, 간실질에 전형적인 간경화 소견이 없을 뿐, 여전히 자발성이라는 진단을 확신할 수는 없다. 담석쇄석술을 받은 환자의 복부에는 아직 많은 담석들이 보이고, 이것으로 간실질의 이상은 아니더라도 문맥-전신순환에 영향을 주는 간담도계의 변화를 추정해 봐야 하기 때문이다.

또 한 가지 주목해야 할 것은, 혈관성 치매에 대한 것이다. 환자의 인지기능 변화 역시 CAHD의 증상이라고 평가하면 되겠지만, 환자의 MRI상, 뇌실주변백질에서 뚜렷하고 광범위한 미만성의 허혈 소견을 관찰할 수 있었고, 이러한 허혈 소견들이 5개월 전에 비해 더 광범위해진 것을 고려하여 이에 대한 평가와 치료를 미루어서는 안 될 것이다. 이는 빈스방거병Binswanger disease라고도 진단할 수 있겠다. 빈스방거병은 혈관으로 인한 뇌백질의 광범위 변성을 말하며 고혈압, 소혈관의 죽상경화, 다발성 뇌경색에서 관찰된다. 그 과정은 특징적인 방사선적 모습에서 보듯이 백질의 변화가 합쳐서 반영된다. Leukoareosis라는 말은 만성적 고혈압 환자에서 뇌실 주위 조직이 덜 명확히 보임을 기술하는데 이 또한 혈관이상에 기초하므로 때로 빈스방거병과 혼용되어 사용된다. 빈스방거병에서의 치매, 가성 구마비 상태와 보행장애는 허혈성 변화가 축적된 결과인데 특이하게 백질의 변성이 원인이다. 치매, 보행장애 등의 증후군을 유발한다고 알려진 반복된 열공성 경색의 축적효과와의 감별이 문제가 될 수 있는데, 그 분류가 분명하지는 않다고 한다. 결과적으로 본 증례의 환자는 만성후천성간뇌퇴행과 혈관성 치매 두 가지가 모두 진단 가능한 상태로, 두 가지 병태가 병발한 것이라고 판단할 수 있다. 그러나 환자의 잦은 의식변화와, 추체외로증상 등은 분명한 CAHD의 임상 양상이라고 평가되어야 하며 치료의 초점도 여기에 맞춰져야 한다.

입원 전 외래 진료시 변증시치辨證施治에서 담탁조규증痰濁阻竅證으로 보고 성향정기산을 투여했으나 이는 혈관성 치매에 주로 쓰이는 경험방으로서 본 증례의 주요 초점인 만성후천성간뇌퇴행과는 거리가 먼 처방이었다고 사료된다. 즉 결과론적이지만, 초기에 변증평가 자체도 바람직하지 못했다고 사료된다. 입원 후에 변비증후에 초점을 맞춰, 변비便秘, 구건인조口乾咽燥, 설첨홍舌尖紅, 태황니苔黃膩 등을 나타내는 열증熱證으로 판단, 대변소통을 위주로 한약을 처방한 것이 치료의 큰 전환점을 마련하였다. 방풍통성산을 쓰고 대변이 소통되면서 환자의 의식변화증세가 호전되었으며 인지기능도 다소 회복되기 시작했다. 이열증裏熱證, 양명병陽明病, 대승기탕 등 상한론傷寒論에 등장하는 변비便秘를 동반한 열증熱證 양상들이 모두 섬어譫語와 같은 정신증상을 동반한다는 사실은 본 증례의 양상과 일치하며 방풍통성산을 쓰면서 인지기능이 회복된 치료 경과를 한의학적으로 잘 설명해 준다.

현대의학적으로는 암모니아 대사 과정을 토대로 치료 경과를 이해할 수 있는데, 한약투여로 인한 대변 소통이 장내 암모니아 생성을 방해함으로써 고암모니아혈증으로 인한 증상들을 완화시킨 것으로 사료된다. 그러나 치료 경과에서 보는 것처럼, 방풍통성산, 청폐사간탕 투여 후 증상이 완화된 후에도 혈중 암모니아 레벨이 뚜렷하게 낮아지지는 않았는데, 이것은 단순히 한약의 치료 효과가 대변소통으로 인한 암모니아 생성 방해 때문이기보다는, 증치의 개념으로서 보다 포괄적인 치료 기전을 시사한다고 추정할 수 있다.

한편, 만성후천성간뇌퇴행이라는 병태가 간성 혼수와는 달리 만성 진행성 뇌증으로서, 간세포를 우회한 독성 물질에 의해 대뇌 기저핵 및 대뇌피질에 Ⅱ형 알츠하이머 성상세포 증식과 신경세포 퇴화 등 기질적 변화가 유발됨으로써 발생하는 영구적인 신경학적 이상을 나타내는 비가역성 뇌증이므로, 완전한 인지기능의 회복을 기대하기는 힘들다. 즉 보존적 치료를 통해 CAHD의 경과 중에 중첩되는 섬망 현상을 해소하고, 대변 소통 등의 일반적 상황을 다스림으로써 환자의 증상이 진행하는 것을 완화시킬 수는 있겠으나 완전한 정상 인지기능으로의 회복을 기대할 수는 없을 것 같다.

6. 습관적 만성 음주가 불러온 베르니케-코르사코프증후군

1) 증례 개요

김씨 남자 49세 자업
▶ 주증상: 건망

▸ 현병력: 20여일 전 3~4일간 과음 후 의식장애, 운동실조, 진전 발하여 보호자가 집에서 가료 중 의식장애, 운동실조는 회복되었으나, 최근기억에 대한 기억장애가 발견되고 지속되어 기억장애에 대한 평가와 치료를 원해 본원 치매 클리닉에 내원 후 입원함

▸ 초진소견: 장기기억의 회상은 양호하며, 최근기억의 회상이 안 되어 5분만 지나도 똑같은 질문을 계속하는 현상 보였다. 날짜에 대한 지남력장애를 보였다. 환자의 음주력과, 최근 금단증상(진전, 정신운동성 초조)이 심해진 것을 고려, 장기간에 걸친 음주력 및 발병일의 폭음과 연관된 기억장애로 사료된다. 특징적으로 발병일에 급발성의 정신착란, 운동실조 현상을 보였다가 회복 후 최근기억에만 결손 현상을 보이는 것은 티아민 결핍에 의한 베르니케-코르사코프증후군Wernicke-Korsakoff syndrome의 임상경과와 유사하였다. 부수적 증상으로, 알코올 금단증상으로 보이는 경미한 수지진전과, 간헐적인 하지의 저림, 전흉부의 지주상 혈관종이 관찰되었다. 간기능검사 결과, AST: 74U/L, ALT: 23U/L GGT: 531U/L로 체크되었다. K-DRS를 통한 신경심리검사 결과, 기억점수만 12점으로 정상 이하로 체크되고 나머지 영역의 점수들은 모두 완전한 정상범위에 있었다.

맥진: 세細, 긴緊

설진: 붉지 않은 홍색, 엷은 백태

복진: 우상복부 늑하 부위에 가벼운 종대가 느껴짐. 전반적으로 복력이 단단하고 찌르는 듯한 압통이 산재되어 있음

변증요점: 얼굴빛이 다소 누렇고(面色痿黃), 형체가 마르며(形體消瘦), 기억장애(健忘), 머리가 무거움(頭重), 지주상 혈관종, 미열감(低熱), 대변 무름(便溏), 수면 시 자주 깸(淺眠), 손떨림(振顫), 다리 저림(下肢痹) 등의 증상이 기체습조형氣滯濕阻型의 변증 패턴을 형성하고 있다. 최근 일주일 정도의 병력의 변화를 고려한 결과, 기체습조형에서 열울혈어형熱鬱血瘀型으로 전변傳變되어 가는 경과로 판단된다. 체질병증은 태음인 간조열太陰人 肝燥熱 상태로 평가하였다.

2) 진찰 및 치료

(1) 치료 계획 및 목표

49세 김씨는 20여 년간 습관적인 음주력을 가진 애주가이다. 평소 김씨가 술이 세고 활기 있는 사람이라고 생각했던 가족들은 갑작스럽게 찾아온 김씨의 기억장애에 놀랄 수밖에 없었다. 김씨의 기억장애는, 단 5분 전에 일어난 사실조차 기억하지 못하는 심각한 단기기억장애의 양상이었다. 오히려 먼 과거의 기억에 대해선 별 이상이 없었다. 이렇게 의식과 반응이 명료하면서, 단기기억장애만 나타날 뿐, 다른 인지기능이 거의 정상적인 양상을 나타낸다면, 코르사코프증후군을 의심할 수 있다. 만성 음주는 김씨의 경우처럼 뇌에 직접적인 영향을 주어 기억장애를 유발하기도 하지만, 간질환이나, 의존, 남용 등의 행동 문제 등으로 이어져, 총체적인 건강상의 문제를 유발한다는 점에서 그 심각성이 뚜렷하다. 김씨의 의학적 문제점들을 정리하면 영양결핍으로 인한 신경계 질환인 베르니케-코르사코프증후군과, 간기능 이상을 보이는 간질환, 그리고, 불안, 진전 등의 알코올 금단증상으로 요약될 수 있다. 이 세 가지 모두는 김씨의 알코올 남용과 관련지어 생각해야 한다. 따라서 현재 베르니케-코르사코프증후군의 경과 중에 있는 김씨의 상태에 대한 표준적 치료로서 티아민 공급을 우선적으로 실시하고, 간질환에 대한 내과 전문의의 소견을 참고해야 한다. 더불어, 변증 평가에 준하는 한약투여로, 전반적인 상태의 개선을 유도하며, 금주를 위한 교육과 정신상담을 병행해야 할 것이다. 한약 처방은, 주상증酒傷證

및 알코올성 간질환에 광범위하게 사용되는 성주청간탕醒酒淸肝湯과 열울熱鬱이나 과음過飮에서 오는 습열濕熱의 울체鬱滯를 해울解鬱시키는 목적의 청폐사간탕淸肺瀉肝湯 등을 고려할 수 있다. 성주청간탕은, 태평성혜방太平聖惠方의 대금음자對金飮子에 이수利水, 파적破積의 약효를 가진 흑축黑丑, 적복령赤茯笭과, 주독을 푸는 갈근葛根, 소도건비消導健脾 작용이 있는 양강良薑, 초두구草豆蔲, 사인砂仁 등을 가미하여 구성된 처방이다.

입원 기간 동안 치료의 목표는, 전반적 상태의 안정과 금단증상의 해소, 간질환에 대한 평가이다. 코르사코프증후군의 증상인 단기기억장애에 대해서는 비가역적이지 않은 범위 내에서의 다소간 완화를 기대할 수 있다.

(2) 치료 경과

입원 1일째부터 주상증 및 알코올성 간질환의 상용 처방인 성주청간탕을 투여하기 시작하였고, 티아민 보충, 단백제한 등의 식이요법을 시행하였다.

입원 4일째 시간, 장소에 대한 지남력장애가 여전히 관찰되며, 최근기억에 대한 건망증후군에도 큰 변화가 없었다. 똑같은 생각이 계속 반복되고 경한 작화증 현상도 보였다. 우려했던 불안, 진전 등의 금단증상은 완화되었다. 초음파검사상 간비대가 보이고, 생화학검사에서 GGT 531U/L, 혈중 암모니아Ammonia 농도 202μg/mL 등으로 알코올성 간질환의 소견들이 명확하여 소화기내과에 간질환에 대한 평가와 위내시경검사를 의뢰하였다. 소화기내과 협진하에 티아민 복용을 지속하기로 하였다. 한약은 환자의 체질과 변증 및 주상증 상태를 고려하여 초진시 계획대로 청폐사간탕에 대황大黃을 증량하여 투약하기 시작하였다.

입원 5일째, 위내시경 검사에서 식도정맥류 발견되고 소화기내과 재진 상, 알코올성 간경변증 진단을 받았다. 청폐사간탕 투여 후 대변이 묽어지고 소통 원활해졌다. 식욕, 소화, 수면 상태 전반적으로 양호하였으나, 코르사코프증후군의 증상들에는 큰 변화가 없었다.

입원 6일째, 금일 GGT, Ammonia 농도의 재검사에서 GGT 476, Ammonia 170, AST/ALT 66/19 등으로 다소 호전되었다. 입원 후 금주상태를 유지하고 있고, 입원생활에 안정적으로 적응하고 있었다. 금단 현상은 완전 소실되었다. 현재까지의 치료 경과와 평가에서, 김씨의 기억력장애는 영양결핍, 즉 비타민B1(티아민) 결핍에 의한 코르사코프증후군의 증상이며, 간성뇌증에서 나타나는 의식장해나 금단섬망 등은 배제된다. 그러나 여러 검사 결과 간질환이 강력히 의심되며 소화기내과 협진하에 알코올성 간경변증 진단했으며 간경변증의 만성상태에서 고암모니아혈증 유발되고 이로 인한 간성뇌증이 기억력장애를 심화시킬 가능성을 완전히 배제할 수는 없다. 현재 의식장해 등의 간성뇌증의 증상은 거의 없으나 지속될 경우 만성 후천성 간뇌 퇴행(CAHD)의 증상들, 즉 추체외로증상, 간헐적 의식장애, 전반적 인지저하 등이 나타날 가능성이 있다. 이를 김씨에게 직접 설명하고, 음주로 인한 제반 위험 사항들, 특히 코르사코프증후군의 예후와 간경화의 위험성에 대한 내용을 포함한 금주 교육을 실시하였다.

환자의 K-DRS 재평가시 항목별 점수 및 백분율 변화

	주의	관리기능	구성	개념화	기억	총점
원점수	36 → 37	33 → 29	6 → 6	39 → 39	12 → 19	126 → 130
백분위	70.3 → 100.0	37.8 → 16.2	100.0 → 100.0	100.0 → 100.0	< 1.4 → 5.4	18.9 → 36.5
경계점수	31.2	26.1	5.3	29.5	18.9	119.4

9일째 GGT 435U/L로 조금씩 낮아지고 있으며, Ammonia level은 129μg/dl로 정상수준을 회복하였다. 환자의 단기기억장애는 뚜렷하게 호전되지는 않았으나, 가벼운 문답을 통해 다소 호전되었음을 관찰하였으며, 이에 대한 객관적 평가를 위해 K-DRS을 실시하였다. 기억력 부분에서 12점에서 19점으로 초진 때보다 7점이 상승했음을 알 수 있다.

이러한 경과를 보인 후 입원 10일 만에 퇴원하였다. 퇴원 후 지속적 외래 추적관찰을 하기로 하였다. 당분간 한약 투여를 지속함으로써 간의 기운(肝氣) 회복을 도모하기로 하였다. 기억장애에 대해 예후를 충분히 설명하고 지속적 금주와 식이요법, 티아민 보충 등을 통해 서서히 회복될 가능성에 대해 설명함으로써 자가 관리의 동기를 북돋워주었다.

3) 증례 고찰

장기간의 대량 음주에 의한 비타민B1(티아민) 결핍은 특징적으로 단기기억의 장애를 가져 온다. 이는 신경세포의 신호전달과정에 중요한 효소인 티아민thiamine 결핍에 의한 것으로서 이를 코르사코프

정신병이라고 한다. 코르사코프 정신병은 다른 인지능력과 비례함이 없이 기억보지가 손상되는, 그 외에는 의식이 명료하고 반응이 정상적인 독특한 정신질환이다. 주증상은 건망증(특히 선행성)이며 지남력장애, 작화증(기억장애로 인해 말을 지어내는 것) 및 말초신경장애 등이 동반된다. 그 외 소뇌 운동실조증, 근육병변 등의 신경학적 장애를 동반할 수도 있다.

코르사코프병에서 보이는 건망상태에 대해 구체적으로 살펴보면, 학습 결함(전향성 건망)은 가끔 심하더라도 결코 완전히 손상된 것은 아니다. 반면, 단기 후향성 기억은 현저히 손상된다. 예를 들면 수없는 시도에도 불구하고 세 개의 간단한 사항(검사자의 이름, 날짜, 시각 등)을 기억하지 못하기도 한다. 환자는 하나 하나의 사항은 제시될 때 반복할 수 있으며, 이는 그에게 무엇이 요구되는지를 이해하고 "등록"은 완전한 것을 시사한다. 그러나 세 번째 항목이 반복될 쯤에는 첫 번째 것을 잊어버릴 정도로 단기기억장애가 심각하다. 한편, 먼 과거에 대한 기억은 비교적 잘 보존되어 있다.

알코올성 영양결핍환자에서 코르사코프 건망상태는 통상 베르니케병과 관련된다. 급발성의 베르니케 뇌증 때에는 정신착란, 운동실조, 안구운동이상(안구진탕, 주시마비) 등의 3대 임상 양상을 보인다. 이러한 양상은 수일에서 수주 사이에 회복되거나 코르사코프병으로 진행된다. 베르니케병과 코르사코프 정신병은 구분되는 병이 아니라, 안구와 운동실조증상이 건망증으로 전환되는 하나의 질병과정에서의 연속적 단계로 보아야 한다. 따라서 두 가지 병은 하나의 경과를 형성하므로, 통상 "베르니케-코르사코프증후군"으로 통칭

한다.

이 영양결핍 질환인 베르니케-코르사코프증후군이 주로 알코올 중독 환자에게서 자주 관찰되는 이유는, 알코올이 주로 음식물로부터 영양분을 제거할 뿐만 아니라 탄수화물 칼로리를 증량하여(알코올은 거의 다 탄수화물로 산화된다) 티아민 요구를 증가시키기 때문이다. 또한 알코올이 위장관에서 티아민과 다른 비타민들의 흡수를 방해한다는 증거도 있다.

급성시기의 베르니케 병의 사망률은 약 17% 정도이다(간부전과 감염이 주된 사망원인). 대부분의 환자들은 티아민의 공급으로 효과가 있다. 급성 베르니케병 발병시 대량의 티아민(하루 200~300mg)으로 조기에 치료하면 알코올성 건망증을 예방할 수 있다. 그러나 일단 기억장애가 생기면 환자의 거의 20%만이 완벽하게 호전되고 나머지는 다양한 정도의 지속적인 장애를 남긴다.

김씨는 장기간의 음주력으로 알코올 금단 현상, 단기기억장애를 특징으로 하는 코르사코프증후군, 그리고 알코올성 간질환 세 가지 임상상태를 보인다.

환자와의 병력청취에서 환자는 알코올을 중단하면 정신운동성 초조, 불안, 손떨림 증가 등의 현상으로 그것을 해소하기 위해 지속적으로 알코올을 복용하였다고 하였다. 알코올의 양이 많지 않아 알코올 의존을 진단하지는 않았으나 금단 현상이 명백하다고 할 수 있다.

환자의 발병 초기 보였던 운동 실조, 급성 정신착란 등은 만성 음주에 따른 영양결핍으로 인한 베르니케병 상태였을 가능성이 많다. 이후 급성적 상태는 안정되었으나 지속적인 건망증으로 본원의 치매클리닉에 내원한 것이다. 환자의 기억력장애가 독특하게도 다른 인지능력이 양호하게 유지되는 상태에서 단기기억에만 손실을 보이며 지남력장애를 동반한 것은 코르사코프 정신병의 전형적 임상양상이라 할 수 있다. 금단섬망, 알코올성 치매, 간성 뇌증 등으로 그러한 기억력장애를 설명하기는 힘들어 배제하였다.

환자의 뇌자기공명영상의 T1강조영상에서 양측 기저핵의 담창구에 고강도 신호가 보인 것은 만성 간질환으로 인한 간성뇌증을 시사한다. 이상운동증상이 없고, 환자의 인지결손이 티아민 결핍으로 설명되므로 만성후천성간뇌퇴행의 임상양상을 나타낸다고 보기는 어렵지만, 만성 간질환으로 인한 문맥압항진증, 문맥-체순환 단락 등을 충분히 의심할 만하다. 결정적으로 생화학검사에서 고암모니아혈증(202㎍/dℓ)이 나타나고, 알코올성 간질환을 시사하는 혈액 검사 소견(AST/ALT 2 이상, 혈청 GGT 활성 증가, Prothrombin Time 연장 등)과 초음파 소견(비장종대), 위내시경 소견(식도정맥류) 등이 이를 뒷받침한다. 소화기내과 협진 진료에서는 알코올성 간경변증(Alcoholic Liver Cirrhosis)을 진단받을 수 있었다.

김씨는 자연 경과에 의해 급발성의 베르니케병의 상태를 마치고 코르사코프 건망상태에서 치료를 시작하였다. 주상증 및 알코올성 간질환의 상용처방인 성주청간탕을 투여하였고, 입원 4일째부터 환자의 체질을 고려, 태음인 간조열太陰人 肝燥熱로 평가하여 청폐사간탕을 투여하였다. 환자의 건망증은 일반적인 예후대로 10일간의 입원치료 동안 크게 호전되지는 않았지만, K-DRS의 기억척도점수에서 소폭 상승이 있었고, 알코올로 인한 간기능이상이 상당히 회복되어 혈중암모니아 레벨이 정상 회복되었고, AST, ALT, GGT 등 간기능 지표들이 경도의 호전을 보였다.

일단 알코올 사용을 자제하는 것이 관건이다. 환자가 위험한 응급상태를 극복했다는 자신감을 심어 주고 다시는 재발되지 않도록 금주하는 것이 중요함을 인식시켜야 한다. 이미 간질환이 심한 상태이므로 당분간 청폐사간탕을 지속적으로 투여함으로써 손상된 간의 기운(肝氣)을 회복하는 데에 주력한다. 기억장애에 대한 예후를 환자에게 충분히 인식시키고 지속적 금주와 식이요법, 티아민 보충 등을 통해 서서히 회복될 가능성이 있음을 설명하여 환자에게 동기를 부여하며, 원칙에 맞게 스스로 관리하는 방법을 교육해야 할 것이다.

7. 수족냉증을 동반한 우울증

1) 증례 개요

이씨 여자 48세

▶ 주증상: 수족냉증手足冷症, 오한惡寒, 목 부위 통증, 다한多汗, 불면, 무기력, 식욕부진

▶ 현병력: 1988년도 처음으로 불면증 나타나 로컬정신과 외래치료를 받았고 1999년에 다시 불면증 심해져 로컬정신과에서 지속적으로 약물을 복용하던 중 2~3개월 전 폐경기를 인지하면서 상기 주증상이 나타나 약 2주간

본원에서 입원치료를 받았다.

▸ 초진소견: 입원 당시 환자는 실제로 촉진상 차갑게 느껴지지 않으나 심한 양손발의 냉증을 호소하였다. 그래서 여름에 장갑을 끼고 있을 정도였다. 동시에 진땀이 동반되었다. 심한 불면증으로 입원 3일 전부터는 수면제를 먹고서야 자는 상태이다. 1988, 1999년 그리고 현재까지 총 3번의 우울증삽화가 나타난 것으로 생각된다. 우울감이 심하여 입원 2일 전 자살을 시도했다고 환자는 말하였다. 수면제 수십 알을 한꺼번에 복용했다고 하며 당시 약물중독상태는 없었고 스스로 깨어났다고 한다. 뒷목의 심한 통증으로 입원 전까지 물리치료를 받았다고 한다.

하루 종일 지속되는 우울감, 흥미결여, 수면제를 먹어야 할 정도의 심한 불면, 무력감, 식욕부진, 무가치감, 자살사고를 고려할 때 주요우울삽화Major Depressive Episode 진단기준을 충족한다. 과거에도 3~4차례 삽화가 있었던 것으로 파악된다. 정신과약물복용기왕력도 있다. 물론 심한 수족냉증, 통증, 진땀 등 우울증삽화 진단기준에 없는 다양한 신체증상을 호소하지만 우울증에서 흔히 우울감은 신체증상으로 표현된다. 주요우울장애로 환자의 호소양상이 설명되므로 신체형장애 진단은 추가로 진단내리지 않았다.

혈액검사 및 흉복부 방사선촬영상 내과적 문제는 없었다.

맥진: 허무력虛無力, 침沈

설진: 백태白苔가 두꺼우며 설첨舌尖은 홍紅

복진: 전반적으로 연약무력하며 배꼽 부위에서 동계動悸가 관찰되었다.

변증 요점: 수족냉증, 오한, 불면, 식체비만食滯痞滿, 다한, 무기력, 그리고 맥진과 설진, 복진을 종합하여 볼 때 환자의 상태는 기양양허氣陽兩虛상태로 변증하는 것이 타당하다고 생각한다.

망진望診상으로는 얼굴형은 상허하성上虛下盛한 역계란형이며 이목구비는 균형을 이룬 편이며 광대뼈가 튀어나오지는 않았다. 이마는 넓으면서도 뒤와 양옆으로 깍여 넘어간다. 체형도 상체보다 하체가 실實하며 엉덩이 부위가 발달한 편이다. 이는 소음인의 특성이다. 또한 체질병증體質病證의 기준에서 볼 때 손발이 차며 비위가 허약하고 음식을 잘 먹지 못하며 얼굴이 누렇고 살이 여위며 가슴이 답답하고 소화가 불량하며 트림하면 신물이 나오는 증상을 호소하는 데 이를 종합하면 소음인 한증少陰人 寒證으로 판단할 수 있다.

2) 진찰 및 치료

(1) 개인력 조사

남편과 결혼 후 경제적으로 힘든 상황이었다. 남편이 우유배달대리점, 택시기사, 화물트럭기사 등등 여러 가지 직업 전전하며 달동네에서 살았다. 1988년도 처음으로 우울증증세 나타났는데(1주일간 거의 못 잠) 당시 10개월간 양방신경정신과에서 양약치료를 받으며 이겨냈다. IMF로 인해 1998년 남편의 무리한 사업시도로 3차례에 걸친 사업실패로 경제적으로 엄청난 손실을 겪었으며 이로 인한 스트레스로 우울증세가 다시 나타났다. 이때 다시 신경정신과 치료를 받기 시작했다. 이후로는 현재까지 신경정신과약을 지속적으로 복용중이다. 사업 실패 후 남편이 여러 가지 직업을 전전하였는데 중간중간 일 안 하고 놀 때에는 짜증이 났다고 한다. 남편의 사업실패 후 본인도 여러 가지 일을 하면서 스트레스도 많이 받고 과로했다. 금년 2월 산부인과에서 진료 받고 폐경이 되었다는 말 들었는데 이후 손발시림, 불면증, 식욕저하증세가 더욱 악화되었다. 본인은 입원 2일 전 오전 혼자 있다가 갑작스런 자살충동에 의해 수면제 40알 먹고 자살시도했고 의식을 잃었다가 혼자 깨어났다고 한다. 하지만 보호자는 "그날 저녁에 저한테 조용히 자기가 죽으려고 약 먹었다고 하더라구요. 40알까지는 아니고 한 5~10알 정도 먹은 거 같아요"라며 상반되는 진술을 한다. 내년에 새 아파트로 입주하여 시아버지를 모셔야 하는데 이 때문에 스트레스를 받는다고 한다. 5년 전 IMF로 경제적인 타격으로 심리적 충격이 컸으나 이제는 어느 정도 회복된 상태라고 한다. 성격적으로 완벽주의적이고 강박적인 면이 있다고 얘기한다. 집안의 정리정돈이나 청결에 대한 강박적인 편이라 한다. 돈에 대한 집착과 관심이 매우 크며 성격상 활발하고 남들과 잘 어울리며 인터넷카페에서 활동하는 큰 모임의 총무를 맡을 정도지만 본인의 사회경제적인 위치가 초라하여 속상해한다고 한다. 남편과의 갈등은 없다고 한다. 남편은 자기를 잘 이해해주고 자기에게 잘해준다고 한다.

(2) 심리검사

① MMPI

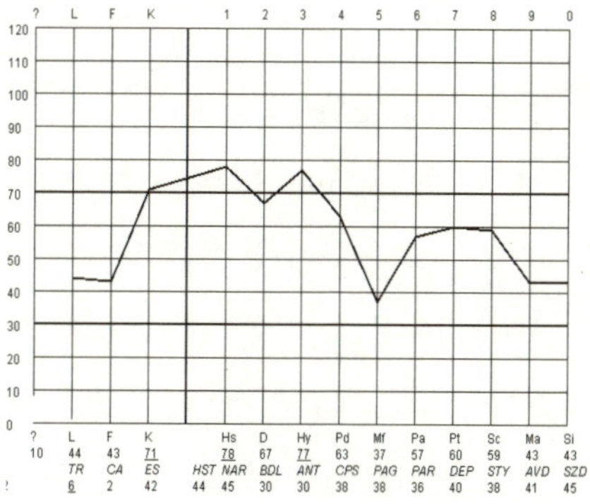

▶ 1~3상승척도쌍이며 스트레스를 당하면 신체적인 증상을 나타내는 것이 특징으로 2차적인 이득과 관련된 것이 많다. 신체적 증상은 위치나 성질상 비교적 한정되어 있고, K척도가 상승하여 환자는 극단적으로 방어적이고 자신을 극히 정상적인 사람으로 나타내려 한다.
증상 저변에 깔려 있는 심리적인 요인을 인정하지 않으려 하기 때문에 전통적 심리치료에 대한 동기는 약하고 심리치료자가 그들의 문제에 대한 분명한 해답과 해결 방안을 제시해 주기를 기대하며, 이와 같은 요구에 치료자가 응하여 주지 않을 때는 심리치료를 조기 중단한다.

② BDI: 36점－중증 우울증 시사

③ Hamilton 우울증평가척도: 27점－중증 우울증 시사

(3) 계획 및 목표

입원 2일 전 자살행동이 있었고 중증 우울증소견을 보이므로 자살사고의 가능성에 대처한다. 이를 위해 우울증의 심한 정도와 자살사고에 대해 면담을 통해 정확하게 파악하고 평가한다. 환자는 우울감과 더불어 극심한 수족냉증을 호소하며 신체화경향이 관찰된다. 개인력 조사와 다면적 인성검사, 우울증설문검사 등을 바탕으로 환자의 정신병리를 파악하여 증상에 대해 접근한다.

한약은 소음인한증少陰人寒證에 투여하는 소음인 향사양위탕香砂養胃湯에 향부자 10g을 가미하여 1일 3회 투여한다. 침치료는 소음인 체질에 사용하는 소음인 태극침법太極鍼法을 기본 침처방으로 사용한다. 더불어 사암침법인 위열격胃熱格과 사관四關, 족삼리足三里, 백회百會, 풍지風池혈을 추가 응용한다. 심한 경항통頸項痛을 호소하기 때문에 통증호소 부위에 물리치료(저주파경피자극치료법)를 시행한다. 불면증에 대해 양약은 바로 끊으면 이로 인한 반발작용이 심할 수 있으므로 양약수면제는 지속투여한다. 수면부항요법(독맥督脈경락을 따라 5분간 건부항을 시술하였다), 아로마요법(라벤다 3방울, 일랑일랑 3방울, 로만 케모마일 2방울을 15㎖의 캐리어 오일에 섞어 환자에게 취침 전 마사지를 시행하였다)을 추가로 시행하여 불면감소를 시도한다. 또한 환자는 불안을 호소하므로 긴장이완, 불안감소를 목적으로 이완요법을 매일 1회 실시한다. 환자는 다양한 신체증상을 반복적으로 과도히 호소하는 양상

이다. 이러한 증상이면에 있는 환자의 주된 고통을 파악하여 이를 다루는 것은 증상의 해소와 재발방지에 중요하다. 그러므로 이를 위한 정신치료가 도움이 될 수 있다. 환자가 본인의 건강상태와 증상에 대한 비합리적인 두려움과 부정적 사고로 고통을 확대해석하는 양상을 보이므로 증례설계를 통한 단기간의 인지행동치료를 실시하기로 한다. 개인력 조사를 토대로 작성한 증례설계는 다음과 같다.

문제목록 problem list	① 하루 종일 몸이 아파서 아무것도 못한다. ② 나는 노력하는데 몸은 전혀 나아지지 않는다. ③ 나는 희망이 없다. ④ 신체증상에 대한 집착–'하루 종일 몸이 아파요' ⑤ 남들만큼 돈이 없어서 내 인생은 너무 고통스러웠다.
이면기제 hypothesized underlying mechanism	▷ 남편 대신에 내가 고생을 너무 많이 했다. 이젠 나도 좀 쉬어야 된다.
이면기제와 문제의 상호연관성 relation of mechanism to problem	2차 이득 의심됨. 환자가 아프기 시작한 후로 남편에 대한 뒷바라지, 스트레스를 주는 원인 중 하나였던 부업을 그만두게 됨
현재문제들의 촉발요인 precipitants of current problem	3년 전 남편의 총 3번의 사업실패 내년에 새로 입주할 아파트에서 시아버지를 모실 계획에 대한 걱정
핵심문제의 근원 origin of the central problem	지속되는 경제적 빈곤에 대한 반발감 돈이 없으면 행복해질 수 없다. 고통받는다. 돈을 많이 벌어야 된다.

(4) 치료 경과

입원 첫 1주일간 환자는 환자가 호소하는 심한 불면과 수족냉감, 목 뒤쪽의 심한 통증의 주요 호소증세는 지속되었다. 이 기간 동안 침, 뜸, 한약처방 등 집중적인 증상에 대한 한의학적 치료를 하며 의사－환자관계를 만들어 나가고 이와 함께 면담과 이완요법을 시도하여 정신치료적인 개입을 시도하였다.

입원 6일째에는 양측의 손목에 있는 경혈인 양지陽池와 양측 발목 부위의 해계解谿혈에 자침하고 적외선온열치료를 병행하여 냉감 완화를 기대하였다. 환자의 증세는 치료가 지속됨에 따라 약간의 완화를 경험하는 시기가 있었지만 큰 변화는 아니었다. 환자는 강한 신체화경향을 보이며 MMPI 프로파일에서도 관찰되듯이 자신의 신체적 문제에만 집착하며 심리적 원인에 대한 통찰이 부족하며 회피하는 경향을 보였다. 나는 몸만 안 아프면 아무런 문제가 없다고 하며 반복적인 신체증상으로 인한 고통만을 호소하는 모습이다. 특히 정신과에 입원했다는 사실에 거부감을 가지는 모습을 보였다.

입원 8일째부터는 수면상태와 우울감은 다소 호전되었다.

입원 11일째 실시한 BDI에서 15점으로, 입원 당시 37점에 비해 낮아졌으며 우울감과 기타 신체증상도 다소 완화되었다. 하지만 환자는 의사에게 본인의 증상을 장황하고 고통스럽게 호소하였다. 환자는 특히 주치의가 없었던 주말 동안 증상이 심해지는 경향이 있었다. MMPI를 4일 만에 완성하였다. 정신치료적인 부분에서는 면담시 본인의 신체증상에 영향을 미치는 스트레스 요인에 대해 얘기를 나누기 시작했고 환자도 이러한 의사의 시도에 다소 수긍하는 태도를 보였다. 그동안 살면서 스트레스받거나 억압하고 있는 것들에 대해 찾아보기로 하였다.

입원 15일 환자의 신체증상은 완화되었고 환자가 원하여 약(소음인 향사양위탕 가加 향부자香附子, 인삼人蔘 8g) 20일분을 처방하고 외래에서 면담을 지속하기로 계획하고 퇴원하였다.

3) 증례 고찰

이씨는 우울감, 흥미결여, 피로감, 식욕저하, 심한 불면증, 자살사고 및 자살시도 등 우울증삽화의 증상들을 만족한다. 이외에 환자는 심한 수족냉증을 주증상으로 호소하는데 주요우울장애에서는 설명하기 어려운 신체적 호소를 빈번하게 나타내는 경우가 많다. 그 외 수반증상이 우울증삽화를 충족시키므로 주요우울장애로 진단내릴 수 있겠다.

증상의 양상을 비위脾胃의 허한증虛寒證 그리고 소음인체질병증을 고려하여 입원기간 동안에 소음인 향사양위탕을 투여했으며 침치료, 뜸치료, 부항요법, 향기요법을 시행하였다. 입원기간 이렇게 다양한 수단을 이용한 집중적인 치료는 환자의 우울감 같은 심리적인 증상과 관련 신체증상들을 뚜렷하게 호전(BDI상 입원당시 36점에서 퇴원당시 15점으로 호전)시켰다. 하지만 아쉽게도 환자의 우울증에서 나타나는 증상과는 다른 비전형적인 환자의 신체증상(수족냉증, 경항통 등)을 뚜렷하게 변화시키지는 못했다. 이는 환자의 심리적 특성상 유약하고 의사에게 의존하는 특징 때문에 증상을 호소하는 과장하는 태도가 영향을 미쳤을 거라고 생각된다. 또한 단순히 신체증상에만 집중하는 치료에는 한계가 있음을 말해 준다.

입원기간 인지행동치료를 통해 증상의 이면에 있는 심리적 고통의 파악과 통찰을 기대하였다. 인지행동치료를 통해 증상에 집착되는 지나친 걱정과 염려를 차단시키며 증상발현에 영향을 미치는 스트레스요인에 대한 인지의 교정을 시도하였다. 환자는 MMPI 검사상 1~3상승척도쌍을 보인다. 1~3상승척도쌍을 보이는 사람들은 그들의 증상 저변에 깔려 있는 심리적인 요인을 인정하지 않으려 하기 때문에 전통적 심리치료에 대한 동기는 약하다. 초기에는 상담치료에 저항적인 태도를 취하며 스트레스와 증상의 관련성에 대해 인정하지 않으려는 경향이 많았다. 하지만 면담을 진행해 나갈수록 만족할 정도는 아니지만 환자의 저항적 태도도 다소 완화되고 스트레스와의 관련성도 어느 정도 인정하며 의사와의 관계를 지속해 나갔다. 하지만 단기간의 입원기간 동안 총 4회의 적은 치료시간을 가졌으므로 인지행동치료가 겉으로 보이는 증상의 완화에 뚜렷한 변화를 보이지는 않았지만 앞으로 환자가 자신의 증상을 바라보는 시각이 긍정적으로 변화하고 우울감, 부정적인 사고도 변화될 것으로 사료된다. 이러한 심리적 태도의 변화는 앞으로의 경과에 있어 중요한 역할을 할 것으로 생각된다. 우울증삽화의 기간은 다양하여 치료되지 않은 삽화는 전형적으로 발병 연령과 관계없이 6개월 이상 지속되는데 대부분 증상이 완전관해상태로 되고, 기능이 병전수준으로 되돌아간다. 환자의 우울증 증세가 더 빨리 관해될 수 있도록 지속적인 치료관계를 유지하는 것이 중요하겠다.

8. 자율훈련법으로 호전된 공황장애

1) 증례 개요

박씨 남자 37세

▶ 주증상: 예기치 않은 흉통, 호흡곤란 및 불안

▶ 현병력: 한 달 전 호흡곤란과 흉통으로 쓰러진 후 응급실을 통해 입원하여 종합검진을 받았으나 심폐이상에 관한 특정 진단을 받지 못하고 퇴원하였다. 이후 두 차례에 걸쳐 같은 증상이 재발하여 본원에 입원하였다.

▶ 초진소견: 심할 때는 왼쪽 가슴 부위 통증이 심하다가 조금 완화되면 가슴 중앙 부위의 통증이 나타난다. 어깨, 팔, 등으로의 방사통은 없는 상태였다. 통증과 함께 눈을 감으면 심장이 멎어 죽을 것 같은 두려움, 호흡곤란, 뒷목의 뻣뻣함, 두통, 심장의 두근거림, 자제력을 잃을 것 같은 두려움 등을 함께 호소하였다. 혈액검사상, 경미하게 혈중 지질이 높은 소견 이외의 특별한 이상이 없었고 심전도도 정상소견이었다. 타병원에서 받은 약물(니트로글리세린; 협심증 치료용 약물)에 대해서는 거의 반응이 없었다. 개인력 조사에서 특이한 스트레스 사건이 보고되지 않았으며, BDI는 6점으로 기분저하 소견이 뚜렷하지 않았다. 이를 종합하건대, 환자는 공황장애의 진단적 인상을 갖추었다고 할 수 있다.

맥진: 침沈, 활滑

설진: 담홍색의 설질, 건조하면서 얇은 황색태

복진: 복력腹力이 있는 편이고, 배꼽 왼쪽 및 중완혈中脘穴 부위 압통이 있음

변증요점: 흉통 및 두통의 주증상과 더불어, 더운 것을 싫어하고, 오후가 되면 열이 나면서 주로 시원한 것을 찾게 되고, 식후에 흉통이 생기는 경우가 잦고, 입이 마르면서 땀이 상반신에 주로 많이 나타나는 점 등이 소양인의 음허陰虛, 식체비만食滯痞滿을 시사한다.

2) 진찰 및 치료

입원 첫날 복식호흡 실시한 후 흉통 및 호흡곤란의 감소를 경험하게 하였다.

입원 2일째부터는 하루 3번 이상 수시로 자율훈련법을 연습하게 하였다. 평소 습하고 더운 곳을 싫어하고, 땀 흘리는 것을 싫어하며, 얼굴빛은 흰데 붉은 기가 있고, 흉통과 두통, 입이 자주 마르는 등의 증상이 나타나므로, 음허陰虛로 변증辨證하고 한약은 청심지황탕淸心地黃湯을 처방하였다. 입원기간 동안 공황발작은 일어나지 않았고 통증이 최고 심할 경우를 10으로 할 때 대략 6~7 정도의 강도로 통증이 오면 자율훈련법 및 호흡법을 통해 통증 및 불안을 조절하도록 하였다.

입원 3일째부터는 흉통시 동반되던 두통은 소실되었다.

6일째부터는 강도 5 정도로 통증이 시작되었으나 그때마다 호흡법을 실시하며 안정을 취하도록 연습하게 하여 통증 및 불안 조절에 대한 자신감을 형성하였다.

입원 8일째에 퇴원하여 현재까지 공황발작이 없는 상태라고 한다.

3) 증례 고찰

공황장애란, 견딜 수 없는 불안과 공포가 특징으로 자율신경계의 각성에 의한 신체증상과 신체증상이 심해 죽을지도 모른다는 두려움을 과장되게 해석하는 인지반응, 공황이 생길 상황을 회피하거나 타인의 도움을 받으려는 충동이 생기고 혹은 꼼짝 못하고 있는 등의 행동반응 및 사회적 지능의 위축을 보이는 장애이다. 각국의 역학조사 결과를 종합하면 일반 인구의 1~2.2% 정도가 공황장애를 앓고 있는 것으로 나타나 있다. 그러나 공황장애의 진단 기준에는 부합되지 않더라도 한 번 이상 공황발작을 경험하거나 공황과 유사한 급성 불안발작을 경험한 경우는 전 인구의 40%에 이를 정도라는 보고가 있을 정도로 공황은 흔한 증상이다.

공황장애는 한의학적으로는 정충怔忡(불안감에 찬 가슴의 지속적 울렁임), 경계驚悸(깜짝깜짝 놀래고 두근거림)의 증후명과 유사점이 많다고 할 수 있다. 한의학적으로 정확한 변증시치를 하기 위해서는 이러한 정충, 경계, 흉통, 호흡곤란 등의 증후가 어떤 변증상태를 모태로 하고 있는지를 파악하는 것이 중요하다. 박씨는 식후에 흉부 통증을 느끼는 경우가 자주 있었다고 보고하였는데, 이는 식체비만食滯痞滿의 증證을 바탕으로 흉통을 비롯한 여러 증상들이 동반되었음을 시사한다. 이와 더불어 평소 변비는 없었으나 두통과 구건口乾을 자주 호소하고, 땀을 잘 흘리며, 찬 것을 좋아한다는 사실과, 최근 급격한 체력의 저하를 경험하고 음주를 많이 하였음을 고려하여, 박씨의 상태를 소양인 음허陰虛증으로 변증함으로써, 독활지황탕獨活地黃湯을 기본으로 하는 처방을 투여하기로 결정하였다.

독활지황탕은 소양인 음허증陰虛證에 활용되는 처방으로 식체비만食滯痞滿, 음허오열陰虛午熱, 변비便秘 등의 증상에 응용할 수 있는 처방이다. 이러한 독활지황탕에 산약山藥을 첨가하고, 신음허腎陰虛로 인해 상화相火를 제자리에 잡아주지 못할 때 사용하는 감리환坎離丸, 신음腎陰을 보할 수 있는 맥문동麥門冬, 구기자枸杞子, 오미자五味子 등을 가미한 것이 바로 박씨에게 투여한 청심지황탕이다. 이 청심지황탕은 소양인 음허증을 보이는 박씨의 공황장애치료를 위한 적절한 처방이었으리라 사료된다.

이러한 한약물 치료가 박씨의 변증상태에 좋은 영향을 주어 공황장애의 개선에 주요한 역할을 하였으며, 동시에 박씨에게 교육한 자율훈련법은 이를 보완하는 행동요법으로서 많은 도움이 되었다. 자율훈련법은 인지행동치료를 구성하고 있는 호흡훈련이나 이완법의 한 종류이다. 의사 요하네스 슐츠Johannes Schultz와 볼프강 루스Wolfgang Luthe가 개발한 요법으로서, 심근육 이완 훈련에 수동성과 감수성을 높이는 방식을 사용한다. 여기에서 자율훈련이란 자기조절self-regulation 혹은 자기감정유발self-generation을 의미한다. 이 기법의 핵심은 건전한 의미를 가지고 훈련된 정신의 힘이 신체에 유익한 영향을 주도록 하는 것이다. 이로써, 신체의 "항상성homeostasis" 체계가 균형을 잡도록 돕는다. 스트레스에 의해 심장도 더 빨리 뛰고 호흡과 혈액순환도 빨라지는데 이러한 신체대사는 건강을 위협한다. 자율훈련법에서는 심호흡연습, 심박동조절연습, 혈류조절연습, 고요하다와 같은 단어 등을 새기는 연습 등을 통하여 건강을 위협하는 신체대사를 자율적으로 조절할 수 있도록 도와준다.

공황장애의 치료에 있어 선택적 세로토닌 재흡수 억제제(SSRIs), 벤조디아제핀계 항불안제(benzodiazepines) 등의 약물치료가 좋은 효과를 보인다는 것은 많은 임상 연구를 통해 검증된 사실이다. 하지만, 모든 환자들이 약물치료에 반응이 좋은 것은 아니며, 부작용 등으로 약을 복용하고 싶어 하지 않는 환자들도 있다. 또한 약물 중단 후에 재발률이 25~80%에 이른다는 보고들이 있다. 따라서 한의학적 변증치료나 자율훈련법 등이 양방 약물치료의 대안으로서, 또는 양방 약물치료의 병용요법으로서 공황장애 환자들에게 많은 도움을 줄 수 있다고 기대된다.

9. 지나친 도덕성으로 인한 결벽을 가진 강박장애

1) 증례 개요

김씨 여자 43세

▸ 주증상: 불안, 오염에 대한 강박으로 음식을 먹지 못함

▸ 현병력: 6개월 전, 뉴스에서 세제에 관련된 좋지 않은 성분에 대한 보도를 들은 후, 나쁜 성분에 대한 생각이 지속적으로 떠올라 설거지는 물론 세탁, 세발, 세면도 잘 못하는 상태가 현재까지 지속되고 있다. 최근엔 두유음료와 바나나로만 식사를 하는 상태이다. 타병원 신경정신과 방문하여 약물 복용을 시도하였으나, 부작용을 이유로 중단하고 한방치료를 원하여 발병 6개월 만에 본원에 내원하였다.

▸ 초진소견: 김씨는 뉴스에서 세제의 유해한 성분에 대한 보도를 들은 후, 지속적으로 세제와 관련된 물건 등에 대한 찝찝한 생각이 끊이지 않으면서 음식섭취, 세탁, 세발, 세면 등을 못하게 되었다. 강박사고로 지속적인 불안을 경험하며 이를 해결하기 위해 찝찝한 물건과의 접촉을 피하고 거부하는 방식의 행동을 지속하였는데, 본인의 생각과 불안이 비합리적이란 사실을 알고 있음에도 불구하고 문제는 해결되지 않았다.

식욕은 정상이어서 배도 고프고 먹고 싶기도 했으나 찝찝한 생각이 들어

먹을 수 없다고 하였으며 음식이나 물건 등이 지저분하거나 몸에 안 좋은 것이 묻어 있다는 생각이 들면 만질 수도 먹을 수도 없으면서 극심한 불안을 드러냈다. 병실의 문고리나 침대, 환의도 불결하게 느껴 본인이 입은 옷 위에 환의를 걸친 상태였고, 이불도 본인의 이불을 가지고 올 정도였다. 상열감上熱感(가슴과 얼굴 부위로 열이 올라오는 느낌)이나 상충감上衝感(배에서 가슴으로 기운이 치받쳐 올라오는 불쾌한 느낌)이 불안한 마음과 함께 생겨나 특히 야간에 불면증을 야기하였다. 김씨는 특유의 강박사고와 강박행동을 보였고, 이러한 생각과 행동이 스스로 비합리적임을 알면서도 억제할 수 없어 힘들어하는 전형적인 강박장애 환자의 양상이었다. 더불어 김씨는 흥미의 감소, 무의욕, 죄책감, 불면 및 체중감소 등의 우울증 양상도 함께 나타내었다.

맥진: 현弦, 세細

설진: 매우 건조한 상태로 황색의 태가 있음

복진: 마른 체형으로 복부에 살이 없고 복직근이 단단하게 긴장되어 있음

변증요점: 심장의 두근거림(心悸), 불안감에 찬 가슴의 지속적 울렁임(怔忡)을 동반한 불안과 입마름(口乾) 등의 증상 및 환자의 설진, 복진, 맥진을 종합하여 음액陰液이 부족한 증의 인상이 강하며, 사려과도思慮過度로 인한 심비양허心脾兩虛를 의심해 볼 수 있다.

2) 진찰 및 치료

(1) 개인력 조사

중학교 때 아버지가 도박으로 가산을 탕진하여 원하는 고등학교에 들어가지 못한 후 자존심이 상하고 침울해졌다. 연애결혼한 남편은 자신에게 잘하고 자상한데, 결혼 후 남편과 시댁식구들과의 화합이 잘 안 되어서 스트레스를 많이 받아왔다. 예전엔 초상집 일

도 잘 도와줬는데 누구로부터 상재부정이라는 말을 들어서인지 그 이후부터 초상집에 대한 심한 두려움이 생겼다. 평소 나병환자나 장애인을 돕고 싶은 마음이 많았는데, 행동으로 옮기지 못하는 데서 오는 죄책감이 컸다. 입원기간 동안 남편은 한번도 문병을 오지 않았음에도 남편은 자신에게 매우 잘해 주며 자상한 사람이라고 애써 표현하는 점 등에서 환자의 성격의 일면을 볼 수 있었다. 환자와의 면담을 통해, 환자가 가진 결벽증이 과도한 도덕적 양심의 연장선상에 있음을 알 수 있었다.

(2) 심리검사

① BDI: 23점－중등도 우울증

② 모즐리 강박척도1)－17점

③ MMPI

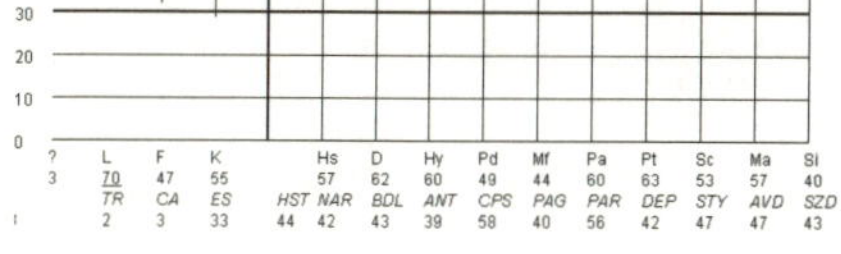

▶ L척도, 척도2(D), 척도3(Hy), 척도6(Pa), 척도7(Pt)가 70, 62, 60, 60, 63으로 상승되어 있으며 2-7 상승척도쌍을 보이고 있다. 강박성 성격(CPS, 58)장애적인 특징을 보인다. 환자는 불안하고 긴장되어 있고, 늘 걱정이 많다. 죄책감에 기반을 둔 자기 처벌적인 사람으로 자신의 개인적 성취 업적들이 빈번하게 있음에도 자신에게 개인적으로 결핍되어 있는 부분에 강박적으로 집착하게 된다. 따라서 무슨 문제이든지 자신의 개인적 부적절성에 원인을 돌리게 된다. 자살사고나 계획 등을 주의깊게 파악해야 한다.

---

1) 모즐리 강박척도MOUDLEY OBSESSIVE-COMPULSIVE INVENTORY는 총 30개의 문항으로 이루어져 있으며, 자기보고식 측정도구이다. 강박적인 의식과 관련된 강방적이고 충동적인 증상들을 평가하기 위해 제작하였다.

(3) 치료 경과

입원 2일째 점심부터 식사를 하게 했는데, 담당의가 지켜보는 가운데 집에서 가져온 물로 씻은 수저를 가지고 진밥 2/3공기 정도를 섭취하였다. 한약에 대한 거부감은 없는 상태로 진액부족津液不足의 변증 평가를 토대로 자감초탕炙甘草湯을 1일 3회 복용하여 단기적으로 음액 보충을 꾀하였다. 침치료는 1일 2회 오전 오후로 나누어 사관四關, 노궁怒弓, 중완中脘, 천추天樞 등에 자침하였다.

입원 3일째에 한약처방을 귀비탕歸脾湯으로 변경하였다. 귀비탕은 근심과 사색을 지나치게 하여 심心과 비脾을 상하여 생기는 건망증과 정충怔忡을 치료하는 처방으로 한방신경정신의학 영역에서 빈용하는 처방으로서, 김씨에게 장기적으로 투여하기에 더욱 적합한 처방이라 판단하였다.

입원 8일째, 김씨의 심계心悸증상이 완화되고, 얼굴색이 좋아지며, 체력이 다소 회복되어 증치의 효과가 나타났다. 이와 더불어 환자의 심리적인 문제가 치료환경에서 다루어지자, 이전의 찝찝한 것들에 대한 거부감은 줄어들어 아침에 세면, 세발, 식사를 하고 환의로 갈아입을 수 있게 되었다.

이후 환자는 11일째에 본인이 자신감이 생겼을 때 집으로 돌아가 적응해보고 싶다면서 퇴원하였다. 환자의 강박장애가 일시적으로 관해된 것으로 판단하고, 환자로 하여금 지속적으로 신경정신과 치료를 받도록 권고하였다. 퇴원 후 환자는 집근처 병원에서 신경정신과 치료를 지속적으로 치료받는중으로 증상이 호전되어 현재는 이전처럼 꺼리는 것 없이 일상생활하고 있으며 긍정적으로 생각하고 운동하면서 주위 사람들과 친하게 지내려고 하는 등의 노력을 하고 있다고 전했다.

3) 증례 고찰

김씨에게 초기에 투여된 자감초탕은 체액의 부족으로 맥이 규칙적으로 뛰지 못하는 경우에 응용할 수 있다고 하여 다른 이름으로 복맥탕復脈湯(맥을 회복시키는 탕)이라고도 한다. 과도한 노동을 하였거나 큰 병을 앓고 나서 몸이 허약하고 기혈氣血이 모두 허하면서 맥상이 불규칙하고 가슴이 두근거리고 불안하며 열기가 안면이나 머리 부위로 올라와 잠들기 어려운 증상에 응용할 수 있다. 김씨의 경우, 큰 병을 앓고 난 후나 노동이 과했다고 보기는 힘들지만, 장기간에 걸친 근심과 초조로 위의 경우에 준할 정도로 진액이 고갈된 상태로 내원하였다. 갑작스럽게 시작된 강박사고 때문에 식사량이 크게 줄어들어, 몸이 쇠약해져 있고, 정충怔忡, 경계驚悸, 불면不眠의 증후가 있어 부족한 음액陰液 보충을 위해 일시적으로 투여할 목적으로 자감초탕을 활용하였다. 이렇게 하여 환자의 진액부족을 다소간 보충해 준 뒤, 과도한 근심과 걱정으로 손상된 기혈氣血을 보하는 귀비탕을 투여하였다. 귀비탕은 생각이 많고 근심이 많아 심비心脾를 상하여 기혈氣血이 모두 허하고 혈을 통섭하는 기능이 손상되었을 때 응용할 수 있는 처방이다. 심비心脾가 상한 자는, 비기脾氣가 허해지면서 권태감, 식욕저하 등의 증상이 나타나고, 심혈心血이 손상되면서 경계, 정충, 건망, 불면 등의 증후가 나타난다. 기혈氣血이 모두 허하므로 안색은 황색으로 윤기가 없고 설질은 담하고 태는 두껍지 않은 백태가 낀다. 맥상은 세완細緩하게 나타나며 양기陽氣가 쌓이면서 발열 등의 증상이 나타나기도 한다. 입원기간 동안 관찰한 김씨의 변증상태 역시 심비를 상하여 기혈이 모두 허한 증을 나타내어 귀비탕을 활용함에 적절하였다고 사료된다.

김씨는 스스로 불합리하다는 것을 알면서도 지나치게 강박적으로 오염에 대한 불안과 회피행동을 보였는데, 이는 강박장애를 시사하는 소견이다. 강박장애는 정신과 질환들 중 공포증, 물질사용장애, 주요우울증 다음으로 흔한 질환이다. 강박장애의 치료 역시 다른 정신장애와 마찬가지로 적절한 원인치료를 위해서는, 생물학적 요소와 심리사회적 요소를 모두 고려하여야 한다. 더불어 강박장애 특유의 행동주의적 요소를 추가로 고려함이 중요한데, 치료 경과에 자세히 서술하지는 않았으나, 김씨의 입원기간 중 면밀한 관찰을 통해 김씨의 행동치료에 주의를 기울여 개입한 것이 환자에게는 많은 도움이 되었을 것이다. 강박장애는 환자 자신이 지나치고 불합리하다는 것을 알면서도 강박적인 사고나 강박적 행동을 지속하여 자신의 일상생활이나 직업적 활동과 사회적인 활동의 제한을 받는 장애이다. 강박장애 증상의 형성과 유지를 설명하는 소위 "Mowrer의 2요인 가설"에 의하면 특정 물건이나 상황이 불안을 일으키고, 어떤 행동을 통해 일시적으로 불안이 줄어드는 경험을 하면 조작적 조건화 기전(negative reinforcement)에 의해 그 행동이 반복된다고 보았다. 일단 형성된 강박적 습관은 불안에 익숙해지는 것을 방해하고, 다른 대처방법을 찾는 기회도 박탈한다. 김씨의 경우도 세제에 대한 불안감이 엄습하고 이에 따른 회피반응이 반복되면서, 불안에 익숙해지지 못하고, 다른 대처방법을 찾지 못해 힘들어하는 상태였다. 김씨의 경우를 비롯한 강박장애 환자들을 대상으로 한 행동치료의 핵심은 노출과 반응차단(exposure and response prevention, ERP)을 통해 불안에 익숙해지게 하는 방법이다. 지난 15년간 ERP치료효과를 조사한 10편 이상의 연구들을 검토한 결과 현저히 호전된 경우가 60~70%, 호전되지 않은 경우가 20~30%였고, 치료 탈락률은 20% 정도 되었다. 치료기간은 대개 3~7주였고 면담횟수는 평균 10회였다. 거의 모든 환자가 2년 추적조사에서 치료효과를 유지하고 있었다. 구체적인 방법은 다음과 같다.

첫 번째 면담에서 환자가 행동치료에 적합한지를 평가한다. 환자의 문제와 치료목적이 구체적이고 측정 가능한 것이고, 환자의 치료동기가 높고, 행동치료를 방해하거나 치료효과가 적은 동반질환이 없는 경우이다. 심한 우울증, 정신증, 기질성 정신질환, 알코올 혹은 약물의존, 정신분열형 인격장애 등은 행동치료가 부적합하거나 치료효과가 적다. 첫 면담에서 치료계약을 하고 자꾸 떠오르는 생각들, 환자의 대응전략, 평가, 중화들을 파악하여 모델을 설정한다. 이것은 일반 인구에서 얻은 불쾌한 생각들의 목록과 환자의 생각을 비교하게 하고, 생각이 떠오르는 것을 없애려는 것이 아니라, 그것에 부여하는 의미를 바꿈으로써 반응과 대응방식을 바꾸려는 것이 치료목표임을 이해하게 하고, 이것을 행동실험을 통해 깨닫게 한다. 중화의 대응방식은 어떤 것을 사용해 왔고, 얼마나 효과가 있었나를 파악한다. 두 번째와 세 번째 면담은 노출을 준비하는 단계이다. 중화를 하면 불안이 지속되는 반면, 중화를 중단하면 결국 불안이 감소함을 보여 준다. 회피는 잠재적 유발자극의 범위를 확대시키고 습관화를 방해함으로써 증상을 유지시키는 역할을 한다는 것을 교육한다. 네 번째 면담 이후는 노출을 수정해 가며 반복하는 과정이다. 행동치료의 성패는 환자의 동기유발, 핵심적인 문제를 겨냥한 구체적인 목표설정, 그리고 꾸준한 연습에 달려 있다고 본다.

10. 심리적 충격에 의한 실성증失聲症

1) 증례 개요

이씨 여자 47세

▸ 주증상: 실어증

▸ 현병력: 발병 수개월 전부터 심한 정신적 스트레스에 시달리다가 갑자기 졸도하고 헛소리도 하고, 발열, 발한, 요통증세가 겹치면서 실어증세가 발생하였다. 이후로 짧게 '아' '어' 소리 외에는 소리를 못 내고, 말도 못하는 상태가 3개월간 지속되고 우측상하지에 이상감각이 병발하여 모 대학병원 신경과로 입원하였다. 뇌졸중의 진단적 인상하에 이학적 검사, 뇌 자기공명영상(MRI), 단일양자방출전산화단층촬영술(SPECT), 뇌전도검사 등을 시행하였으나 정상소견 보여, 5일 만에 정신과로 전과 후 전환장애와 주요우울장애 진단하에 입원치료를 받게 되었다. 2주간 입원치료 후 퇴원하여 외래에서 꾸준히 항우울 약물을 복용하였으나 실어증 증세는 지속되었다. 약

물치료 외에도 여러 대체요법을 찾아 전전하다가 발병 후 13개월여 만에 본원에 입원하였다.

▶ 초진소견: 초진 면담시 글쓰기를 통해 자신의 상태를 잘 표현하여, 읽고 쓰기에는 전혀 장애가 없었다. 타병원에서 신경학적 검진과 뇌 자기공명영상검사상, 실어증aphasia을 유발할 만한 주요 신경과적 질환이 배제되었고, 타병원 정신과에서 전환장애와 우울증으로 진단한 것을 참조하여, 환자의 실어상태를 전환장애에서 나타나는 히스테리성 실성증Hysterical aphonia으로 판단하였다. 한편, 현저한 기분저하와 의욕상실 등의 우울경향은 주요우울장애의 진단기준을 충족하는 상태로서, 우울증도 중요한 임상적 초점이 될 것으로 판단되었다.

맥진: 현弦, 삭數

설진: 적색, 태가 적음(少苔)

복진: 가벼운 심하비경心下痞硬이 촉진되었다.

변증 요점: 발병 초기에 감정이 격앙되고 일과성의 의식상실과 마비감 등이 발생한 것으로 보아, 전환장애와 유사한 한방신경정신의학의 증후명인 중기증中氣證의 범주에 해당한다. 그러나 13개월이 지나면서 병정이 길어지고, 발병 초기의 의식상실이나 마비감은 사라졌으며 단지 실어증과 가슴답답함을 주로 호소하므로 현재의 상태는 울증鬱證의 범주로 보고 변증하는 것이 더 적절할 것이다. 실어증과 더불어 가슴답답(胸悶), 가슴에서 불이 나는 느낌(胸中煩熱), 한숨을 자주 쉼(善太息), 입이 쓰고 마름(口苦而乾), 손발이 참(手足厥冷), 우울 경향 등의 증상이 동반되어, 울증의 주요 변증 유형 중, 기울화화氣鬱化火에 해당한다. 또한, 기울화화하여 심화心火로 인한 변증상태이므로 심心과의 관련성에 초점을 맞추어, 심화항염心火亢炎이라는 장부변증을 할 수도 있다.

2) 진찰 및 치료

(1) 개인력조사

환자와의 면담을 통해서 현병력에 영향을 준 여러 가지 복합적 외상성 사건들이 보고 되었다. 어려서 조실부모하였으며 청소년기 성적sexual 외상이 있었고, 이후 늘 정서적 불안에 시달렸으며, 남자와의 접촉을 기피했다. 현재의 남편과 22살에 결혼했으나 남편과 원만한 부부생활을 유지할 수 없었고, 남편은 정치에 관심이 많아 가정을 등한시하고, 가계수입도 대부분 환자가 떠맡아야 했다. 아들 둘은 모범적으로 잘 커서, 자식들이 삶의 유일한 목표였다고 했다. 자영업으로 음식점을 운영하고 있었는데, 외환 위기 이후 사업이 기울다가 급기야 사채를 빌려서 파산하게 되고 발병 직전 사채업자들로부터 협박과, 생명의 위협을 받은 게 발병의 직접적 계기로 작용한 것 같다. 이후 실어증이 발병하여 지속되고, 약 5개월 후에는 방화 사고로 인해 둘째 아들을 잃게 되었고, 피의자는 자살을 하는 끔찍한 외상성 사건을 경험하게 된다. 이후 정서적 고통이 더욱 심화하고, 실어증은 지속되었다.

(2) 심리검사 및 심박변이도검사

① BDI: 42점-중증의 우울증 시사

② MMPI

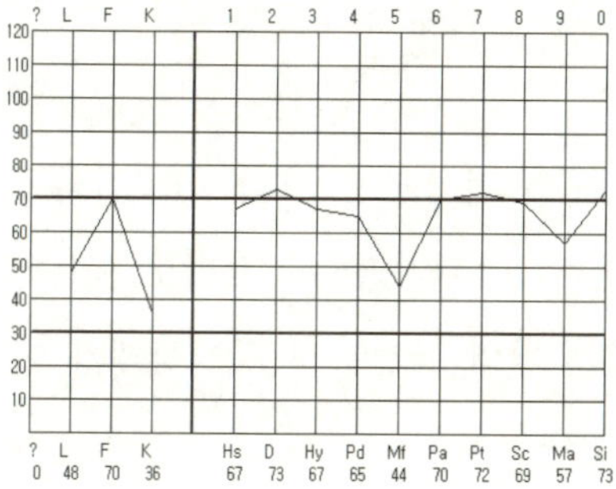

▶ F척도, 척도2(D), 척도6(Pa), 척도7(Pt), 척도 8 (Sc)의 T점수가 각각 70, 73, 70, 72, 69점으로 상승되어 있으며 삿갓형의 타당도척도, 삿갓형의 신경증 세척도, 2~7상승척도쌍, 2~7~8 상승척도세쌍의 형태가 나타남. 문제해결에 대한 자신감 저하, 심리치료에 필요한 심리적 자질부족, 만성적 신경증적상태(우울증, 히스테리양상), 자학적 경향, 우유부단성, 과도한 걱정, 사고장애의 가능성, 자살기도의 가능성 등을 시사한다. 치료는 환자의 당면한 문제를 해결하는 것부터 시작해야 하며, 자기분석과 같은 내성적인 치료는 피해야 한다고 사료된다.

③ HRV

환자의 HRV 결과

Time Domain Analysis		Frequency Domain analysis	
Mean HRT(bpm)	84	TP(ms2)	105.8
SDNN(ms)	12.4	LF(ms2)	44.9
RMSSD(ms)	8.6	HF(ms2)	12.4
		LF/HF	3.6

(3) 치료 경과

환자는 여러 가지 외상성 사건을 겪었고, 치료에 필요한 심리적인 자질이 부족하며, 오랜 치료에 대한 효과를 경험하지 못한 것에 대한 부정적 사고를 가지고 있다는 점 등을 고려하여, 증상의 원인이 되는 심리적 억압을 직접 다루기보다는, 지지적 태도를 바탕으로 현재의 주요 호소 증상 중 하나인 흉중번열胸中煩熱(가슴에 불덩이가 있고, 터질 것 같다) 증상의 해결을 치료의 첫 목표로 삼았다. 이에 황련복령탕黃連茯苓湯을 1일 3회 투여하기로 하였다. 더불어 전중膻中, 합곡合谷, 중완中脘, 하완下脘, 천추天樞 등 혈위에 침치료를 1일 1회 실시하였다.

입원 4일째 환자의 자율신경상태를 평가하기 위해 HRV검사를 시행했다. TP와 SDNN의 상승 소견이 나타났으며, LF/HF ratio가 3.6에서 1.2로 감소한 것은 TFT치료 전의 교감신경 항진상태가 어느 정도 해소되었다는 것을 의미한다.

치료 4일째 HRV의 변화

	치료전	치료 4일째
Time Domain Analysis		
Mean HRT(bpm)	84	80
SDNN(ms)	12.4	15.2
RMSSD(ms)	8.6	11.3
Frequency Domain Analysis		
TP(ms2)	105.8	241.6
VLF(ms2)	48.5	193.7
LF(ms2)	44.9	25.7
HF(ms2)	12.4	22.2
LF/HF	3.6	1.2

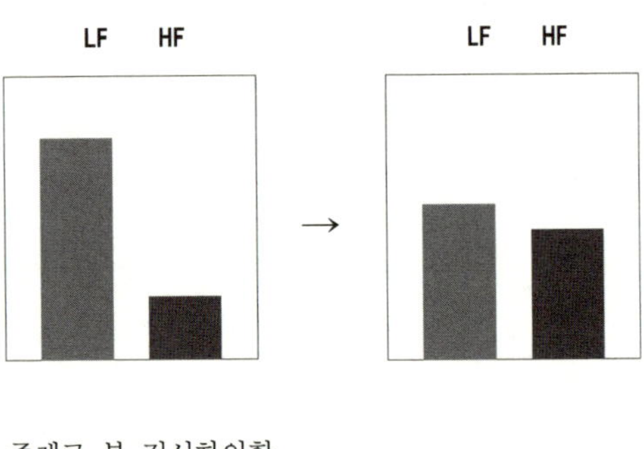

▸ 치료 4일째 LF/HF의 변화
LF와 HF의 비가치료 전에 비해 다소 균형을 회복하였다. 이는 환자의 자율신경 불균형 상태가 어느 정도 회복되었음을 의미한다.

입원 7일째 가슴답답함 해소의 일차적 목표는 어느 정도 해결된 것으로 보였다. 그러나 주소증인 실어증은 아직 전혀 호전이 없는 상태로, 환자의 기분장애만 호전된 것으로 보인다. 따라서 한약을 변경하여 보다 직접적으로 실어증에 사용되는 처방인 원지환합복신산遠志丸合茯神散을 투여하였다.

입원 10일째 오전에 침치료의 혈위를 달리해서, 기본적으로 해오던 취혈에서 용천혈湧泉穴을 추가하였다. 이후 30분 유침 후 갑자기 "하나"라는 말을 하기 시작했다. 환자 스스로 놀라며, 다른 환자들 앞에서 아주 좋아하다가 갑자기 울음을 터뜨렸다. "나" "너"라는 말도 하였다. 30분 정도 후에 심계항진을 호소하여, 수분간 상담 후 안정되었다. 3시간 후 같은 취혈로 다시 자침을 시도하였는데, 환자는 이미 스스로 책을 보며 분명하진 않지만 확실히 글을 제대로 읽고 있었다. 시간이 지날수록 발음상태가 더욱 좋아졌다.

다음날 환자는 간밤에 말을 다시 잊어버릴까봐 밤을 샌 모습이었다. 여전히 발음 연습 지속하며 점점 또박또박해지는 양상이다. 치료 종료 시점에 BDI를 재검해 보니, BDI는 입원시 결과의 42점에 비해 21점으로 떨어진 것을 확인할 수 있었다.

이후 일주일 후에 다시 외래 방문했을 때, 환자는 더욱 분명한 발음으로 유창하게 말을 하고 있었다. 1년 후 전화상 추적조사 결과, 유창한 말을 하고 있었으며, 자영업을 다시 시작하며 직업활동을 하고 있었다. 건강상의 특별한 문제는 없으며 약간의 우울증세가 있다고 하였다.

3) 증례 고찰

히스테리성 실성증hysterical aphonia은 성대를 조율하는 근육들이 특징적으로 마비현상을 보여 발성·발음에 장애를 가져오는 현상을 가리킨다. 그러나 이학적 검사상에는 호흡하는 동안 입술, 혀, 인후, 성대 등의 움직임에 별 특이 소견을 찾을 수가 없으며, 신경과적으로 원인이 될 만한 소견을 찾을 수 없다.

이는 심한 스트레스가 선행되며, 증상이 심리적 요인과 관계되어 있다고 판단되는 전환장애의 한 형태로 분류되고 있다. 증상의 고통은 분명하나 국소적인 분명한 원인을 찾기 어렵기 때문에 적절한 신경정신과적 평가를 받지 못하게 될 경우, 환자는 주변 사람들로부터 증상을 가장하는 것으로 오해받기도 하여 더욱 크나큰 고통을 겪게 되기도 한다. 증상도 여러 가지인데, 이씨의 경우처럼 말을 못하게 되는 경우도 있고 마비, 경련, 시력상실 등이 나타나는 경우도 있다. 말을 못하는 경우는 대개 특별한 치료가 없이도 단기간에 자연 소실되는 경우가 많지만, 이씨는 1년 이상증세가 지속되면서 여러 치료를 전전하다가 본원에 내원한 환자였다.

일반적으로 전환장애는 갑작스럽게 발병했을 때, 원인이 되는 스트레스 요인이 있을 때, 다른 정신과적 장애가 없을 때, 발병 후 치료받기까지 경과된 시간이 짧은 경우, 지식 정도가 높은 경우, 그리고 진행중인 재판 문제가 없을 때 예후가 좋다. 발병기간이 긴 과거력이 있거나 이차적 이득이 있으면 예후는 나쁘다. 전환장애 가운데 일반적으로 마비, 발성 불능, 그리고 시각상실과 같은 증상은 비교적 예후가 좋으나 진전과 경련발작은 그렇지 않다고 한다. 이씨의 경우도 스트레스 요인에 의해 갑자기 발생한 발성 불능이라는 점에서 그 자체로 볼 때는 예후가 좋다고 할 수 있지만 발병 직전 유인뿐 아니라 성장기 때의 외상성 사건(성추행)과 발병 후 생긴 외상성 사건(아들의 타살)이 복합적으로 환자의 장애에 밀접한 영향을 미친 점과 지속이환시간이 1년 이상인 점, 주요우울장애가 병발되어 있다는 점, 약물치료에 반응하지 않은 점 등이 다소 안 좋은 예후로 작용하였다고 사료된다. Pelletier의 증례보고에서는 55세 여성 환자의 1년 정도 지속된 히스테리성 실성증을 총 8회기의 최면치료로 완쾌시켰다는 보고가 있다. 그러나, 다른 대부분의 증례보고의 경우 단기간 지속된 경우가 대부분이다. 국내에는 이러한 예후 불량한 경우의 히스테리성 실성증에 대한 증례보고가 없다는 점에서 본 증례를 재고할 필요가 있겠다.

대개의 히스테리성 실성증은 비가역적인 신경학적 손상이 아닌 심리적인 요인과 연관되는 가역적인 증상이므로 본 증례를 신경과적인 실어증을 완치시킨 증례로 확대해석해서는 안 될 것이다. 그러나 이씨는 일반적인 전환장애에서 보이는 실성증과는 달리 1년 이상 지속되어 온 증상을 여러 치료의 시도에도 불구하고 해소되지 못한 상태에 있었으므로 입원기간 동안의 치료적 개입은 환자의 실성증 해소에 의미 있는 치료였음이 분명하다. 이씨의 경우, 입원 치료기간 동안 의료진과의 일대일 상담, 한약물 치료, 침치료를 받았다. 어느 것이 말을 트이게 하는데 주효한 것인지를 밝히기는 힘들지만 치료의 경과와 환자의 반응, 그리고 심박변이도의 결과로 볼 때, 이씨가 호소하였던 흉중번열을 약물과 침으로 해결한 후, 이에 치료에 대한 자신감을 가지게 되었고, 상담을 통해 더욱 밀접한 치료적 관계가 형성된 것이 치료의 원동력이 된 것으로 사료된다.

황련복령탕은 『동의보감東醫寶鑑 잡병편雜病篇』에 근거하여, 수운水運이 태과太過하기 때문에 심화心火가 사기를 받게 되어 생긴 병을 치료하는 처방으로 알려져 있다. 따라서 몸에 열이 나고 가슴이 답답하며, 음궐陰厥로 손발이 차고, 가슴이 아프고 숨이 차는 등의 증상에 활용되는 처방이다. 황련黃連은 경계증과 번조증을 주로 치료하고 심열을 내리는 효과를 지니므로 황련을 주약으로 하는 본 처방은 환자에게 더욱 적합할 것으로 판단하였다.

황련복령탕에 이어서 치료 후반부에 투여한 원지환합복신산遠志丸合茯神散은 보다 직접적으로 실어증에 사용되는 처방이다. 『동의보감東醫寶鑑 내경편內景篇』에 이르기를, 몹시 놀란 기운이 심心에 들어가면 궂은 피와 오래된 담이 심규心竅를 막기 때문에 벙어리가 되어 말을 하지 못하게 된다고 하여 원지환이나 복신산을 쓰는 것이 좋다고 하였다.

한편 전중膻中, 합곡合谷, 중완中脘, 천추天樞의 침치료는 울증鬱證의 호전에 기여하여 초기 가슴 답답함의 증상을 해소하는 데 기여했으며 입원 10일째 활용한 용천혈涌泉穴은 구급혈의 일종으로 실어증에 사용되는 혈위로 알려져 있는데, 환자의 말문을 트이게 하는 결정적 계기를 제공한 것으로 사료된다. 이전 연구에서 용천혈의 자침시 국소 뇌 혈류량의 증가되었다는 보고가 있는데, 이는 실성증을 호소하는 이씨에게 취혈한 용천혈 자침이 국소 뇌 혈류량의 변화를 통해 뇌상태의 변화를 초래하여 실성증 해소에 기여했을 가능성을 제기한다.

11. 한의정신요법을 중심으로 접근한 해리성 경련

1) 증례 개요

최씨 여자 31세

▸ 주증상: 경련발작

▸ 현병력: 최씨는 일본에서 생활중, 6개월 전에 처음 경련발작을 경험한 후 일본의 병원 응급실에서 신경과, 내과의의 진찰상 별다른 진단을 받지 못하고, 전환장애 진단하에 신경정신과에서 입원치료받았다. 증세가 소실되고, 퇴원 후 항우울 약물치료를 받으며 통원치료하였으나, 발작적 증세 지속되었다. 최근 휴식 위해 한국으로 귀국 후 심한 피로감 느끼던 중, 당일 저녁 심한 경련발작으로 본원 한방 응급실 통해 입원하였다.

▸ 초진소견: 입원 당시 하루 5~7회 정도의 경련발작을 하였다. 목과 양쪽 팔, 다리에 경련 나타났다. 양쪽 다리의 경련이 특징적으로 심하여 경련성 근수축에 의해 고관절이 50도 정도 반복 굴곡되며, 항배부가 배굴되는 후궁반장opisthotonus의 양상이었다. 의식소실은 없고 발작시 의사소통 원활하였다. 발작시 힘이 빠지고 호흡곤란이 동반되며, 안구가 충혈되나 환자 많이 힘들어하지 않고 익숙하다는 듯 의사에게 설명할 정도로 의식상태는 양호했다. 환자는 이미 일본의 병원에서 전환장애라고 진단받은 상태이며 이에 대한 병식도 뚜렷하며 스스로 시아버지와의 갈등 때문에 나타난 증상이라

고 말하였다. 처음 발병 직전 피로감 있는 상태에서 흉추 4~5 레벨 정도 척추 부위(督脈經)에 심한 통증을 느꼈다고 하였다. 통증으로 일본에서 침치료 받은 며칠 후부터 경련발작이 시작되었다고 한다. 현재 발작이 없는 상태에서도 요통을 자주 호소하였다. 발병 후 입면장애 양상을 보이고 있으며, 취침 전 진정제(nitrazepam 10mg), 항불안제(etizolam 2mg, diazepam 5mg)를 복용중에 있다.

맥진: 세약細弱

설진: 붉지 않은 홍색, 중간 정도의 촉촉한 백태

복진: 발작 없을 때, 무력하고 안에 받치는 힘이 매우 부족하게 느껴진다.

변증요점: 정신적 충격과 연관된 경련발작이 주증상이므로, 한방신경정신의학의 증후명 중 중기증中氣證의 범주 안에서 변증하는 것이 적절하다. 경련이 있고(痙攣), 사지가 마르고 약하고(四肢萎弱), 발작시 후궁반장의 양상이며(角弓反張), 허리가 아프고(腰痛), 안면이 창백하며(面白), 눈이 붉고(眼赤), 불면不眠, 맥세약脈細弱의 증후들은 모두 심心과 비脾의 혈血이 부족해서 생길 수 있는 증상들로서, 환자의 변증상태는 심비양허心脾兩虛의 증證으로 평가할 수 있다.

2) 진찰 및 치료

(1) 개인력 조사

어린 시절부터 고교시절까지 원만한 성격으로 대인관계가 넓진 않지만 특별한 문제나 어려움 없이 보냈다. 고교 성적이 우수하였으나, 부모님이 집안에 대학생이 너무 많아 학비지원이 안 된다는 경제적 이유와 성차별적인 이유를 들어 대학진학을 반대하였다. 이 과정에서 아버지와 갈등이 많이 생기고 스트레스를 많이 받았다. 그러나 본인은 뜻을 굽히지 않고 결국 집안의 경제적인 지원을 받지 못한 채 대학에 진학하였다. 대학에 가서 직접 학비와 생활비를 벌기 위해 낮에는 학교 수업하고 밤에는 아르바이트를 하느라고 육체적 · 정신적으로 힘든 생활을 하였다.

졸업 즈음 취직과 경제적인 이유로 인해 일본어 전공을 택하고 동시통역사 자격을 취득하여 관광가이드 활동을 시작하였다. 관광가이드 활동을 하면서 만난 여행객이 지금의 시부모님들이다. 그분들을 통해 일본에 방문하여 지금의 남편을 만나게 되고 23세에 일본인 남편과 일본에서 결혼하였다. 이후 일본어 실력과 적극적인 생각으로 무역회사에 취직하여 작년까지 근무하였고. 회사에서 그 실력을 인정받아 적극적인 사회활동을 하고 있는 중이었다.

일본에서 일하면서도 틈틈이 한국의 친정에 경제적 도움을 주었다. 최씨의 오빠들은 집안에 경제적인 도움을 못 주고 있으며, 특히 둘째 오빠는 10년 동안 고시공부하고 결국 실패했는데 최씨 본인이 둘째 오빠의 경제적인 뒷바라지를 계속하였다. 최씨가 집안에서 남자들이 해야 할 일을 하는데도 집에선 당연하다는 듯 대하여 다소 서운해했다.

작년에 아들 출산 후 자녀 양육에 대한 시아버지와의 갈등으로 인해 1년여 동안 계속 스트레스 받았으나 특별히 얘기하거나 갈등을 해소하지 못했다. 정신적 스트레스와 자격증 공부로 다소 육체적으로 피곤하던 상태에서 금년 5월 현재의 경련발작이 시작되어 정신과 진료결과 시아버지가 준 지속적인 스트레스가 병의 원인일 수 있다는 진단을 받고 약물치료를 받았다. 남편이 시아버지에게 상황을 설명하고 앞으로 양육에 대해 간섭하지 말고 최씨에게 스트레스를 주지 말 것을 얘기하고, 시아버지 역시 동감하고 환자에게도 그동안 받은 스트레스는 다 잊고 앞으로 그런 일 없을 거라고 말씀하셨다고 한다. 그 후 최씨도 이에 관한 스트레스나 답답함 많이 해소되었다. 발병 이후 2~3개월간 전신무력감으로 인해 침상에 누워 있는 시간이 많아지면서 우울증세가 나타났으나 오히려 적극적으로 생활하기를 권고받고 동시통역 아르바이트로 4시간 정도 일하고 있었고 자격증 시험공부도 하였다.

두 달 전, 두 번째 발작 일어나 정신과 일반병동에서 3주간 입원치료를 받았다. 이후 집에서 거의 누워 지내면서 가료 중 친정 방문 및 한방치료 받을 겸, 한국에서 1주일 정도 쉴 생각으로 며칠 전 서울 도착하였는데, 당일 저녁 증세 갑자기 심화되어 본원 응급실 통해 입원하게 되었다.

(2) 심리검사 및 심박변이도 검사

① BDI: 9점

② MMPI

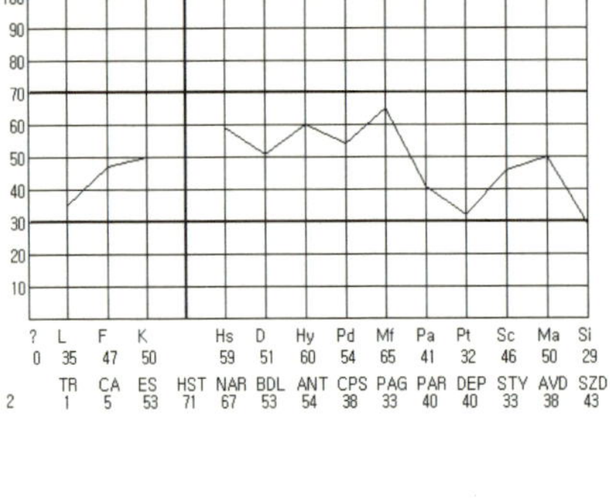

▸ 흔히 전환증상을 가진 개인들은 피암시적이기 때문에 외부의 단서에 의해 증상이 변형되거나 해소될 수 있다. 그러나 최씨는 그러한 양상을 보이지 않았으며, 아무도 없는 병실에서도 발작증세는 자주 나타났다. MMPI 프로파일도 정상적이며, 주로 동반된다고 알려진 히스테리성, 반사회성, 의존성의 성격특성도 거의 찾아볼 수 없었다.

③ HRV

최씨의 HRV 결과

Time Domain Analysis		Frequency Domain analysis	
Mean HRT(bpm)	77	TP(ms2)	2,436.1
SDNN(ms)	51.4	LF(ms2)	1,525.0
RMSSD(ms)	27.6	HF(ms2)	274.0
		LF/HF	5.6

(3) 치료 경과

입원 첫날 경련발작 총 5회였는데, 발작시마다 침치료 후 증세가 소실되었다. 변증 평가에 준하여 귀비탕歸脾湯 투여를 시작하였다. 경련시 간단한 호흡법을 통한 자가대처행동요법을 교육하였다.

입원 2일째, 총 7회의 경련발작이 있었다. 1회당 30분 정도 지속되는 양상이었다. 이 날부터 이완훈련, 호흡훈련, 증상느끼기 등의 한의정신요법을 중심으로 한 상담을 실시하였다.

입원 3일째에는 총 3회의 경련발작이 있었다. 세 번째 발작(19시경) 때, 양하지의 경련 양상 특징적으로 심했다. 호흡곤란 양상은 거의 없었다. 발작 직후 10분 정도 관찰한 후, 오른쪽 팔의 영도혈靈道穴에만 자침하였더니 증세가 완화되었다. 오전중, 단기적 인지행동치료를 위한 증례설계를 작성하였다. 이는 한의정신요법 2회기 안에 포괄적으로 이루어졌다.

증례설계를 바탕으로 한 상담이 중심이 된 2회기의 한의정신요법 후 하루 종일 경련 발작이 없었다. 저녁 때 외출하여 남편과 쇼

인지행동치료를 위한 증례설계

문제목록	① 시아버지와의 갈등: 자신과 교육관이 다름. 환자는 자율적인 교육방식이나 시부는 끈끈한 가족애로 엄하고 구속적인 교육방식을 내세움 ② 둘째 오빠 내외가 아이를 친정 엄마한테 맡기고 나 몰라라 사는 것이 이해가 안 되고 그 문제로 자주 다툼 ③ 형제, 부모 외의 다른 친척들은 평생 내 인생에 피해만 주는 것 같아 상대하기 싫음 ④ 매사에 내가 내 힘으로 모든 문제를 해결해야 마음이 놓임 ⑤ 나는 가족애(특히 모성애)가 부족한 것 같음—친정 엄마, 시부모로부터 똑같이 그런 말을 들었음. 그 말 듣고 심리적으로 적잖은 충격을 받음
이면기제	▸ 내 삶은 내가 알아서 해야 한다. 누구의 도움도 필요 없다. ▸ 나의 주변인(친지 포함)은 항상 내게 피해만 준다.
이면기제와 문제의 상호 연관성	① 자신의 교육관 역시 이면기제의 영향을 받아 자율적인 교육관을 고집하게 되고, 이와 반대되는 시아버지 교육관과 충돌. 시아버지 역시 내 인생에 간섭자일 뿐이라고 인식하는 것도 이면기제와 밀접함 ② 둘째 오빠 역시 내 주변의 간섭자로 인식함 ③④는 이면기제와 거의 동일함 ⑤ 실제 자식에 대한 교육관을 고수하려는 의지나 남편에 대한 애정 정도 등을 볼 때 가족애가 부족하지는 않다. 그러나 이면기제로 인해 가족관계에서 유달리 냉정한 태도 때문에 주위사람들의 오해가 본인에게 과장되게 비춰진 것으로 사료됨
핵심 문제의 근원	· 늘 빚보증 문제로 피해를 보던 아버지의 인생을 보고 자람 · 대학진학시 교육문제로 부모와 갈등—과도한 자율적 인생관과 교육관을 습득하는 데 있어 결정적 역할 · 대학 때 고모와 같이 살면서 푸대접 받음—가족(친지)에 대한 분노가 일반화된 결정적 계기

핑 후 기분이 좋아졌다고 한다.

입원 5일째, 아침 1회 가벼운 경련 양상이 있었다. 오후에 한의정신요법 3회기를 실시하였다. 3회기 때는 명상과 침을 결합한 증상느끼기 과정을 실시하였으며, 환자의 인지오류의 적극적 수정을 위해, 2회기의 증례설계를 그대로 유지한 채, 문제목록 ②를 구체적 화제로 삼고 이에 대해 인지와 행동의 수정 요령을 제시하였다. 최 씨는 짧은 회기의 정신요법에도 불구하고 좋은 경과를 보였다.

일본에 가서도 제반 문제에 대해 현 증례설계를 바탕으로 한 인지행동 수정을 지속할 수 있도록 교육하였으며, 자가 훈련식의 호흡법과 이완법을 교육하였다. 입원 5일째 측정한 HRV의 LF/HF ratio가 2.9로 체크되었는데, 이는 입원시 5.6에 비해 호전된 것이다.

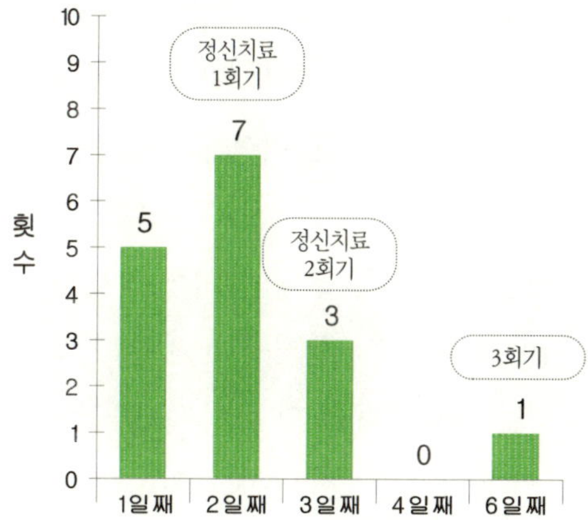

▶ 환자의 치료경과에 따른 경련발작 횟수의 변화

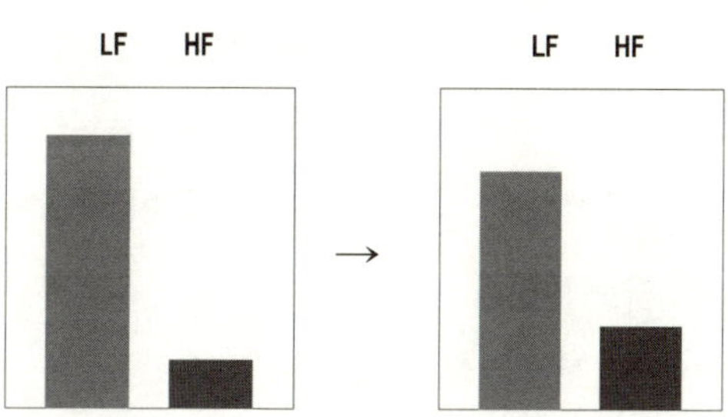

▶ 환자의 LF/HF ratio 변화
입원시 5.6에서 입원 5일째 f/u시 2.9로 호전됨

입원 6일째, 일본으로 귀국해야 하는 사정상 치료를 마무리하고 퇴원하였다. 입원 후 5일간의 치료를 통해, 경련발작의 횟수가 점차 줄어들면서 배통背痛, 요통腰痛이 경감되었다.

3) 증례 고찰

해리성 경련 또는 히스테리성 경련은 DSM-Ⅳ의 전환장애의 경련을 동반한 아형에 해당하는 증상이다. 후궁반장opisthotonus이 특징인 히스테리 특유의 간질양 발작이 나타나며 이는 일종의 가성경련pseudoseizures으로서, 운동양상이 간질발작과 유사하지만 혼미와 트랑스 상태가 주로 있고, 혀 깨묾, 요실금, 외상은 거의 없으며, 동공반사나 구역반사 등은 정상이다.

환자의 전환장애에 대한 역동적 분석을 통해 그 심리적 원인을 탐구할 수 있었다. 최씨는 자신의 심리적·환경적 문제에 대해 상담을 진행하면서 자신의 일생을 정리한다는 마음가짐으로 진지하게 임하였다. 환자가 충분히 인식하고 있듯이, 시부와의 갈등 관계가 증상의 표면적 이유이다. 그러나 그 이면에는 환자의 과도한 자립심에 대한 핵심신념("내 삶은 내가 알아서 해야 한다. 누구의 도움도 필요 없다. 나의 주변인(친지 포함)은 항상 내게 피해만 준다")이 존재하였음을 상담을 통해 찾아낼 수 있었다. 이를 인지행동치료를 위한 증례설계의 이면기제로 삼고, 단기적 인지수정을 시도하였다.

환자는 한의정신요법과 인지행동치료에 매우 좋은 반응을 보였다. 발작 직후에 명상과 침을 결합한 증상느끼기 단계에서 최씨는 자신의 몸에 흐르는 기혈 순환을 체감하였으며, 지나친 긴장상태에 대한 성찰을 성공적으로 이루어냈다. 더불어 증례설계를 바탕으로 한 인지 교정의 시도는 단기적이긴 하지만 인지행동치료의 형식을 취함으로써 최씨가 잘 순응하도록 하였다. 같은 진단하에 일본의 정신과 전문 병원에서 치료를 받았지만 아주 간단한 상담치료 외에 약물치료로만 진행하여 별 호전이 없는 상태였다. 본원에서의 정신요법을 통해, 최씨에게 표면적으로 알고 있는 스트레스의 이면에 숨어 있는 근본적 갈등이나 환자의 핵심신념, 성격 특성 등을 제시함으로써 최씨로 하여금 보다 근본적인 인지교정을 유도할 수 있었다.

제한된 시간 내에 치료해야 하는 상황이어서, 구체적인 인지개입이나 행동기법을 단계적으로 진행하기가 어려워 직접적인 "이면기제 지적하기" 기법을 활용했다. 환자가 교육수준이 높고 심리적으로 세련된 성격 특성을 소유하고 있어서 의외로 그 지적에 대해 긍정적인 인지변화를 일으킬 수 있었다. 실제로 환자의 치료 경과를 돌아보면, 하루당 경련발작의 횟수가 현저히 줄어드는 것을 관찰할 수 있었다.

우리는 경련발작이 있는 최씨의 상태를 중기증中氣證의 범주 안에서, 변증평가에 준하여 한약투여와 침치료를 실시하였다. 중기증이란 기중氣中이라고도 하며 유중풍類中風의 한 종류이다. 감정이 격앙되고 기氣가 상역上逆함으로써 발생하는 일과성의 의식상실과 경련을 뜻한다. 흔히 폭희暴喜, 폭노暴怒 등 정신적인 충격으로 인해 발생하며 특히 심한 분노 끝에 오는 경우가 많다. 이는 전환장애와 매우 유사하다. 사람에 따라서는 중기증中氣證이 자주 되풀이될 수 있는데 이는 체질적인 소인으로 추정된다. 즉 히스테리성 인격장애 등 신경정신과적인 소인을 가지고 있는 사람은 사소한 충격이나 욕구불만에 의해서도 자주 유발된다. 또한 혈허血虛하며 간경肝經의 울화鬱火가 성盛하여 평소에 노怒하기를 잘 하는 사람에게서도 잘 나타난다. 최씨의 경우는 혈허血虛한 상태와 밀접하여, 초진시 변증대로 심비양허心脾兩虛의 변증하에 귀비탕歸脾湯을 투여하였고, 침치료는 심경心經의 오수혈五兪穴 중 금혈金穴에 해당하는 영도靈道에 유침하였다. 영도혈은 심통心痛, 실음失音, 완비통腕臂痛, 폭음暴喑 등을 치료하는 데 주로 사용하는 경혈이다. 환자의 경련 발작시에 자침의 효과는 탁월하여 환자는 발작 중에도 금방 심리적 안정감을 되찾으며 발작이 조금씩 완화되는 것을 느꼈다. 입원 5일째에는, 환자가 발병 당시 심한 배통背痛을 호소한 직후에 발작한 것에 착안, 척추 주위 배수혈背兪穴 자침을 시도하였다. 치료 경과 중에 좋은 변화를 보인 심박변이도(HRV)의 결과를 환자에게 보여 주며 환자의 자율신경 변화에 대해 설명하였다. 이를 통해 환자는 심리적 요인으로 인해 신체적 증상을 일으키는 전환장애의 병리에 대해 더욱 진지하게 이해하였고, 한의정신요법을 중심으로 병행한 한약치료와 침치료로써 본인의 자율신경계의 항상성에 대한 좋은 변화를 얻어낸 것에 크게 고무되었다.

최씨에게 투약된 귀비탕은 송대宋代 『제생방濟生方』에 최초로 기록된 처방으로, 우사憂思로 노상심비勞傷心脾하여 나타나는 건망健忘, 정충怔忡, 경계驚悸, 유정遺精, 불면不眠, 발열發熱, 도한盜汗, 사려과도思

慮過度, 기면嗜眠, 식욕부진食欲不振, 대변실조大便不調, 월경불순月經不順 등의 증상에 적용된다. 이 처방을 활용한 실험적 연구로, 귀비탕가숙지황歸脾湯加熟地黃이 생쥐의 수면시간 연장, 진정, 진통에 효과가 있음이 보고 되었고, 흰쥐에게 단속적인 전기자극 및 침수자극으로 유발한 놀람(驚), 불안 정서(恐情)에 대해 귀비탕이 유의한 억제효과가 있음이 보고 되었다. 또한 귀비탕, 가미온담탕加味溫膽湯, 귀비온담탕歸脾溫膽湯의 항스트레스 효과에 관한 연구에서 백서의 혈청 중 노르에피네프린norepinephrine, 에피네프린epinephrine의 유의한 감소효과가 보고 되었고, 기니피그guineapig로 하여금 열 및 유영스트레스를 유발시키고 귀비탕 투여 후 뇌 노르에피네프린norepinephrine, 에피네프린epinephrine, 도파민dopamine, 세로토닌serotonin 함량의 유의한 감소와 체중 증가, 장기 중량의 감소, 혈장 중 카테콜아민catecholamine, 혈청 중 총콜레스테롤 양total cholesterol, 유리 콜레스테롤free cholesterol, 트리글리세리드triglyceride, 코티졸cortisol의 감소가 보고 되었다. CMS(Chronic Mild Stress)모델 쥐에 대한 귀비탕 연구에서는 귀비탕이 자당섭취량을 증가시키고 학습능력을 회복시켰음이 보고되었다.

12. 사지마비감을 호소하는 전환장애

1) 증례 개요

강씨 여자 41세

▶ 주증상: 불안, 사지마비감

▶ 현병력: 수개월 동안 정신적 스트레스를 지속적으로 받다가 갑자기 사지마비감과 함께 힘이 빠지며 말을 하지 못하는 상태가 되어 모 병원에 일주일간 입원하였다. 뇌졸중 진단과 관련된 이학적 검사, 뇌 자기공명영상(MRI), 뇌 컴퓨터단층촬영(CT) 검사를 받았으나 정상으로 진단받았으며, 증상이 소실되어 퇴원하였다. 그 한 달 뒤 불안증상과 불면, 사지무력 및 마비감이 발생하여 모 병원 신경정신과를 방문하여 항우울제, 수면제 등의 약물치료를 받았으나 2달 동안 증상의 조절이 어려워 발병 3개월여 만에 본원에 입원하였다.

▶ 초진소견: 2개월간의 약물치료에도 불구하고 2시간 정도만 수면 가능한 상태이며 혼자 있는 것이 무섭고 하루 종일 가슴 두근거림과 불안을 동반하고 있으며 조그만 자극에도 흐느낄 정도로 감정이 불안정한 상태였으며 불안감이 증가하면 마비증상이 동반되어 어깨부터 시작하여 팔로 내려가는 마비감을 호소하였으나 신경학적 일관성을 찾기 어려운 형태로 복통, 전신통증, 식욕부진을 호소하기도 하였다. 일반혈액검사, 생화학검사상 정상 소견을 보였으며, 타 병원의 검사를 종합하여 이러한 증상을 유발할 만한 신경과적 질환은 배제하였다. 강씨의 발병 전 사회심리적 환경과, 현재 증상에 대한 구조적 임상면담을 통해 전환장애와 주요우울장애를 진단할 수 있다.

맥진: 세細, 삽澁, 삭數

설진: 적색, 거의 태가 없는 상태, 입마름 호소

복진: 복직근연급腹直筋攣急과 제상동계臍上動悸(배꼽 위의 복부에 맥 박동이 현저함)가

심하며, 제하불인臍下不仁(배꼽 아래 하복부의 감각이 무뎌짐)이 관찰된다.
변증요점: 발병 초기에 정서적 문제와 연관된 사지마비감이 있었던 것은 한방신경정신의학 증후명 중 백합병百合病에 해당한다고 볼 수 있다. 병정이 길어지면서, 현재는 불안함과 더불어, 심장이 두근거리고(心悸), 제상동계臍上動悸가 현저하게 관찰되는데 이는 전형적인 경계정충驚悸怔忡 범주의 증후들이다. 이러한 주증상과 더불어 입맛이 없고(飮食無味), 불면, 가슴답답함(胸悶), 한숨을 많이 쉼(善太息) 등의 증상들이 동반되는 것은 경계정충의 변증 유형 중 사려과도思慮過度로 인한 심비양허心脾兩虛의 증證을 시사한다.

2) 진찰 및 치료

(1) 개인력조사

결혼 초기 남편의 외도로 고통을 겪었으나 남편이 반성하고 성실한 모습으로 돌아와서 같이 가게를 운영하면서 원만한 결혼생활을 하였다. 자녀는 2명을 두었으며, 자신이 공부를 못한 것 때문에 자식교육에 헌신적이었고 특히, 미술을 하는 첫째 딸과는 밀접한 관계를 가지고 있었으며, 남편은 이에 대해 적지 않은 불만이 있었다고 하였다. 가게운영에 있어서 남편은 소극적인 경향이고 강씨 자신은 적극적인 성향으로 많은 업무가 강씨를 중심으로 이루어졌으며 그 때문에 체력적으로도 힘에 부쳤다고 한다. 최근 잘 아는 관계였던 한 여자와 남편이 부적절한 관계에 있는 것으로 의심되는 일이 있었으며, 남편은 부인하고 있는 상태이나 남편의 일관성 없는 진술로 강씨는 더 의심하지 않을 수 없었다. 또한 밀접한 관계를 유지하고 있었던 큰 딸이 독립을 원하고 있어 또 다른 갈등을 일으키고 있었으며 이로 인해 강씨는 지금까지의 삶의 모든 기반을 잃은 것 같다고 하였다.

(2) 심리검사

▶ 해밀턴 우울평가척도: 입원 당시 24점－중증의 우울증 시사

(3) 치료 경과

사려과도思慮過度로 인한 심비양허心脾兩虛의 변증상태는 경계驚悸, 정충怔忡을 주증상으로 하면서 흉민胸悶, 선태식善太息, 불면不眠, 앙앙불락怏怏不樂(원망감을 느끼며 즐겁지 않음), 음식무미飮食無味의 증후들을 동반하고, 맥은 세삽細澁하게 나타난다. 강씨의 경우도 이상의 증후들이 대부분 진찰되어 어렵지 않게 변증할 수 있었다. 또한 설홍소태舌紅少苔와 제하불인臍下不仁은 진액津液과 음陰이 상당히 부족함을 반영하는 것으로서, 이는 환자의 변증상태를 더욱 악화시킬 수 있다. 따라서 강씨의 변증치료의 핵심은 심비心脾의 기능을 개선하고 자음滋陰, 보혈補血하는 것을 치료의 중심으로 삼아야 했다. 이에 적절한 처방으로 흑귀비탕黑歸脾湯을 1일 2회 투여하였다. 한편, 복진시 관찰된 복직근연급腹直筋攣急은 전반적으로 긴장상태가 만성화된 것을 반영하는 것이며, 강씨가 호소하는 통증이나 마비감도 비슷한 맥락의 증후들로 사료된다. 이에 흑귀비탕과 병용하여 소건중탕小建中湯을 1일 3회 투여하여 신체적 · 심리적 이완을 도모하였다. 더불어 전중膻中, 합곡合谷, 중완中脘, 하완下脘, 천추天樞 등의 혈위에 침치료를 1일 1회 실시하였다.

입원 4일째 수면제를 복용하지 않고도 수면을 취했으며 자주 깨기는 하지만 7시간 이상 수면을 취했다며 매우 만족한 반응을 보이고, 점차로 입맛이 돌아오고 경계정충의 강도 역시 수면을 취하면서 약해졌다고 했다. 침치료를 받고 나면 경계정충의 증상이 상당히 진정된다며 만족감을 표시하였다. 오후에 큰 딸이 오기로 하였는데 무슨 대화를 해야 할지 모르겠으며, 대화 중 다투게 되어 딸이 금방 자리를 뜨면 더욱 상처받게 될 것이라고 걱정하였다. 이에 강씨가 느끼는 불안감의 이면에 있는 심리기제를 파악하고자 상담을 실시하였다. 딸과 함께 겪었던 구체적인 사건들을 소재로 상담하면서, 강씨가 가진 인지오류들을 교정해 주었다. 오후에 딸과의 대화에 앞서 원활한 대화의 시작을 위해 몇 가지 행동지침들을 제시하였고, 강씨는 딸과의 대화시간을 행복하게 보내는 데 도움을 받았다고 하였다.

입원 13일째 입원 당시에 호소하였던 불안, 마비감 등의 증상이 거의 사라졌다. 다만, 환자는 퇴원 후 남편과의 해결되지 않을 것 같은 갈등 상황에 대해 여전히 고민하고 있었다. 간단한 가족치료가 필요할 것으로 사료되어, 일단 남편과의 면담을 시도하였다. 당시 강씨의 남편은 환자가 원하는 것을 다 해 주려고 노력하며, 가정이 흔들리지 않도록 최선을 다하고 싶다고 하면서도, 환자의 감정이 너무 격하여 대화가 힘들다고 불평하였다. 이에 적극적인 대화를 시도해 볼 것을 권유하며 격일에 한 번은 와서 자신의 신뢰와 사랑을 지속적으로 표현하고 일관성 있게 설명하기를 권유하였다.

입원 18일째 강씨는 남편과의 대화를 통해서 많은 부분이 오해였다는 것을 깨닫게 되었다고 하였다. 남자와 여자의 사고방식의 차이에 대하여 느끼는 부분이 많았다고 하며 집에 가서 지내면서 외래치료를 받겠다고 하였다. 앞으로도 환자에게 자신의 정서적인 불안이나 불쾌한 감정을 다른 사람에게 차근차근 설명하고 적극적인 도움을 구하라고 조언하였고 환자 역시 그렇게 노력하겠다는 다짐을 하고 퇴원하였다. 퇴원시 해밀턴 우울평가척도를 이용하여 우울증 정도를 검사한 결과 8점이었다. 이는 입원 시 24점에 비해 매우 호전된 것이었다.

3) 증례 고찰

DSM-Ⅳ에서는 전환장애의 아형을, 운동형, 감각형, 경련형으로 분류하여 진단한다. 운동형은 운동기능의 상실이 주로 나타나며, 감각형은 감각기능의 상실이 나타나고, 경련형은 경련발작이 주로 나타난다. 한의학 문헌에서도 전환장애의 현상을 기술한 증후명들이 존재하는데, 중기증中氣證, 백합병百合病 등이 그것이다. 여기서 중기증中氣證은 전환장애의 아형 중 경련형에 해당하고, 백합병百合病은 운동형에 해당한다고 볼 수 있다. 중기증은 다른 증례를 통해서 언급될 것이므로 여기서는 설명을 생략하겠다. 한의학 문헌에 이르기를, 백합병百合病은 항상 열병熱病 후에 속발하고, 혹은 정지情志가 따르지 못하여 발생하는데 정신이 황홀恍惚하며 누우려고 해도 눕지 못하고 움직이려 해도 움직이지 못하고 식욕이 좋다가 나쁘고, 입이 쓰고 소변이 붉고 맥상脈象이 미삭微數함을 임상증상으로 한다.

그 주요 변증 유형은 심폐음허心肺陰虛이다. 환자가 발병 초기에 사지마비감이 발생하여 백합병의 범주로 보기에 충분하지만, 입원치료할 당시로선, 불안함과 두근거림이 임상의 초점이었기 때문에, 경계정충驚悸怔忡의 범주 안에서 변증시치辨證施治하는 것이 더 적절하다고 판단하였다.

『동의보감東醫寶鑑 내경편內景篇 신문神門』에 이르기를, 경驚이란 심心이 갑자기 놀라서 안정되지 않는 것이고 계悸란 가슴이 두근거리고 무서워 놀라는 것이며, 이는 너무 사색하거나 몹시 놀랐거나 무서워하는 데서 생긴다고 하였다. 황도연의 『방약합편方藥合編』에도 같은 내용이 있는데, 불면시에는 귀비탕에 숙지황을 가하여 처방하며 이를 흑귀비탕이라 한다. 귀비탕은 보중익기탕補中益氣湯의 유방類方으로서, 목향木香, 원지遠志가 가미되어 흉격胸膈을 열어 주며 마음을 진정시키는 작용이 뛰어나, 과도한 사려思慮로 인하여 식욕이 없고(飮食失節), 땀이 나며(自汗), 잠을 자지 못하고(不眠), 가슴이 뛰고 불안한 마음을 조정할 수 없을 때 활용된다. 강씨는 이러한 적응증과 더불어 특별히 심한 불면을 가지고 있었고, 설진과 복진에서 설질舌質이 붉고, 태苔가 적었으며 입마름을 호소하고 제하불인臍下不仁이 심하게 나타나는 것이 관찰되어, 자음滋陰, 보혈補血의 효과를 높여야 한다고 판단되어, 숙지황을 가미하여 사용하였다.

또한 전환장애의 한 증상으로서 심한 마비감과 근육이 당기는 증상을 호소하여 소건중탕을 병용 투여하였다. 소건중탕은 가슴이 뛰고 답답하고 열감을 어쩌지 못하는(心中悸而煩) 증證에 사용하는 처방으로 『상한론傷寒論』과 『금궤요략金櫃要略』에 소개된 처방이다. 소건중탕의 군약君藥은 작약芍藥으로서, 사지가 당기고 굴신이 어려울 때 사용하는 작약감초탕芍藥甘草湯에서 그 작용을 이해할 수 있다. 또한 소건중탕은 본래 계지탕의 유방類方으로서 허약한 경향이 있고 소화력이 약한 사람에게 적합하여 허로虛勞에 사용되는 대표적인 처방이다. 또한 작약芍藥과 교이餃飴의 조합으로 인하여 진액津液을 보충할 수 있어 소화력이 떨어지고, 입이 마르고, 가슴이 뛰고, 사지가 당기고 아프며 손발에 열이 나는 경우에 활용된다. 강씨는 몇 달간의 지나친 스트레스와 과로로 인하여 식욕부진, 입마름, 가슴이 뛰며 잠을 자지 못하였으므로 『금궤요략金櫃要略』에서 서술하고 있는 허로虛勞의 증상에 해당한다고 할 수 있으며, 동시에 복진상의 복직근연급腹直筋攣急과 사지마비감 등이 있어, 작약을 군약으로 하는 소건중탕의 적응증에 해당한다고 할 수 있다.

전환장애를 가진 환자의 근본적 치유를 위해서는, 한의학적인 변증식 약물요법과 심리학적 접근이 통합되어야 할 것이다. 강씨는 갈등의 현장이었던 가정을 벗어나 입원함으로써 다소간 안정을 취하게 되었고, 자신의 심리적·신체적 상태를 의료진과 함께 관찰하며 적극적으로 치료에 임하였다. 입원 2~3일 만에 귀비탕과 소건중탕의 한약처방과 침치료를 통해 불면과 사지마비감이 뚜렷하게 감소되었으며, 식욕, 입마름, 그 외의 기타 증상들이 현저하게 개선되자 치료에 자신감을 가지게 되었고, 이로써 의료진과의 확실한 치료적 관계도 형성되었다. 이를 바탕으로 가족들과의 상담이 환자와 보호자들의 협조하에 원만하게 진행됨으로써 가족 내 갈등에 대한 적절한 관리가 가능해졌다. 강씨는 자신의 문제나 불만을 상대방에게 말하고 상의하는 데 어려움이 있다고 하였고, 특히 소극적인 남편과의 대화가 어렵다고 호소하였다. 이에 자신의 감정을 효과적으로 전달하는 방법에 관심을 기울이고, 대화방식의 차이를 이해하는 노력을 하도록 하였다. 이러한 노력이 향후 치료에도 성공적으로 이루어진다면, 발병의 한 원인이 되었던 가족간의 갈등이 해결되고, 더 나아가 환자가 자신의 신체적 · 심리적 장애를 통찰하게 됨으로써, 보다 근본적인 치유에 이를 수 있을 것이다.

13. 입 주위 마비감을 호소하는 전환장애

1) 증례 개요

김씨 여자 45세

▸ 주증상: 입 주위 마비감 및 감각이상, 어눌한 발음

▸ 현병력: 수험생 아들은 둔 주부로서 수능을 얼마 안 남긴 시점에서 입 주위 감각이상이 약간씩 있었다가 이듬해 심한 정신적 스트레스를 받고 졸도한 후 입 주위 마비감이 발생하였고, 집에서 안정 가료하다 증상이 지속되어 본원에 입원하게 되었다.

▸ 초진소견: 마비감과 관련된 기타 신경학적 이상소견은 보이지 않았으며, 입원 후 뇌자기공명영상 촬영 결과 경도의 소뇌위축 소견이 나왔으나 직접적 원인으로 여겨지지는 않았다. 발병 전, 둘째 아들의 진로 문제로 심한 스트레스를 느꼈다고 하여, 전환장애를 의심하였다.

맥진: 평맥平脈, 허실虛實의 중간 정도

설진: 미홍색微紅色

복진: 전중혈膻中穴 부위 심한 압통이 있고, 간헐적으로 열이 치밀어 오름
변증요점: 정신적 충격으로 인해 졸도한 경험이 있은 후 발생한 증상이므로, 중기증中氣證의 범주 안에서 변증한다. 병전성격상 스트레스를 많이 받는 타입이었고, 정신적 스트레스가 발병의 한 요인이었다는 점, 가슴 부위의 압통과 협늑창만脇肋脹滿이 있고, 간헐적인 내열內熱의 상승을 시사하는 목적目赤, 구고이건口苦而乾 등의 증상이 동반되므로 기울화화氣鬱化火의 변증 상태로 평가할 수 있을 것이다.

2) 진찰 및 치료

(1) 개인력 조사

가난한 집안에서 자랐으나 어렸을 때 특이할 만한 사건은 없었다. 평소 꼼꼼한 성격으로 스트레스를 많이 받는 편이었다. 남편과의 사이는 좋은 편인데, 남편이 개인택시를 운전하므로 환자가 내조하느라 수면시간이 적은 편이다. 내원 3년 전 사이좋은 시동생을 사고로 잃게 되자 이에 충격을 받아 한동안 매우 슬퍼하고 혼잣말을 하기도 하였다고 한다. 두 명의 아들을 두었는데, 이 중 둘째 아들이 재수하여 들어간 대학교를 입학하자마자 적성에 맞지 않는다고 하여 그만 다니겠다고 했고, 이로 인해 환자가 졸도하였으며, 이후 입 주위 마비감 등의 주요 증상이 발생하였다.

(2) 치료 경과

환자는 갑작스런 정신적 충격으로 인해 졸도 및 입 주위 마비감

을 호소하며 입원하였는데, 이것은 한방신경정신의학의 증후명 중, 중기증中氣證의 범주에서 보이는 양상이다. 중기증의 초기에 상용하는 사향소합원麝香蘇合元을 하루 한 번씩 복용토록 하였으며, 가슴 부위의 압통과 협늑창만脇肋脹滿이 있고, 간헐적인 내열內熱의 상승을 시사하는 목적目赤, 구고이건口苦而乾 등의 증상이 동반되므로 기울화화氣鬱化火의 변증상태로 판단하여 순기順氣작용이 있는 분심기음分心氣飮에 청열지제淸熱之劑인 시호, 황금, 치자 등을 가미하여 처방하였다.

입원 둘째 날, 면담을 통해 자신의 과거 스트레스 상황과 살아온 이야기를 털어놓은 후 입 주위 마비감이 한결 가벼워지는 느낌이라고 했다. 한약처방은 그대로 유지하였고, 아울러 환자의 증상이 심리적 영향을 많이 받는다고 판단하고 긴장을 완화시키는 자율훈련법을 시행하였다.

입원 셋째 날, 입 주위 마비감이 눈에 띄게 좋아졌다고 하며, 이에 따라 발음도 더 정확해졌다. 환자는 전날의 자율훈련법을 시행한 후 마음이 한결 편해졌다고 하였다. 지속적으로 자율훈련법을 시행하였다.

입원 넷째, 다섯째 날, 입 주위 마비감은 거의 없어졌으며, 환자가 약간은 강박적인 성격을 가지고 있으므로 퇴원 후에도 이 성격으로 인해 스트레스를 받지 않도록 상담을 해 주었으며, 이러한 성격의 교정을 목적으로 간단하게 해 볼 수 있는 인지행동치료적 요령을 알려 주었다.

입원 여섯째 날, 증상이 크게 호전되어 불편함을 거의 느낄 수 없게 되어 퇴원하기로 결정하였다. 아울러 인지요법을 계속 시행하도록 설명하였다.

3) 증례 고찰

환자는 평소 꼼꼼한 성격을 가졌고 이로 인해 쉽게 스트레스를 받는 편이었다. 이러한 상황에서 믿었던 아들의 학업포기는 커다란 충격으로 느껴졌고 이것이 졸도 및 입 주위 마비감 등의 증상으로 이어졌던 것이다. 마비 또는 이상감각의 발생이 신경과적 또는 내과적 질병으로 인하지 않은 경우, 여기에 증상의 시작과 악화에 심리적 요인이 연관되어 있는 경우 전환장애라고 진단할 수 있는데, 김씨의 경우도, 이학적 검사상 특이적인 신경학적 징후를 보이지 않았고, 뇌 자기공명영상에서도 주증상과 관련 있는 소견이 보이지 않았으므로 전환장애라는 진단을 내릴 수 있었다. 『동의보감 내경편 기문氣門』에서는 사람과 다투다 폭노暴怒하고 기역氣逆하여 혼도昏倒가 되는 증을 중기증中氣證이라 하는데, 이는 전환장애와 매우 유사하다고 할 수 있다. 중기증의 범주 안에서 변증론치를 위해 더 구체적으로 변증분류하면, 크게 혈허血虛인 경우와 간경肝經의 울화鬱火로 인한 경우 두 가지로 나누어 평가한다. 김씨의 상태는 후자의 경우에 해당한다고 사료된다. 평소의 성격이 바탕이 되어 외부적 스트레스에 취약하고, 가슴 부위의 압통과 협늑창만脇肋脹滿이 있고, 간헐적인 내열內熱의 상승을 시사하는 목적目赤, 구고이건口苦而乾 등의 증상이 동반되므로 기울화화氣鬱化火의 변증상태로 판단하여 치료하였다.

김씨의 치료를 위해 처방된 사향소합원에 대해 『동의보감』에서 다음과 같이 언급되어 있다. 『동의보감 내경편 기문』에, 일체의 기담氣痰과 중기中氣, 상기上氣, 기역氣逆, 기울氣鬱, 기통氣痛 등 증세를 다스린다고 했고, 중기증中氣證에 소합향원蘇合香元을 쓰라고 했다. 소합향원과 사향소합원은 같은 처방이다. 또한 환자는 가슴답답함, 가슴부위의 압통, 상열감을 호소하였으므로, 심흉간心胸間의 울기鬱氣를 분개分開하는 분심기음을 기본으로 청열지제淸熱之劑를 가미하여 처방하였다.

전환장애는 증상의 발병 및 경과에 심리적 영향이 큰 편이다. 그리고 무엇보다도 중요한 것은 환자와 의사 사이의 신뢰감인데, 본 환자의 경우 입원 첫째 날 정신과적 면담을 통해 그 동안 환자가 고통스러워하던 속내를 풀게 된 것이 치료에 지대한 영향을 미쳤음을 알 수 있다. 또한 정신요법의 하나인 자율훈련법이 증상 호전에 좋은 영향을 미쳤는데, 이 또한 피암시성이 강한 사람의 경우는 비약물적 치료인 정신요법이 훌륭한 치료방법의 하나로서 쓰일 수 있음을 시사하는 것이다. 환자의 성격이 꼼꼼하기는 하지만 전반적으로 긍정적인 편이며, 남편이 환자의 뜻을 잘 받아주는 편이므로 당장의 작은 아들의 행동으로 인한 충격만 사라진다면 제 증상의 호전이 있을 것으로 보인다. 아울러, 인지행동요법을 통해 지속적 생활습관의 교정을 한다면 증상의 재발을 막을 수 있을 것이다.

14. 극심한 스트레스로 인한 동통장애

1) 증례 개요

김씨 여자 23세

▸ 주증상: 명치부터 목구멍까지의 타오르는 듯 극심한 흉통, 복통

▸ 현병력: 건강검진상 특별한 이상이 없음에도 수년 전부터 명치부터 목구멍까지 타들어가는 통증을 경험하였다. 2년 전 부모님이 이혼하시게 되었을 때와 두 달 전 이혼한 아버지의 재혼문제에 접했을 때도 같은 통증을 경험하였다. 간헐적으로 증상이 지속될 때마다 다량의 진통제를 복용하였으나 통증에 반응하지 않는 경우가 많았으며, 뜨거운 물이나 강한 지압 등의 임시방편적인 대응책을 쓰고 있다가 적극적인 한방치료를 원하여 본원에 내원하였다.

▸ 초진소견: 모 대학병원에서 한 종합검진상 가슴의 통증을 예상할 만한 검사상 이상이 발견되지 않았고 위염소견이 조금 보였으나 예상되는 정도보다 훨씬 더 극심한 통증을 호소하고 있었다. 김씨의 통증양상은 스트레스 사건과 밀접한 연관을 가지고 있어, 심리적 요인이 통증의 발생, 심한 정도, 악화, 또는 유지에 중요한 역할을 하는 동통장애로 사료되었다.

맥진: 현弦, 세細, 삭數

설진: 건조한 설질에 혀끝이 붉고 혀 중앙에 황색의 태가 있고, 입냄새가 심한 편이었다.

복진: 심하비경心下痞硬(명치 부위가 단단하면서 통증이 있음)이 있고, 중완 부위(배꼽과 명치 중간 정도)의 복부동계(배에서 심장이 뛰듯 두근거리는 것) 및 압통이 심하고, 복직근이 단단하였다. 6일째 배변하지 못한 상태였다.

변증요점: 흉통, 복통, 가슴 부위의 작열감이 있고, 통증으로 인해 수면 및 식사를 하지 못하면서, 체중감소가 있다. 이와 더불어 목구멍의 답답한 느낌(梅核氣), 복직근 긴장, 동계, 변비 등의 증상이 있는 것은 진액부족津液不足,

기울성담氣鬱成痰의 증證을 시사한다. 병정이 완고하고 만성화된 경향은 허증과 실증이 함께 있는 변증 진단의 내용과 부합하기도 한다.

2) 진찰 및 치료

(1) 치료계획 및 목표

김씨가 일주일간 7kg 가량의 체중감소가 있고 진액의 부족이 심한 허증상태에 처해 있으므로 일차적으로 가미소건중탕加味小建中湯을 처방하여 소실된 진액의 회복을 도모한다. 그리고 나서 기울성담氣鬱成痰의 해소를 목표로, 분심기음分心氣飮, 사칠탕四七湯의 한약처방을 투여하고, 합곡合谷, 중완中脘, 하완下脘, 천추天樞 등의 침치료를 시행한다. 더불어 불안과 통증이 순환적으로 증상을 강화시키는 과정을 차단하기 위해 복식호흡 및 자율훈련법을 통해 통증의 자가 조절을 훈련한다. 또 김씨의 심리적 갈등상황에 대해 지지하고 자신의 감정을 표출하도록 격려하는 지언고론요법至言高論療法을 시행한다.

(2) 치료 경과

수차례의 면담을 통해, 김씨는 부모님의 이혼, 아버지의 재혼문제와 관련된 가족들간의 심한 갈등에도 불구하고, 가족들을 이상화하려고 하고, 가족들에 대한 자신의 감정을 제대로 표현하지 못하고 있었다. 또 그 속에서 자신의 역할과 정체성에 대해 혼란스러워하는 점도 통증의 발생, 악화, 유지와 연관되는 심리적 요인으로 판단된다.

정신요법과 병행하며, 가미소건중탕으로 부족해진 진액을 회복하고자 하였다. 입원 3일째에 호흡법 및 자율훈련법을 통해 통증의 감소를 경험한 뒤 지속적 한약치료 및 침치료를 통해 환자의 증상에 뚜렷한 개선이 나타났다.

5일째부터는 통증 호소가 없어졌다. 간헐적으로 신경쓰는 일 생길 때마다 왼쪽 옆구리의 통증을 호소하였다. 이후 담을 제거하기 위한 사칠탕을 기본 방으로 하여, 복부동계腹部動悸증상에 가미되는 모려분牦蠣粉을 추가하여 투여하였다. 이후 제반 신체증상은 거의 호전되어 퇴원을 한 뒤 지속적으로 통원치료하고 있다.

3) 증례 고찰

만성통증은 일상생활의 여러 측면을 붕괴시킨다. 실직, 능력 부전, 가정문제를 가진 개인에게서 빈번할 뿐 아니라 활동을 억제하게 되고 사회적 고립을 초래함으로써 우울 기분 같은 다른 심리적 문제를 일으키고 피로와 또 다른 통증을 일으킨다. 또 약물남용이 발생될 수 있다는 데 심각성이 있다.

동통장애는 일반적인 의학적 상태나 물질의 직접적인 효과, 다른 정신장애 등으로 충분히 설명되지 않는 동통이 나타나고, 심리적 요인이 동통의 발생, 심한 정도, 악화, 또는 유지에 중요한 역할을 하는 장애로서, 신체형 장애의 한 형태로 분류된다. 일반적 의학적 상태로 감지가 되지 않아 가족이나 주위사람들로부터 지지받지 못하면서 더욱 고통을 받게 된다. 그러나 동통장애의 치료에 있어 통증의 원인을 전적으로 심리적인 것이라고 생각하면 안 된다. 실제로 그것이 심리적인 요인과 연관된다는 것이 진단의 초점이지, 그렇다고 기질적으로 전혀 이상이 없다는 것이 아니다. 현재의 진단도구를 통해 쉽게 측정되지 않는 기능적 이상일 수도 있으며, 최소한, 말초에서 뇌로 전달되는 통증지각시스템에 문제가 있는 것은 분명하다. 통증이 환자에게는 거짓 없는 사실이라는 것은 인정하되 심리적 문제들이 일부 원인이 될 수 있고, 치료가 효과적이기 위해서는 신체와 정신 모두가 포함되는 통합적 접근이어야 한다는 것을 환자에게 설명할 필요가 있다. 또한 환자들에게 통증의 치료는 의사에 의해서만이 아니고 환자 자신으로부터 노력이 많이 요구되는 일이라는 점과 즉각적인 결과를 기대해서는 안 된다는 점을 사전에 알려 주어야 한다.

김씨는 면담을 통해 동통장애에 대한 병식이 쉽게 형성이 되어, 스트레스로 인해 통증이 유발될 수 있다는 점을 인지하게 되었고, 지언고론요법至言高論療法을 통해 정서표현을 격려받고, 현재 김씨의 갈등상황에 대한 해결책을 모색하게 되었다. 이와 병행하여, 한약치료 및 호흡법 등을 통해 심하게 호소하던 흉부작열감 및 통증, 심하부 통증의 완화를 경험하였다.

동의보감에 의하면 가슴과 위가 아픈 것은 반드시 허실虛實을 구분해야 한다고 한다. 가미소건중탕은 허증虛證상태에서 가슴과 배가 참을 수 없이 아픈 것을 치료하는 처방이다. 인체의 음액陰液을 수렴하여 진액津液을 회복시켜 주는 백작약白芍藥이 주요 약물로 작용하여 허증으로 인한 흉통 및 복통에 유효하였다고 판단된다. 사칠탕은 칠정七情이 울결鬱結되어 목구멍에 담痰이 막혀 있는 것이 헌 솜이나 매화씨 같은 것이 걸려 있는 것 같은데 뱉어도 나오지 않고 삼켜도 넘어가지 않으면서 가슴이 더부룩하고 답답한 기담증氣痰證에 쓰는 처방이다. 여기에 환자의 복부동계가 심한 것에 착안하여 모려분牦蠣粉을 가미하여 처방을 구성하였다.

이상의 정신요법과 한약물 치료를 통해 전반적인 신체적 호소들은 뚜렷한 개선이 있었다. 그러나 퇴원 후 외래 진료시, 여전히 가족간의 갈등상황이 미결된 상태에서 이제껏 억누르던 자신의 감정을 표현하기 시작하며 적대적인 감정을 여과 없이 과격하게 표현하고, 투사하는 태도를 보여, 이에 대한 정신요법을 지속하고 있다. 향후 통증의 재발을 막고 일상생활을 원활히 할 수 있도록 하는 최선책은, 김씨가 자기인식과 통찰에 대한 능력을 보다 개선시킬 수 있도록 돕는 일일 것이다.

15. 만성적인 두통과 잦은 감기를 호소하는 신체형장애

1) 증례 개요

하씨 여자 45세

- 주증상: 두통, 기침
- 현병력: 10년 전부터 만성적인 두통을 겪었으며, 간헐적으로 진통제를

복용하며 견디다가 3개월 전에 감기증상을 호소하며 두통, 기침증상 심해져 본원 외래 진료 후 입원함

▶ 초진소견: 하씨는 양쪽으로 조이는 양상의 중등도 두통을 호소하였다. 일상생활이 가능한 정도이며, 간혹 편측으로 심하게 호소하였다. 오후에 심하고, 두통 발생시 항강증을 호소했다. 1년 전 뇌자기공명영상상 정상소견이었다. 기침에 대한 양방 협진 결과, 폐기능검사상 정상소견이며, 부비동 X선검사(PNS series)에서 가벼운 비부비동염rhinosinusitis이 관찰되었다. 기침은 만성적인데, 환자는 평소 찬물만 먹어도 감기에 잘 걸린다고 했다.

맥진: 약弱

설진: 설근 부위의 백태

복진: 왼쪽 갈비뼈 아래에 가벼운 심하비경心下痞硬이 촉진되었다.

변증요점: 환자의 증상이 만성적이라는 점과, 주증상인 감모증세와 맥진이 부합하지 않은 점을 고려하여, 체질병증體質病證 평가를 위주로 하였다. 평소, 기운이 없고, 땀을 많이 흘리며, 찬물을 먹지 못하고, 오한惡寒을 잘 느끼는 체질이며, 과거 살찌기 전에 상당히 마른 몸매를 유지하였고, 살이 찔 때 하복부가 쳐지고 하체 비만형인 점, 그리고, 예민하고 의심 많은 성격 등의 소증素證으로 미루어보아 소음인少陰人으로 판단된다. 최근 증세 심해지면서, 몸에 발열감이 있고, 땀이 많지는 않으며, 변비 경향이 있음을 고려하여, 소음인 신수열표열병少陰人 腎受熱表熱病 상태의 울광증鬱狂證으로 변증하였다.

2) 진찰 및 치료

(1) 개인력 조사

연애 결혼하여 결혼 초 원만한 부부관계를 유지하였으나, 결혼 7년쯤 되던 해에 남편의 외도 사실을 알고, 이혼하였다. 이혼 후 두

딸을 데리고 있다가 큰 딸이 중학교 들어갈 무렵, 두 딸 모두 뉴질랜드로 유학보내고, 현재의 남편 만나 재혼하였다. 딸들을 외국으로 보낸 뒤, 많은 근심걱정에 시달렸으며, 두통증세가 시작되어 여러 차례 치료를 받았다. 이후 자주 두통에 시달리고 불안증세가 있어 신경정신과 치료를 받기도 했다. 현재의 남편과는 관계가 좋으며, 따뜻하고 자상한 성격이라고 한다. 현재는 큰 딸의 진로 문제로 고민하는 시간이 늘었다. 자신이 이혼한 경험이 있다는 사실에 대해 딸이 좋은 자리에 결혼하지 못할까봐 상당히 걱정하고 있으며, 이런 고민이 현재의 증상 발현에 영향을 주고 있는 듯하다. 두통과 함께 늘 맘이 편치 못하고 불면증이 있으며 몸 전체가 힘이 없다고 호소하였다.

(2) 치료계획 및 목표

① 지나친 걱정이 병을 악화시킨다는 사실을 하씨로 하여금 인식시켜 줄 필요가 있었다. 환자는 현재 자신의 재혼사실이 딸의 결혼에 큰 방해가 될 거라는 지나친 걱정에 시달리고 있다. 하씨의 재혼사실이 딸의 결혼에 실제로 어떤 영향을 미치는지 구체적으로 토론함으로써, 자신의 걱정 안에 숨겨진 인지오류들을 이해시켜 교정하는 상담이 필요하다.

② 심신의 긴장완화를 위해 부항요법, 색채요법, 자율훈련법, 근육이완법 등을 활용하였다.

③ 체질적 취약점이 비교적 뚜렷하여, 사상체질의학적 처방을 통해 환자의 취약한 신체기능을 보완함으로써 스트레스에 대한 신체

적 적응을 강화시킨다. 동시에 두통頭痛에 효과적인 약물의 사용을 고려한다. 이에 초진소견의 체질병증 진단에 바탕을 둔 팔물군자탕八物君子湯을 투약한다.

④ 침치료는 전중膻中, 중완中脘, 하완下脘, 천추天樞, 합곡合谷 등의 취혈을 통해 정신을 안정시키고(安神), 소화를 돕고(消導), 비위를 따뜻하게 하고(溫中), 두통의 대증적 치료를 위해 두유頭維, 족임읍足臨泣, 수침요법手鍼療法 등을 활용한다.

(3) 치료 경과

치료계획대로 한약을 투여하고, 침요법, 부항요법, 근육이완법, 정신과적 상담, 색채요법 등을 병행하였다. 침치료는 오전에 30분 동안 취혈하고, 오후에는 부항 시술 직후 견부 주위 혈에 자침하였다. 불안증세에 대해 그 심리적 요인을 파악하고 인지교정을 위한 상담을 시행하였다. 더불어, 자율훈련법을 통한 긴장완화를 도모하였다. 불면에 대한 관리를 위해 아침 7시경 색채요법을 시행하였다.

치료 5일째에 전반적으로 증상이 호전되나 두통호소는 지속되어 팔물군자탕八物君子湯에 향부자香附子, 백하수오白何首烏, 사인砂仁, 만형자蔓荊子, 소엽蘇葉, 세신細辛, 현호색玄胡索 등을 가한 가감군자탕加減君子湯을 처방하였다.

치료 9일째에 두통이 더욱 호전되었다. 두통이 어느 정도 완화되고, 해수증상이 약간 심해진 상태여서, 동의보감의 건수乾嗽, 노수勞嗽에 대한 처방을 참조하여 사물탕합이진탕四物湯合二陳湯을 처방하였다.

13일째 해수咳嗽증세가 완화되었고, 입원시에 비해 전신소력감, 불안증세가 뚜렷하게 회복되었다.

3) 증례 고찰

장기간 스트레스를 받은 환자는 우울, 불안 등의 정신증상에 시달리기도 하지만, 기분저하 소견 없이 만성적인 신체증상만을 호소하는 경우도 많다. 이때 신체적 질환을 의심하여 병원에서 검사를 받게 되지만, 대개는 아무 이상이 발견되지 않는다. 이런 경우, 의사는 '신경성'이라는 말과 함께 환자의 상태를 설명해 주지만, 만성적인 고통을 겪는 환자는 자신의 고통이 정확하게 인정받지 못했다는 느낌을 받으며, 오히려 실망하게 되는 경우를 흔히 볼 수 있다. 특히, 일차의료에서 빈번히 발생하는 이런 상황은 의사-환자 간의 관계를 어렵게 만들어, 합당한 진료를 방해하는 요소가 된다. 신경증의 한 유형으로서 히스테리의 개념은, 해결되기 힘든 심리적 갈등을 무의식적으로 신체증상으로 전환함으로써 본질의 문제에서 회피하려는 현상을 의미한다. 이러한 정신역동이 분명할 때, 신체형 장애라는 정신장애 진단을 내릴 수 있는데, 이러한 고전적인 히스테리 개념은 환자가 사실은 아무런 이상이 없는 신체를 아픈 것으로 무의식적으로 위장한다는 평가를 함축함으로써, 진단을 내리는 의사들로 하여금 환자의 신체증상을 정신적 표현의 전이형태로만 간주하게 만드는 경향을 갖는다. 하지만 정신장애의 생물학적 이해가 고취되면서 그러한 진단표현에 대한 반론이 만만치 않다. 즉 신체형 장애라고 해서 환자가 기질적으로는 아무 이상 없이 심리적으로 가상의 증상을 표현하는 것이라고 판단해서는 안 된다는 것이다. 일반적 의학적 상태가 배제된 순수한 신체형 장애라 하더라도, 신체증상의 이면에는 뇌 대사의 변화, 신경전달물질의 변화, 신경펩티드의 변화 등 뇌 기능의 이상을 모태로 하고 있으며, 증상 부위의 신체에도 뇌의 신경 지배를 받는 이상 아무 이상이 없다고 단정할 수는 없다. 반면, 정신신체의학의 관점에서 보았을 때, 만성적 스트레스가 두통, 고혈압, 당뇨병, 감염성 질환 등의 위험인자로서 명백한 역할을 하듯이, 환자의 스트레스에 의해 영향을 받는 일반적 의학적 상태의 유무에 대한 진단평가를 간과해서는 안 된다. 따라서 이 두 가지 관점을 모두 고려하여, 히스테리 인상이 강한 환자를 만났을 때, 그 환자의 증상이 심리적이다, 기질적이다 라는 식의 이분법적 진단을 내리는 것에 대해 경계하여야 한다. 하씨의 경우도, 신체형 장애와 정신신체장애의 경계에서의 세밀한 평가와 심리사회적 틀 안에서의 치료가 요구되는 증례였다.

개인력 조사에서 보이는 바와 같이, 10년 전 이혼, 재혼하며 자식을 멀리 보낸 것에 대한 죄책감과 후회감에 시달렸으며 그 때부터 두통이 시작된 것으로 사료된다. 증상이 쉽게 치료되지 않고 되풀이되면서 전반적으로 심신기능이 위약해지고 호전 악화를 반복하다 최근 딸의 장래 문제로 고민을 많이 하면서 증세가 발생한 것으로 보인다. 누구나 겪을 수 있는 스트레스이지만, 환자의 심약한 건강상태가 스트레스에 대한 감수성을 높인 것으로 사료되며, 전형적인 기분장애나 불안장애는 아닌 것으로 판단된다. 딸에 대한 고민 후에 몸의 기운이 없고 극도로 지쳐 있으며, 근육이 쑤시고 아픈 느낌과 함께 심신의 안녕이 감퇴되었다는 걱정, 긴장감, 두통, 자극과민, 무쾌감 그리고 다양한 정도의 경한 우울 및 불안, 등으로 미루어볼 때 신경쇠약Neurasthenia의 인상을 주며, DSM-IV의 신체화장애 진단 조건을 충족하지 않아 감별불능형 신체형 장애로 진단할 수 있다.

신체형 장애의 증상 자체도 고통스럽지만 환자를 더 고통스럽게 만드는 요인 중 하나가 증상의 원인에 대한 명확한 이해가 어렵다는 것이다. 환자의 증상을 단순히 심리적이라고 진단하는 것도 위에서 지적한 대로 그리 바람직한 평가가 아니다. 환자는 분명 몸에 이상을 느끼고 있으며, 그 이상은 현재의 진단도구로 쉽게 그 기질적 원인을 발견할 수 없을 뿐, 실제로는 미세한 기능적 이상을 가지고 있는 것이다. 그리고 그 기능적 이상은 심리적 요인과 연관시켜 정신신체의학적으로 접근되어야 한다. 이때, 심신일여心身一如의 인체관을 바탕으로 한 한의학적 평가와 치료가 환자의 장애에 유익한 도움이 될 수 있다. 하씨의 경우, 평소 기운이 없고, 땀을 많이 흘리며, 찬물을 먹지 못하고, 오한惡寒을 잘 느끼는 체질이며, 과거 살찌기 전에 상당히 마른 몸매를 유지하였고, 살이 찔 때 하복부가 쳐지고 하체 비만형인 점, 그리고, 예민하고 의심 많은 성격 등의 소증素證으로 미루어 보아 소음인少陰人으로 판단된다. 최근 증세가 심해지면서, 몸에 발열감이 있고, 땀이 많지는 않으며, 변비 경향이 있음을 고려하여, 소음인 신수열표열병少陰人 腎受熱表熱病 상태의 울광증鬱狂證으로 변증하였다. 따라서 그에 상응하는 처방인 팔물군자탕을 투여하였으며, 기혈氣血을 보補하는 약물이 포함되어 소음인의 약한 비기脾氣를 보함으로써 위약해진 심신기능을 높여 주고자 했다. 이후 보다 적극적인 두통 치료를 위해 소음인 두통에 상용되는 몇 가지 약물을 가미한 가감군자탕으로 바꾸어 투약하였으며, 전중膻中, 중완中脘, 하완下脘, 천추天樞, 합곡合谷 등의 자침을 통해 안신安神, 소도消導, 온중溫中을 도모하였다. 전체적인 입원치료 경과상, 입원 시 환자가 호소하는 증세는 호전되었다고 평가되나, 환자가 현재 가장 스트레스로 느끼는 딸의 결혼문제의 고민이 입원기간중 완전히 해소되지는 못하였고, 다시 새로운 스트레스에 감수되면 주소증상이 악화될 가능성이 있어 장기적인 보완치료와 자가훈련이 필요할 것으로 사료된다.

16. 장기간 분노 억제에 의한 화병

1) 증례개요

이씨 여자 60세

▸ 주증상: 상열감, 가슴 답답함, 목의 이물감, 메스꺼움

▸ 현병력: 1년 전부터 식욕상실, 현기증, 메스꺼움, 상복부 동통, 우반신감각이상(저림) 등의 신체증상을 나타내기 시작하여 약 6개월 전부터는 증상이 악화되면서 위의 주증상이 지속되는 가운데, 간헐적으로 얼굴이 붉어지고 어지러우며, 심계항진, 두통을 동반하기도 하였다. 이러한 증상으로 본원에 내원하여 심화된 평가와 치료를 위해 입원하였다.

▸ 초진소견: 여러 기관 계통에 관여하는 다양한 신체증상을 호소하며, 신

체 질환을 암시하는 특징적인 검사 결과가 없으며, 만성적 과정인 점을 고려하여 신체형 장애를 의심할 수 있다. 초진 면접시, 환자는 간헐적으로 나타나는 면적面赤, 심계항진, 혈압상승, 현훈, 두통 등의 증상에 대한 파국적인 인식을 보였으며, 특히, 혈압상승은 평소에는 정상혈압이나 증상 발생시, 수축기 혈압이 170~180mmHg까지 상승하여 환자를 더욱 불안하게 하였다. 이에 따른 심각한 건강염려 경향을 관찰할 수 있었다. 시어머니, 남편과의 갈등이 증상의 발생·악화와 연관되어 있었고, 정서적 문제로서 강한 분노감을 억제하고 있었다.

맥진: 부浮 삭數 삽澁

설진: 적색, 거의 태苔가 없는 상태, 입마름(口乾)

복진: 흉협고만胸脇苦滿, 복부냉감腹部冷感을 호소하며, 좌하복부의 압통, 복직근의 과도한 긴장이 관찰됨

변증요점: 환자의 주증상은 화병의 주요 증상인 '열감' '가슴답답함' '치밀어 오름' '목이나 상복부의 덩어리 뭉침' 등의 증상과 일치하여 화병火病의 범주에서 변증할 수 있다. 환자는 주증상 외에 현훈眩暈, 이명耳鳴, 심계정충心悸怔忡 등의 부수적 증상들도 가졌다. 두면부의 심한 열감과 달리 복부와 사지四肢는 찬 편이었고, 설사를 자주 하였다. 이상을 종합하여 변증하건대, 간헐적인 상열감(寒熱往來)과 흉협고만胸脇苦滿, 오심惡心, 현훈, 이명 등의 증상들을 동반하는 소시호탕증小柴胡湯證을 최우선으로 의심할 수 있다. 한편, 체질병증의 관점에서 살펴보면, 환자는 활달하면서도 강인한 성격을 가지고 있으며, 남들과 경쟁하기 좋아하는 성품으로 미루어보아 소양인少陽人의 심성을 가지고 있다고 사료되며, 이러한 소양인의 강한 마음과 편급한 심성을 가진 자는 다른 이들과 겨루기를 잘하며, 구토嘔吐, 토혈吐血, 중풍中風의 발생에 취약하다고 한다. 따라서 이씨가 호소하는 열감과 메스꺼움 역시 소양인 심성과 연관된 소양인의 음허오열陰虛午熱, 구토嘔吐에 해당하는 증후로 평가할 수 있다.

2) 진찰 및 치료

(1) 개인력 조사

결혼 전에는 자상한 부모님과 함께 안정적으로 지냈으며 거침없이 활달한 성격을 지녔다. 아버지와 시어머니의 적극적인 추천으로 지금의 남편과 결혼하게 되었다. 남편은 강한 성격의 부인과 어머니가 함께 있는 것이 힘들다고 판단하여 사업이 기울기 전까지는 남편이 생활비를 따로 시어머니에게 드리며 분가하여 살아왔다. 결혼 후, 생활이 부유하였으며 슬하에 1남 1녀를 두고 있었고, 현재 자녀들은 좋은 직장에 취직하여 어려움 없이 살고 있다. 그러나 정작 이씨는 자신의 자녀 양육에 대해 자신의 성의 부족으로 실패했다고 표현하며 더 잘될 수 있는 자식들이라고 한탄하기도 하였다. 자녀들과의 관계는 원만하고, 특히 딸과는 심리적으로 편하게 의지할 수 있는 관계이다. 아들과는 병을 앓는 기간 동안 많은 대화를 하여, 아들로부터 많을 힘을 얻었다고 했다. 남편은 사업에 집중하였고, 활발한 환자의 성격과는 반대로 과묵하며 소탈하여, 성격차이로 인한 거리감을 많이 느끼고 있었다. 1996년 이후 남편의 사업이 어려워지기 시작하여 그에 대한 스트레스가 있으며 남들의 시선을 많이 의식하고 있다. 이로 인해, 1년 전부터 시어머니와 살림을 합치게 되었고 그 이후 시어머니와 관계가 원만하지 못하였다. 환자가 말하기를, 시어머니는 자기중심적인 인물로 거침없는 성격의 소유자이며 대하기가 힘들다고 했다. 시어머니 모시는 것이 힘들지만, 시어머니를 제대로 모시지 못한다는 평가를 듣고 싶지 않아서 항상

시어머니 입장에서 맞추어 살았다고 했다. 그러던 중, 6개월 전부터 현재의 증세가 나타나기 시작했으며, 현재 환자와 시어머니는 따로 거주하게 되었음에도 불구하고 증상은 전혀 호전되지 않고 있다.

(2) 심리검사

① 해밀턴 우울평가척도: 21점 → 중간 정도 우울증

② MMPI

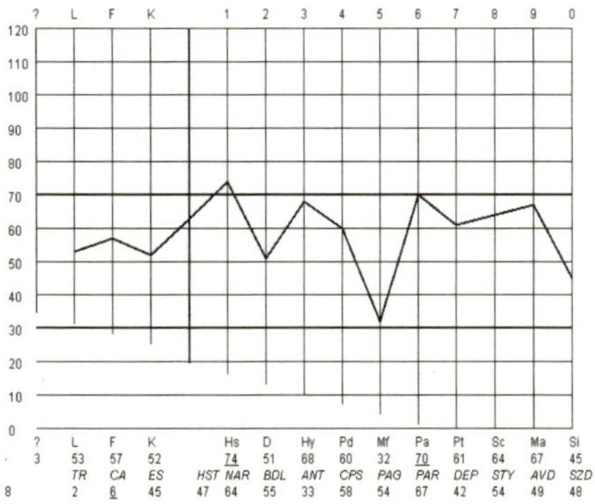

▶ 1척도(건강염려증)가 74점으로 가장 높게 나타났으며 이는 책임이나 심리적인 문제를 직접 처리하기를 회피하는 경향이 있으며 1~6척도의 동반상승은 신체적 문제의 호소(1척도)와 더불어 적개심의 상승(6척도 편집증)을 나타내고 있으며, 대인관계의 갈등이 있음을 보여 주고 있다. 매우 낮은 5척도(남성-여성특성)의 점수는 전통적인 여성역할을 강하게 동일시하여 매우 위축되고 자기연민에 빠져 있으며 적극적인 문제해결을 하지 않는 소극적인 대처방식을 가지고 있다. 1-2-3척도의 형태는 "전환V"로서 자신의 정신적인 고통을 보다 합리적이며 사회적으로 수용될 만한 신체적인 문제로 전환시키는 경향이 많음을 시사한다.

(3) 치료 계획 및 목표

입원시 고부간 갈등상황은 다소 해소되었으나 증상은 여전히 심각하였다. 시어머니에 대한 미움과 원망, 분노가 가라앉지 않은 상태였으며, 환자 자신은 어떠한 대화조차 하지 않고 시어머니의 모든 주문에 맞추어야 한다는 생각을 버리지 못하는 수동적인 대처방식을 보이고 있었다. 한편, 환자가 호소하는 신체증상들이 발작적으로 나타나는 경향이 있으며, 특히 발작적인 혈압상승에 대한 불안이 커 자신의 증상에 대한 파국적인 인지오류를 가지게 되었고 보호자 없이 외출하려 하지 않는 등의 행동 변화가 초래되었다. 일단 지지적 입장을 통해 적절한 의사-환자관계를 수립하고 자신의 증상이 신체적 질병에만 기인한 것이 아니며, 정신적인 고찰을 통해서 해결해야 함을 인식하도록 유도하였다. 자신의 신체증상에 대하여 심각한 건강염려사고를 가졌으므로, 적절한 검사를 통해 내과적인 이상이 없거나 심각하지 않음을 설명하고, 인지수정, 행동수정을 위한 치료적 접근을 시도하였다.

(4) 치료 경과

입원 첫날 구역감을 심하게 호소하여 대증처방인 지구양위탕止嘔養胃湯을 투여하였으나 좋아지지 않아서 중단하고, 초진시 진단한 체질병증을 고려하여 독활지황탕獨活地黃湯을 1일 3회 투여하였다. 또한 초진 시 평가한 변증대로, 이씨가 호소하는 간헐적인 상열감上熱感을 한열왕래寒熱往來로 보고 소시호탕증의 계열방인 대시호탕합계지복령환大柴胡湯合桂枝茯笭丸을 처방하여 병용 투여하였다.

입원 일주일째, 상열감이 많이 가라앉았으며, 혈압상승도 발생하지 않았다. 자신의 증세에 대한 파국적 인식으로 인한 행동 제약과 심계정충 등의 신체적 불안 징후 등도 완화되었다. 다만, 설사가 있고 약간의 현훈, 이명, 목의 이물감(梅核氣), 사지 저린감을 호소하였다. 이에 독활지황탕은 그대로 유지하고 대시호탕과 치료목표는 비슷하되 이씨의 잔류증상의 적응증을 가지는 사역산합계지복령환四逆散合桂枝茯笭丸으로 처방을 변경하였다.

이후 입원 10일째, 식사량도 꾸준히 회복되어 병원식사를 원만히 할 수 있는 상태이며 목의 이물감(梅核氣)도 입원당시 10점 정도에서 6점 정도로 감소되었으며 설사 양상 없이 대변 1~2일에 1회 정도로 양호하였고, 상복부 동통도 사라졌다. 이명 증세도 다소 완화되었으나 완전히 가시지는 않았는데, 입원기간 이비인후과 협진을 통해, 만성적이지만 크게 걱정할 상태는 아님을 이해하였다.

3) 증례 고찰

"화병"은 우리나라에서 민속적으로 전해 내려오는 용어로서, 장기적인 분노의 억제가 주된 심리적 요인으로 작용한다고 알려져 있으며, 다양한 신경증적 증상들을 나타내는 정신장애의 한 형태로 인식된다. 화병이 우리 문화와 연관되어 있다는 것은, 우리 문화가 전통적으로 가부장적 가족형태를 이루며, 분노를 잘 억제하는 것을 미덕으로 여기는 생활 습관 등이 있어 이런 문화적 측면이 화병의 발병에 기여하고 있음을 말한다. 더불어, 화병 환자들이 주로 호소하는 증상들이 한의학적 병리 개념인 화火와 연관된다는 점에서 이 또한 동양문화권의 독특한 영향이라고 인식되기도 한다. 이렇게 사회심리학적 요소가 결부되어 있고, 한의학적인 관점까지 얽혀 있어, 국제적인 정신장애 진단 체계에 의거하여 화병의 개념을 명확하게 규정한다는 것은 쉬운 일이 아니다. 그럼에도 불구하고, 많은 학자들의 연구에 의하여, 화병이 한국의 문화 관련 증후군으로서, 장기적인 분노의 억제로 발생하며, '열감' '가슴의 답답함' '치밀어 오름' '목이나 상복부의 덩어리 뭉침' 등의 몇 가지 핵심 증상을 보인다는 공통된 견해가 도출되었다.

미국정신의학회에서 편찬한 DSM-Ⅳ(정신장애의 진단 및 통계편람 4판)에서 문화관련증후군의 하나로 화병을 명기하고 있는데, 화병에 대한 임상적인 증상을 근거로 하여 다음과 같이 정의하고 있다.

> hwa-byung(also known as wool-hwa-byung): A Korean folk syndrome literally translated into English as "anger syndrome" and attributed to the suppression of anger. The symptoms include insomnia, fatigue, panic, fear of impending death, dysphoric affect, indigestion, anorexia, dyspnea, palpitation, generalized aches and pains, and a feeling of a mass in the epigastrium.: 화병(또는 울화병으로 알려짐): 한국의 민속증후군으로 문자적으로 "분노증후군"으로 번역을 할 수 있는데, 분노의 억제로 인하여 발생한다. 이 증후군의 증상들은 불면, 피로, 공황, 임박한 죽음에 대한 두려움, 우울한 감정, 소화불량, 식욕부진, 호흡곤란, 빈맥, 전신의 통증과 상복부위의 이물감 등이다.

화병의 이러한 임상적인 증상들은 DSM-Ⅳ의 축1장애 중 우울장애, 불안장애, 신체형 장애 등의 증상들과 겹치는 부분이 있어, 화병이 다른 축1장애와 엄밀하게 감별될 수 있는 진단명이라고 보기에는 어렵다. 이에 화병의 진단적 연구가 활발하게 이루어졌다. 화병을 가진 환자가 DSM-Ⅳ의 축1 진단 체계에서 어떤 진단이 내려지는가를 살펴보는 몇몇 연구들에서, 화병 환자는 주요우울장애, 기분부전장애, 범불안장애, 공황장애, 신체화장애, 감별불능신체형 장애, 전환장애, 동통장애 등 다양한 진단이 내려진다는 사실이 밝혀졌다.

따라서 화병을 단지 축1장애들과 감별되는 단일 병명이라고 규정하기보다는, 일단은 기존의 축1장애 진단이 내려진 상태에서, 분노의 억제 기제가 뚜렷하고, 몇 가지 핵심적이고 독특한 증상을 가지면, "화병 양상"을 추가로 진단하는 것이 현재로서는 가장 적절하다고 생각된다. 따라서 그림에서 보는 바와 같이 화병 환자는 여러 축1장애 진단을 내릴 수 있게 된다. 한편, 동일한 축1장애를 가진 환자라도, 화병 양상이 있는 환자가 있고, 없는 환자가 있어, 그 진단과 치료에 있어서 보다 구체적으로 접근할 수 있게 된다.

증례에서 소개한 이씨의 경우도, 여러 기관 계통에 관여하는 다양한 신체증상을 호소하며, 신체질환을 암시하는 특징적인 검사 결과가 없으며, 만성적 과정인 점 등이 일반적인 신체형 장애 진단을 내리기에 충분하였다. 그와 동시에, 그러한 증상들이 시어머니와의 갈등 속에서 장기적인 분노감 억제로 유발된 것이 분명하고, 화병의 전형적인 신체증상인 열감, 답답함, 치밀어 오름, 목의 이물감 등의 증상들을 호소하고 있어, 화병이라는 진단을 추가적으로 내릴 수 있었다. 즉 "화병 양상이 있는 신체형 장애"로 진단할 수 있다.

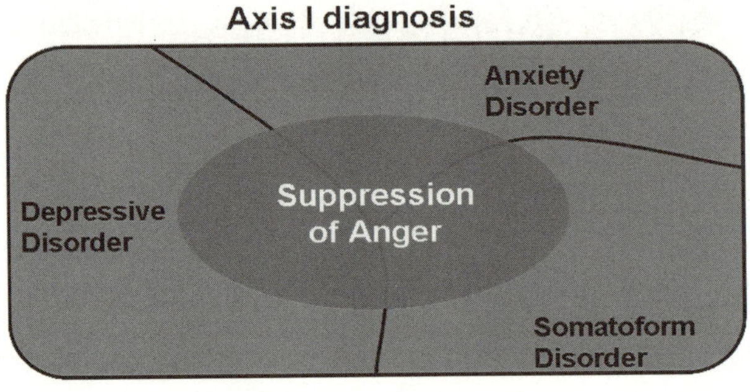

서두에도 말했다시피, 화병火病은 한의학의 영향을 받아 성립된 개념이라고 할 수 있다. 정서적 개념인 울화鬱火(억제된 분노)는 한의학적으로 '상승하려는 뜨거운 기운', 즉 화火(五行 중의 火)의 기운과 상통하여, 화병의 화는 이중적인 의미를 가진다. 즉 분노를 뜻하는 화anger과 오행 중의 화fire의 의미를 모두 갖게 되는데, 이는 한의학 문헌상에서 "오지지화五志之火" 또는 심화心火의 개념으로 통합된다. 즉 정서적 문제와 연관된 화열火熱의 기운이 화병을 일으키는데, 화병의 화에는 그러한 의미가 모두 내포되어 있는 것이다. 따라서 화병의 발생·경과에는 일반적인 화열火熱의 병리개념이 핵심적으로 존재하는 것이고, 그 변증론치辨證論治함에 있어서도 화열火熱이 중요한 열쇠가 되는 것이다. 일반적으로 화병에 대한 변증론치는 크게 네 가지 정도로 분류하여 접근할 수 있다. 먼저, 화병의 초창기에 주로 나타나는 변증상태로서, 분노의 정서가 심하고, 흉민胸悶, 상열상기上熱上氣, 협통脇痛 등의 증상이 두드러진 경우, 억간산抑肝散으로 치료한다. 둘째로, 화열火熱의 증후가 두드러지는 초중기 상태로, 가슴답답함의 증상이 심한 경우 분심기음가미방分心氣飮加味方을 활용하며, 표피로 열이 전파되어 상열上熱, 면적面赤, 소양감瘙痒感, 피부발진 등이 있으면 방풍통성산防風通聖散을 활용한다. 셋째로, 이환기간이 길고, 만성화된 상태로서 정충, 불안 등의 증후가 두드러질 때는 온담탕溫膽湯, 보혈안신탕補血安神湯 등을 활용할 수 있다. 마지막으로, 매우 만성화된 상태로 하복냉下腹冷, 조열潮熱, 도한盜汗 등의 허열虛熱증후가 두드러질 때는, 자음강화탕滋陰降火湯을 활용할 수 있고, 체질병증을 감별하여, 소양인인 경우 독활지황탕獨活地黃湯, 소음인인 경우 향부자팔물탕香附子八物湯, 태음인인 경우 청심연자탕清心蓮子湯 등을 주로 활용한다.

이씨의 경우는 위에서 제시한 네 가지 변증 유형 가운데, 네 번째 경우에 해당된다고 사료되며, 체질적으로 소양인으로 판단되어 독활지황탕을 주 처방으로 삼았다. 이씨는 갈증과 어지러움을 호소하였고, 물을 마시거나 음식을 섭취하면 설사하는 상태가 약 6개월 정도 지속되어 제하불인, 피부건조 등의 징후가 보였으며, 이는 진액津液이 이미 오래 손상되었음을 시사한다. 이로 말미암아 인체의 양기陽氣도 함께 위축되었을 것으로 예상되었으며 실제로, 상열감을 제외하고는 전반적으로 몸이 찬 상태였다. 『의방유취醫方類聚』에 의하면, 갈증이 나서 물을 마셔도 어지럽고 등이 시리고 구역이 있는 것은 허하기 때문이며, 오장육부五臟六腑가 허하여 열熱이 생기고, 진액津液이 다하여 갈증이 생긴다고 했다. 무릇 허하여 음허陰虛하게 되면 매일 오후에 춥고 몸에 열이 오르게 된다고 하였다. 이러한 음허오열증陰虛午熱證은 표리음양表裏陰陽이 모두 허하여 위험한 경우로 소양인少陽人에게 주로 발생하며, 음양이 다 허손한 경우에는 독활지황탕과 십이미지황탕十二味地黃湯을 사용한다. 소양인少陽人은 음허오열陰虛午熱로 등이 차고 토하는 증상이 있는 경우 정신을 가다듬고 바르게 해야 한다고 하였다. 소양인의 설사는 몸에 열이 있고 두통이 있는 경우와 몸이 차고 복통이 있는 경우로 나뉘는데, 본 환자는 얼굴 쪽의 상열감을 호소하지만 전반적으로 몸이 차서 후자에 해당한다고 할 수 있다. 따라서 숙지황 산수유 등의 보음지제를 통하여 설사를 치료하는 것이 합당하다. 더불어, 심하부心下部이 답답한 증상까지 동반하였으므로, 체증비만滯證痞滿에 사용되면서 동시에 보음지제가 들어 있는 독활지황탕이 이씨에게 여러 가지 면으로 유리한 처방이었다고 판단된다. 또한, 이씨의 상열감上熱感 역시 음허오열陰虛午熱을 바탕으로 형성된 증후이며, 심하부心下部의 답답함, 메스꺼움, 구토, 설사 등의 위장관증상도 음허陰虛로 인한 것이므로, 보음의 작용을 갖는 독활지황탕이 이씨의 다양한 증상들을 전반적으로 개선시킬 수 있었다.

한편, 독활지황탕 투여와 함께 반표반리半表半裏의 증상들을 다스리기 위해 소시호탕小柴胡湯의 유방類方들을 함께 활용하였다. 소시호탕은 흉협고만胸脇苦滿과 한열왕래寒熱往來, 식욕부진, 가슴이 답답하고 구嘔하기 쉬운 증상들이 함께 있는 경우 사용한다. 이는 이씨의 주증상들과 대부분 일치했다. 이씨에게서 보이는 열감은 발작적이고 간헐적인 양상으로 한열왕래寒熱往來의 한 형태로 볼 수 있다. 소시호탕에 포함된 시호柴胡는 서늘하면서 가벼운 성질이 있어 인체상부의 화열火熱을 제거하는 역할을 하고, 황금黃芩은 차고 무거운 성질이 있어 인체 안쪽의 열을 제거하는 효능을 가진다. 또한 이씨는 복진상 뚜렷한 복부긴장감을 나타냈는데, 이는 소시호탕에 포함된 작약芍藥의 중요한 적응증이다. 이에, 소시호탕의 유방類方인 대시호탕大柴胡湯, 사역산四逆散을 연이어 사용하면서 반표반리半表半裏의 증상들을 화해和解시키고 신체의 이완을 도모하고자 하였다.

이씨는 입원한 기간 동안 한약물의 투여와 침치료를 통하여 상열감, 오심, 구토, 설사, 답답한 느낌 등의 강력한 신체적 증상들이 매우 뚜렷하게 감소되어 신체증상으로 인한 이차적 불안감이 극적으로 해소되었다. 그리하여 적극적으로 사람들과 외출하고 활동량을 점차로 늘려갈 수 있었고, 정상적인 생활패턴을 가지게 되면서 심리적으로도 한층 나은 안정을 유지하게 되었다. 이러한 가운데 정신과적 상담을 통해 문제에 대한 적극적 대처방식을 함께 토론하고 습득함으로써 향후 재발 방지를 도모하였다.

17. 기울氣鬱과 담성痰盛으로 인한 비특이적 만성 두통

1) 증례 개요

장씨 여자 60세

▸ 주증상: 반복되는 돌발적 양상의 극심한 두통

▸ 현병력: 두통은 10여 년 전부터 만성적으로 있어 왔는데, 극심한 통증이 간헐적으로 나타날 때마다 2~3일간 병원치료를 받았다. 최근 1주일 전에는 과거와는 다르게 보다 극심한 두통이 있어 타병원에 방문하여 뇌 자기공명영상검사상 정상 소견 후 진통제, 항경련제 복용하였으나 큰 호전 없어 불안감 호소하며 본원에 내원 후 입원하였다.

▸ 초진소견: 두통의 부위는 좌측 측두엽 부분이며, 5분에 1회 정도의 빈도로 갑자기 돌발적 양상으로 머릿속에서 뭔가 솟구쳐 올라 머리를 쳐대는 느낌이 있다고 했다. 머리에 큰 상처가 난 듯한 착각이 들 정도로 극심한 양상이었다. 두통이 야간에 더욱 심해지면서 며칠째 잠을 못 자면서 전신 권태감이 나타나며 전반적 상황이 악화되었다. 동반되는 전조증상은 없었으며 오심, 구토 등도 없었다. 소음이 있거나, 걸을 때, 말할 때 한층 심해진다고 했다. 일반혈액검사, 생화학검사에서 정상 소견을 보이며, ESR 7mm/hr,

CRP 0.4mg/dl 이하였다. 경추 X선검사상 정상 소견이었다.

맥진: 활滑, 허실虛實 중간

설진: 암 적홍색의 설질, 혀 끝에 붉은 색이 강함. 약간 건조한 백황태

복진: 복력은 중간 정도. 흉협고만이 있었고, 제방 압통이 있음. 고음鼓音(복부의 북치는 소리)

변증요점: 우울경향, 불면, 두모감, 시간에 따라 두통의 소실과 악화, 복부의 북치는 소리, 협부의 답답함 등의 증상은 전반적 기울氣鬱상태를 시사한다. 동시에 찌르는 듯한 두통(頭痛如刺)이며, 두통시 눈을 뜨기 어렵고(目不欲開) 몸이 무겁고 어지러우며, 두중감, 오심, 포말상의 객담 등의 증후들이 함께 관찰되었는데, 이는 두통의 변증 양상이 담궐두통痰厥頭痛임을 시사한다.

2) 진찰 및 치료

(1) 평가 및 치료계획

환자의 현재 정신상태는 매우 양호하여, 건전한 사고와 분명한 사리판단 능력, 건강한 인격, 원만한 대인관계를 유지하고 있는 것으로 보인다. 다만 현재 증상은 없으나 어린 시절부터 지속되어 온 야뇨증에 대한 공포와 불안정서가 면담 중에 드러나는 것으로 보아 아직 내재되어 있는 것으로 보인다. 남편으로부터 35년간 지속적으로 스트레스를 받아왔으며, 2년 전부터는 친정어머님을 모시면서 새로운 스트레스 환경에 놓이게 되었다. 현재 호소하고 있는 두통이 과거 10여 년 전부터 심하게 나타난 것은 이들 가족 내 스트레스 인자의 영향을 무시할 수 없다.

현재 두통의 양상이 주기적으로(약 5분당 1회) 두개 내에서 뭔가 솟구쳐서 머리를 세게 쑤신다고 표현하며, 부위가 편측의 일정한 부위인 점으로 보아, 전형적인 긴장성 두통의 양상이 아니라고 판단되지만, 과거의 불안, 공포 정서와 수십 년간 이어온 스트레스 환경이 두통의 유발인자임을 쉽게 배제할 수는 없다.

현재 두통의 증세가 워낙 심각해서 지주막하출혈, 뇌수막염, 뇌종양 등을 일차로 의심해야 하나, 자기공명영상상 모두 배제되며, 측두동맥염은 ESR, CRP검사를 통해서, 경성두통은 엑스선 검사를 통해서 어느 정도 배제할 수 있다. 현재로선, 편두통, 긴장성 두통, 삼차신경통, 군발성 두통 등을 모두 의심할 수 있는 상태이다.

현재 환자가 호소하는 두통의 양상과 검사 결과만으로는 교과서적으로 일치된 임상 진단을 내리기는 힘들다. 그러나 입원기간 동안 지속적 관찰을 통해, 정확한 진단을 일차목표로 삼고, 두통에 동반되는 증상들에 주의를 기울여, 한약의 변증처방과, 침구처방이 필요할 것으로 사료된다. 전반적인 환자의 상태가 기울증氣鬱證의 인상이 강하므로 분심기음分心氣飮 투여를 기본으로 하되, 기울氣鬱로 야기되는 담음痰飮이 두통을 일으키는 직접적인 원인이라는 판단하에 견통도담탕蠲痛導痰湯의 병용 투여를 고려한다. 동시에 심리사회적 인자들에 대한 세심한 평가를 통해 정신치료의 방향을 설정하고, 두통의 호소에 대해 심리사회적 모델의 틀 속에서 통합적으로 대처한다.

(2) 치료 경과

우선은 두통의 요인으로 추정되는 심리적 불안 해소를 목표로, 기울증氣鬱證 변증 처방인 분심기음을 처방했다. 또한 잦은 상담을 통해 친근한 관계를 형성하고 환자의 심리상태를 지지하여 치료에 확신을 심어주도록 했다.

입원 3일째부터는 견통도담탕만을 일일 5회 투여하고, 족임읍足臨泣 혈에 1시간 유침을 시도했다.

입원 4일째에 처음으로 두통 양상의 변화가 있었는데, 두통 부위가 확대되면서 발작 강도는 다소 완화되었다. 그러나 환자가 기대하는 수면상태는 호전되지 않아 환자는 더욱 힘들어했다. 4일째부터 족임읍足臨泣 유침과 더불어 합곡合谷, 두유頭維, 태양太陽, 수침요법手鍼療法을 병행하였으며 당일 오후부터는 눈에 띄게 호전되는 양상이 보였다.

5일째부터는 수면상태가 호전되기 시작했다. 두통은 입원시 호소하던 발작적 양상은 없어지고 욱신욱신거리는 가벼운 편두통 양상만이 나타났다. 두통의 강도가 감약됨으로써 일상생활을 유지할 수 있게 된 뚜렷한 변화가 있었기 때문에 퇴원을 하게 되었고, 지속적인 통원치료중에 있다

3) 증례 고찰

상기환자는 두통의 양상이 비특이적인 고도의 두통을 호소하는 환자로, 타병원에서 MRI검사로 응급질환인 지주막하출혈, 뇌수막

염, 뇌종양 등의 기저질환은 배제된 채 내원하였다. 두통문진만으로는 환자의 양상이 비특이적이기 때문에 쉽게 진단을 내릴 수가 없었고, 동원할 수 있는 객관적 검사기법을 동원해서 최대한 배제할 수 있는 부분을 제외시키는 목표를 일차로 설정했다. 이에 측두동맥염, 경성두통 등은 배제될 수 있고, 정신과적 병력을 조사해 두통을 야기할 수 있는 심리적 요인을 추정하려 했다. 환자는 정신역동적 관점에서 충분히 발병에 영향을 줄 만한 병전 성격과 스트레스 환경을 가졌다고 할 수 있다.

두통의 형태는 초기에 비특이적이었지만, 칩거경향과 음과민, 광과민이 있었던 점, 좌측에 한정된 점 등을 고려해 편두통migraine이라 사료된다.

장씨의 치료에 활용된 견통도담탕은 도담탕導痰湯에 청상견통탕淸上蠲痛湯을 합한 처방으로 풍담風痰이 상승하여 두통여자頭痛如刺(찌르는 듯한 두통), 현훈眩暈, 번열煩熱(답답하고 더운 느낌), 상기上氣(위로 치받치는 느낌), 오심惡心 등이 복합되는 증證에 주로 활용된다. 장씨의 경우, 찌르는 듯한 두통, 현훈, 번열, 상기, 오심 등의 증후를 모두 가지고 있었으며, 이와 함께 몸이 무겁고, 두통시 눈을 뜨기 어려운 증상들이 함께 있어 담궐두통痰厥頭痛이라는 판단하에, 견통도담탕 처방이 적절하였다고 사료된다.

환자의 두통 양상이 편두통에 가깝지만, 과거의 간헐적인 두통의 양상, 심리사회적 요인과의 연관성, 통증 부위의 잦은 이동 등을 고려할 때, 근긴장성 두통의 복합을 함께 의심해야 한다. 따라서 자율훈련법, 근이완법 등의 심신요법이나, 남편과의 갈등해소를 위한 가족치료 등의 적극적 정신치료가 보완된다면 잔존해 있는 두통의 호전과 재발방지를 기대할 수 있을 것이다.

18. 약물로 유발된 협설안면운동이상

1) 증례 개요

장씨 여자 64세

▸ 주증상: 혀의 이상운동tongue dyskinesia

▸ 발병일: 6년 전

▸ 현병력: 10여 년 전 미국에서 원인불명의 복통으로 triavil(항정신병약물 성분인 페르페나진 성분이 포함된 약)을 약 6년간 지속적으로 복용하던 중, 5년 전부터 불수의적으로 혀를 날름거리는 증상이 발생하여 미국의 여러 병원에서 triavil의 장기 복용에 따른 "만발성 이상운동증tardive dyskinesia"으로 진단받았다. triavil을 끊고 미국의 병원에서 약물치료를 받았으나, 증세가 지속되고, 최근 가슴이 답답한 증상까지 나타나, 한방치료를 받고자 본원 한방신경정신과에 방문하였다.

▸ 초진소견: 침으로 거품을 만들어 방울을 날리는 불수의적이고 습관적인 이상운동증세를 보였는데, 이는 신경이완제로 유발된 만발성 운동장애Neuroleptic-Induced Tardive Dyskinesia의 전형적인 상태로 사료된다. 하루 중 거의 반복적으로 증세가 지속되나, 요리하거나 여행을 할 때에는 증세가 사라지고 독서하거나 TV 시청하는 동안에는 증세가 심해진다고 한다. 증세가 심할 때는 입안의 열감(口內熱感), 입마름(口乾) 등이 특징적으로 나타난다. 최근에 스트레스 사건들을 겪으면서 증세가 더 심해지고 가슴답답함, 목에 이물감 등의 증상도 생겨났다.

맥진: 삭數
설진: 설질이 붉고 태가 적었다.
변증요점: 한의학 고전에 나오는 증후명인 '농설弄舌'과 유사하다고 사료되어 이 부분을 참조한다. 한의학적으로 혀는 오장五臟 중 심心에 배속되고, 구내열감口內熱感, 구건口乾, 가슴답답함(胸悶) 등의 동반증상을 고려해 심화항염心火亢炎 상태로 변증한다. 또한 최근의 스트레스 사건에 의해 흉민胸悶, 목의 이물감(梅核氣) 등의 증상들이 생겨나고, 기존의 증상들이 심해지는 것 등은 기체氣滯로 인한 담음증痰飮證을 시사한다.

2) 진찰 및 치료

심화心火에 초점을 맞추어 황련해독탕黃連解毒湯을 투여하기 시작하였다. 심경心經의 음소해陰少海에 자침했으나 별로 호전되지 않아 심화心火 또는 소장열小腸熱로 보고, 소장경小腸經의 후계後谿, 소해小海에 자침하였다. 후계後谿, 소해小海 자침으로 1시간 정도 증세 소멸되는 현상을 관찰하였다. 설적舌赤, 태소苔少한 것에 착안하여 심화에 직접적으로 적용하는 황련탕黃連湯으로 탕약을 교체 투여하였다. 3일 동안 황련탕을 투여하고, 소장경小腸經과 심경心經의 오수혈에 10개 정도 자침하였다. 3일 동안 침치료시마다 유침 직후 증세가 심화되다가, 10여 분 후부터 증세는 경감되고, 발침 후 유지되는 양상이 반복되었다.

치료 7일째 소장열小腸熱에 대한 보다 적극적 치료를 도모하고자, 십미도적산十味導赤散으로 한약을 교체 투여하고, 침치료는 소장승격小腸勝格의 사암침법을 활용하고, 부가하여 이침耳鍼치료를 시작하였다.

8일째 오후에 소장승격小腸勝格의 침치료 후 혀의 이상운동증이 완전히 없어지고, 다음날까지 유지되었다.

15일째까지 동일 치료를 지속하여 혀의 이상운동증 증세는 매우 호전되었으며 구내 종창감, 목의 이물감 또한 거의 사라졌다.

3) 증례 고찰

협설안면운동이상buccolinguofacial dyskinesia은, 특발성으로 노년기에 나타나는 경우와 약물로 인해 유발된 경우가 있다. 장씨의 경우는 약물로 인해 유발된 경우로서 이미 그러한 진단을 받고 본원에 내원한 증례이다.

본 증례의 환자가 주로 호소하는 설이상운동tongue dyskinesia은 크게 두 가지 관점에서 평가되어야 한다. 첫째는 약물로 유발된 신경질환drug-induced neuropathy이라는 관점이다. 환자는 10여 년 전 원인미상의 복통으로 인해 triavil이라는 신경안정제를 다년간 복용하였다. triavil은 페르페나진perphenazine이라는 항정신병 약물 성분이 포함된 약으로서, 그 부작용으로 장씨와 유사한 혀의 이상운동증 증상이 많이 보고된다고 한다. 장씨가 호소하는 혀의 불수의적 운동은 그 특징이 무정위 운동성이며 상동성의 형태였다. 따라서 신경이완제로 유발된 만발성 운동장애Neuroleptic-Induced Tardive Dyskinesia을 진단할 수 있다. 둘째로, 중요하게 평가되어야 하는 것은 상기 주소증을 유발하는 심리사회적 유발요인과, 치료경과에 있어서 심리적 요인이 미치는 영향이다. 즉 환자의 증상이 약물 유발성 신경질환을 모태로 하고 있다고 하더라도, 요리를 할 때 증상이 경감되는 점, 같은 치료를 다른 의사가 할 때 증세가 심화되는 점, 최면치료 직후 증세가 경감되는 점 등을 고려할 때 심리적 요인의 영향이 다분히 관찰되어 이를 고려함이 매우 중요하다.

한편, 환자의 주소증상과 동반 증상을 종합적으로 고려할 때, 심화心火 또는 소장열小腸熱의 한의학적 평가를 내릴 수 있다. 혀의 이상운동이 구내열감口內熱感을 조성하고, 설적舌赤하고, 구건口乾, 구갈口渴, 흉민胸悶을 동반한다는 점이 한의학적 변증辨證의 요점이다. 따라서 황련해독탕–황련탕–십미도적산의 일관된 처방을 투약하였으며 소장경小腸經, 심경心經 위주의 자침을 시도하였다. 환자의 예민한 병전 성격이 증세를 과민하게 해석하는 경향이 있다고 사료되어 인지 교정을 통해 적응능력 향상을 꾀하며, 심리적 요소를 고려한 면담과 보완적 이완요법으로 증세경감을 꾀하였다.

외래에서부터 황련해독탕의 투여로 흉민증상이 제어되고, 황련탕 투여시 증세의 강도가 미약하게나마 경감되는 양상을 관찰할 수 있었다. 환자의 증세가 눈에 띄게 향상되기 시작된 것은 입원 7일째 십미도적산 투여와 소장승격의 자침, 이침을 시작한 때부터였다. 시간적으로는 당일 오후 자침 직후 반응이었으므로 소장승격의 사암침법이 환자의 증세 경감에 핵심적인 역할을 한 치료법이었다고 사료되며, 더불어 십미도적산의 투여가 소장열을 해소하는 데 기여한 것으로 사료된다. 환자의 증세가 만성적 신경질환이라는 점에서 증세의 완벽한 해소를 기대하기보다는 어느 정도 완화된 시점에서 앞으로의 관리 방향을 설정하고 환자가 스스로 불쾌감을 제어할 수 있는 능력을 교육하는 것이 향후 치료에 있어 중요한 점이라 할 수 있다.

감사의 글

2006년, 경희대학교 한의과대학 신경정신과교실로서는 중요한 한 해를 보내고 있습니다. 황의완 교수님의 회갑을 맞는 해로서 당신의 학문적 업적을 정리하는 한 해이기도 하고, 같은 교실에 있던 제가 회기동 경희의료원 한방병원을 떠나 경희대학교 동서신의학병원으로 자리를 옮기는 해이기도 합니다.

우리 과로서는 그런 의미에서 중요한 두 가지의 작업을 수행하고 있는 셈입니다.

30여 년의 세월이 지난 현재시점에서 한방신경정신의학의 과거, 현재, 미래를 조망하는 작업이 그 첫 번째 작업이었습니다. 그 작업의 내용을 이 책이 담고 있습니다. 한방신경정신의학은 더 이상 혼자만의 고립된 학문이 아닌 여러 다른 학문과 교류를 하면서 성장하는 학문임을 밝히고 싶습니다. 그간 전통한의학의 방법을 이용하여 치료를 하면서도, 다양한 기초연구와 임상연구를 진행하였고, 의학, 심리학, 간호학 등의 다양한 분야와 지속적인 교류를 하였습니다. 그런 결과물로 나온 작업이기 때문에, 다른 분야의 여러 분들도 이 책을 이해하고 받아들일 수 있을 것으로 생각합니다. 그간 저희

교실과 학문적 교류를 이어왔던 많은 분께 감사를 드립니다. 물론 이 작업이 완성을 의미하는 것은 아닙니다. 앞으로 더 많은 교류와 이해를 하도록 노력해야 하겠고, 또 전통 한의학이 가지고 있는 지혜를 밝히기 위한 노력을 배가해야 할 것입니다.

경희대학교 동서신의학병원에 '화병/스트레스 클리닉'을 개설한 것은 외현적으로 경희대학교 한의과대학 한방신경정신과의 성장을 의미하는 것일 수도 있지만, 협진과 통합의학을 주요 모토로 하고 있는 새로운 병원에서의 한방신경정신의학의 역할을 재정립하는 계기가 될 수 있을 것으로 생각됩니다. 이곳에서는 암, 소아과, 완화의학 등 다른 여러 임상 분야와의 교류를 통해 새로운 모델을 만들 수 있을 것이며, 한의학 정신요법에 기반을 둔 스트레스 완화 프로그램의 임상적 활용도 기대할 수 있을 것입니다.

이 책을 준비하면서 경희대학교 한의과대학 신경정신과교실의 큰 힘을 느낍니다. 졸업선배들과 후배, 그리고 제자들로부터 사랑을 받고 있다는 생각을 합니다. 물론 이러한 힘과 애정은 황의완 교수님으로부터 출발한 것입니다. 그간 화합과 창조를 모토로 우리 교실을 이끌어 주신 교수님의 모습이 모든 사람에게 따뜻한 마음과 함께 진취적 기상을 갖도록 만들어 주셨습니다. 화합을 모토로 많은 선후배가 만났고, 전국의 많은 대학교실에 선생님 제자가 교수직을 수행하고 있고, 병원, 한의원과 다양한 분야에서 훌륭한 업무를 수행하고 있으십니다. 창조를 모토로 한의학에서 이전에 다루지 않았던, 치매, 알코올중독, 화병 등에서 학문적 성과를 이루고 있으며, 최근에는 활성산소, 미병(아건강) 분야에서도 새로운 영역을 개척하고 계시고, 또 많은 연구를 진행하고 계십니다.

이 책을 만들면서 30년의 세월이 끊임없는 변화와 발전의 시기임을 절실히 느낄 수 있었습니다. 그러한 변화와 발전의 선장 역할을 하신 황의완 교수님께 거듭 감사의 말씀을 드립니다.

이 책을 준비하면서 저와 여러 수련의 선생들과는 많은 시간 진지한 토론을 이어갔습니다. 토론을 거듭하면서 하나의 학문적 성과를 이루는 것이 얼마나 어렵다는 것을 절실히 느낄 수 있었습니다. 한 달, 두 달을 이어가며 진행되는 토론 과정에서 새로운 연구 분야를 임상 장면까지 연결시키는 작업이 결코 쉽지 않은 작업임을 알면서, 그간 황의완 교수님께서 하신 노력에 더욱 깊은 존경을 표하게 되었습니다. 또한 교수직을 처음 수행하면서, "책을 손에서 떼는 순간 학교를 떠나야 한다"는 황의완 교수님의 일성을 잊을 수 없습니다. 앞으로의 한방신경정신의학의 발전을 위해서는 이러한 말씀을 더욱 마음속에 담아야 할 것입니다.

이 책을 만들면서 도와주셨던 많은 선배 선생님, 토론을 진행하면서 밤을 밝혔던 수련의 선생들, 그리고 한방신경정신의학에 관심과 애정을 가지면 열심히 수업을 들었던 제자 여러분들께 감사를 드립니다.

경희대학교 동서신의학병원 화병/스트레스 클리닉 김종우

부록 - 경희대학교 한의과대학 한방신경정신과학교실 연구목록

1. 저서

황의완: 심신증, 행림출판, 1985.
황의완, 김지혁: 동의정신의학, 현대의학서적사, 1987.
황의완: 치매의 바른 이해와 한의학적 치료, 집문당, 1997.
김종우: 화병, 여성신문사, 1997.
김종우: 마음의 병. 한방으로 다스린다. 여성신문사, 2000.
대한한방신경정신과학회 편: 한방신경정신의학, 집문당, 2005.
김종우: 마음을 치유하는 한의학 정신요법, 학지사, 2006.

2. 스트레스 관련 논문

김기옥: 거담청심탕의 항 Stress 효과에 대한 실험적 연구, 1986.
김두환: 귀비온담탕의 항 스트레스에 대한 실험적 연구, 1986.
김영수: 보혈안신탕의 소음 Stress에 대한 실험적 연구, 1986.
문충모: 귀비탕의 항 Stress 효과에 대한 실험적 고찰, 1986.
장창규: 거담청심탕의 Stress 억제 효과에 관한 실험적 연구, 1987.
차의숙: 고암심신환 거 주사방의 항 Stress 효과에 대한 실험적 연구, 1987.
김용문: 조위승청탕의 항 Stress 효과에 관한 실험적 연구, 1988.
김지혁: 천왕보심단 가감방의 항 스트레스 효과에 관한 실험적 연구, 1988.
신용철: 소음인 보중익기탕의 항 Stress 효과에 관한 실험적 연구, 1988.
이동진: 보혈안신탕 가미보혈안신탕의 항 Stress 효과에 관한 실험적 연구,

1988.

오상훈: 귀비탕의 오지상승위치 효과에 관한 실험적 연구, 1988.

조윤숙: 육미지황탕의 항 스트레스 효과에 관한 실험적 연구, 1988.

김두환: 단삼보혈탕 가미단삼보혈탕의 항 심리적 스트레스 효과에 관한 실험적 연구, 1989.

김점수: 가미소요산의 항 스트레스 효과에 대한 실험적 연구, 1989.

김지욱: 분심기음의 스트레스 억제 효과에 대한 실험적 연구, 1989.

구병수: 목향순기산의 항 Stress 효과에 관한 실험적 연구, 1990.

김도순: 시호 백작약의 항 Stress 효과에 대한 실험적 연구, 1990.

김태엽: 보중익기탕의 항 스트레스 효과에 대한 실험적 연구, 1990.

김훈환: 가감귀비탕의 항 스트레스 효과에 관한 실험적 연구, 1990.

길재호: 분심기음의 항 스트레스 효과에 관한 실험적 연구, 1990.

문충모: 시호소간산의 스트레스 효과에 관한 실험적 연구, 1990.

김영원: 보혈안신탕이 구속 스트레스 흰쥐의 위궤양 및 혈중 Catecholamine 함량에 미치는 영향, 1991.

김종찬: 우황청심환의 항 스트레스 효과에 관한 실험적 연구, 1991.

박 인: 보혈안신탕이 구속 스트레스 흰쥐의 체중 및 혈액 성분에 미치는 영향, 1991.

신용철: 보심건비탕의 항 스트레스효과에 관한 실험적 연구, 1991.

이웅석: 보혈안신탕의 항 스트레스 효과에 관한 실험적 연구, 1991.

조진영: 귀비온담탕의 항 스트레스 효과에 관한 실험적 연구, 1991.

차윤주: 보혈안신탕이 구속 스트레스 흰쥐의 뇌 Catecholamine 함량에 미치는 영향, 1991.

방혜연, 김지혁, 황의완: 스트레스와 갱년기장애에 관한 문헌적 고찰, 동의신경정신과학회지, Vol. 3 No. 2, 1992.

강현근: 자음건비탕이 구속 스트레스 흰쥐의 위궤양 및 혈중 Catecholamine 함량에 미치는 영향, 1992.

조영도: 육울탕이 구속 스트레스 흰쥐의 위궤양 및 혈중 Catecholamine 함량에 미치는 영향, 1992.

홍대성: 자음건비탕이 구속 스트레스 흰쥐의 뇌 Catecholamine 함량 및 체중에 미치는 영향, 1992.

홍영욱: 형방지황탕의 항스트레스 효과에 관한 실험적 연구, 1992.

김점수: 청뇌탕이 구속 스트레스 흰쥐의 뇌부위별 Catecholamine 함량에 미치는 영향, 1993.

김지욱: 보혈안신탕이 구속 스트레스 흰쥐의 뇌부위별 Catecholamine 함량에 미치는 영향, 1993.

김종우, 김지혁, 황의완: STRESS의 한의학적 이해, 동의신경정신과학회지, Vol. 4 No. 1, 1993.

김기옥: 분심기음과 분심기음 가미방의 항 Stress 효과에 대한 실험적 연구, 1994.

류재규: 귀비탕과 Ascorbic Acid가 열 및 유영 Stress Guinea Pig의 뇌 Catecholamine 함량에 미치는 영향, 1994.

박형선: 육울탕이 구속 스트레스 흰쥐의 체중, 장기 체중 및 뇌 Catecholamine 함량에 미치는 영향, 1994.

이화신: 열 Stress 및 유영 Stress에 대한 귀비탕과 Ascorbic Acid의 Stress 효능 비교 연구, 1994.

김도순: 육미지황탕, 사물탕, 사군자탕의 항 Stress 효과에 관한 실험적 비교 연구, 1995.

김성욱: 향부자팔물탕이 구속 stress 흰쥐의 체중 및 혈장 Catecholamine 함량에 미치는 영향, 1995.

조진영: 귀비온담탕이 흰쥐의 항 스트레스와 면역반응에 미치는 영향, 1995.

김종우: 보혈안신탕 투여가 운동선수에 유발된 스트레스반응에 미치는 영향, 1996.

김종우, 오재근, 황의완: 내경일지선(內勁一指禪) 기공수련이 대학생의 운동부하 스트레스 후의 심폐기능 및 Catecholamine 변화에 미치는 영향, 동의신경정신과학회지, Vol. 7 No. 1, 1996.

엄효진: 조위승청탕가녹용이 구속스트레스 흰쥐의 항 Stress와 면역반응에 미치는 영향, 1997.

유진석: 육미지황탕이 구속 Stress 흰쥐의 항 Sress와 면역반응에 미치는 영향, 1997.

이승기: 향부자팔물탕이 구속 스트레스 흰쥐의 항 스트레스와 면역반응에 미치는 영향, 1997.

3. 학습, 기억 관련 논문

우주영: 조위승청탕이 흰쥐의 방사형 미로학습과 기억에 미치는 영향, 1997.

이재혁: 형방지황탕이 흰쥐의 Morris 수중 미로학습과 기억에 미치는 영향, 1997.

황의완: 치매 치료에 대한 한의학적 접근 방법, 경희의학, Vol. 13 No. 1, 1997.

김보균: Dementia of Alzheimer Type에 관한 한의학적 임상연구, 1998.

이웅석: 조위승청탕이 Alzheimer's disease 모델 백서의 학습과 기억에 미치는 영향, 1998.

조윤숙: 형방지황탕이 Alzheimer's disease 모델 백서의 학습과 기억에 미치는 영향, 1998.

박순권, 이홍재, 김현택, 황의완: 한약물의 치매치료에 관한 실험적 연구, 동의신경정신과학회지, Vol. 9 No. 2, 1998.

강현근: 향부자팔물탕이 Alzheimer's disease 모델 백서의 학습과 기억에 미치는 영향, 1999.

박정현: 성향정기산이 NOS Inhibitor 투여에 의한 백서의 학습 및 기억장애에 미치는 영향, 1999.

백지성: 우황청심원이 NOS inhibitor에 의한 흰쥐의 학습 및 기억장애에 미치는 영향, 1999.

유재면: 향부자팔물탕이 흰쥐의 방사형 미로학습과 기억에 미치는 영향, 1999.

이조희: 사향소합원이 흰쥐의 방사형 미로학습과 기억에 미치는 영향, 1999.

현경철: Vascular Dementia에 관한 한의학적 임상연구, 1999.

홍대성: 사향소합원이 정서반응성과 Alzheimer's disease 모델 백서의 학습에 미치는 영향, 1999.

김광호: 원지석창포산이 Chronic Mild Stress 처치 흰쥐의 우울과 학습장애에 미치는 영향, 2001.

조성훈, 김종우, 황의완: 치매선별검사로서의 시계 그리기 검사(CDT)에 관한 기초연구, 동의신경정신과학회지, Vol. 12 No. 2, 2001.

황의완, 김종우: Effect of Wonjiseokchangpo on CMS induced symptoms and cognitive deficits, Society for Neuroscience 31st Annual Meeting, 2001.

황의완, 김종우: Alzheimer disease detection and analysis using P3 component of ERP in Alzheimer Type Dementia, 23rd Annual Internal Conference of the IEEE Medicine and Biology Society, 2001.

현경철: 원지석창포산이 CMS를 받은 흰쥐의 우울, 학습, 그리고 뇌의 TH 및 c-Fos 발현에 미치는 영향, 2002.

박은혜, 이영혁, 임재환, 김종우, 황의완, 김현택: 초기 알츠하이머형 치매 환자에서 관찰되는 청각사상관련전위 P300요소의 특징, 한국심리학회지 건강, Vol. 7 No. 3, 2002.

김보균: 알츠하이머형 치매환자에 대한 조위승청탕의 효능−청각 ERP 및 K-DRS의 성적 변화를 통하여−, 2003.

조성훈: 조위승청탕이 초기 Dementia of Alzheimer type 환자의 인지기능 변화에 미치는 효과, 2003.

조선영, 김보연, 박은혜, 장윤석, 정경천, 김종우, 황의완, 김현택: Automatic

Recognition of Alzheimer's Disease Using Genetic Algorithms and Neural Network, Lecture Notes in Computer Science, Vol. 2658, 2003.

최승원, 박은혜, 허지원, 안귀여루, 정선용, 황의완, 안창일, 김현택: 알츠하이머형 치매 진단도구로써 한국판 캘리포니아 언어학습검사(K-CVLT)의 효율성 연구, 한국심리학회지 건강, Vol. 9 No. 4, 2004.

황의완, 김종우, 김보균, 김현택, 정경천: The effects on Jowiseungchungtang of patients with ealry DAT using auditory ERP and K-ERS, The world journal of Biological Psychiatry, Vol. 5, 2004.

엄효진, 박은혜, 김현택, 김종우, 황의완: 초기 알츠하이머형 치매환자에 대한 건뇌탕의 효능－12개월 임상 연구－, 동의신경정신과학회지, Vol. 16 No. 1, 2005.

4. 우울증 관련 논문

이승기: 분심기음의 우울증 모델 흰쥐에 대한 실험적 연구, 2000.

이주은: Chronic Mild Stress로 유발된 우울증 모델 흰쥐에 대한 분심기음의 실험적 연구, 2000.

조충훈: 귀비온담탕의 Chronic Mild Stress로 유발된 우울증 모델 흰쥐에 대한 실험적 연구, 2000.

차윤주: 우울증 모델 흰쥐에 대한 귀비온담탕의 실험적 연구, 2000.

이정아: Chronic Mild Stress로 유발된 우울증 모델 흰쥐에 대한 귀비탕의 실험적 연구, 2001.

임승만: Chronic Mild Stress로 유발된 우울증 모델 흰쥐에 대한 보혈안신탕의 실험적 연구, 2001.

지상은: 우울증유발 흰쥐에 대한 보혈안신탕의 항우울효과, 2001.

김종찬: 우울증 모델 흰쥐의 수중미로학습과 VTA의 TH 수준에 대한 암심현환거주사방의 효과, 2002.

성우용: 우울증유발 흰쥐에 대한 귀비탕의 항우울효과, 2002.
이재혁: 고암신기환거주사방이 우울증 모형 흰쥐의 우울 성향 및 PVN의 c-Fos 발현에 미치는 효과, 2002.
정선용: 황련해독탕이 우울증 모형 동물의 우울성향 및 PVN의 c-Fos 발현에 미치는 효과, 2003.
조충훈: 청화보심탕이 우울증 모형동물의 절망행동, 불안 및 뇌의 TH와 c-Fos 발현에 미치는 효과, 2003.
홍성원: 황련해독탕이 우울증 모형동물의 수중미로학습과 뇌의 Tyrosine Hydroxylase 발현 수준에 미치는 효과, 2003.

5. 화병 관련 논문

김종우, 황의완: 한의학에서 본 화병의 해석, 동의신경정신과학회지, Vol. 5 No. 1, 1994.
지상은, 김종우, 황의완, 조황성: 화병환자의 임상양상에 대한 고찰, 동의신경정신과학회지, Vol. 8 No. 2, 1997.
엄효진, 김종우, 황의완: 화병 환자에게 나타나는 화의 양상에 관한 연구, 동의신경정신과학회지, Vol. 8 No. 1, 1997.
김종우, 황의완, 전겸구, 박훈기: 화병과 정서적 스트레스간의 관계 연구, 한국심리학회지 건강, Vol. 2 No. 1, 1997.
박일화: THI에 의한 화병환자의 건강상태에 대한 연구, 1998.
김종우, 황의완: 화병환자의 한의학적 치료에 대한 임상적 연구, 대한한의학회지, Vol. 19 No. 2, 1998.
김종우, 전겸구, 박훈기: 화병 환자와 고혈압 환자의 질병표상 연구, 한국심리학회지 건강, Vol. 3 No. 1, 1998.
김종우: 화병환자와 일반주부의 생활 스트레스와 대처방식, 대한신심스트레스학회, 1998.

노종영: 불안, 우울, 분노 척도를 이용한 화병환자의 임상양상에 관한 연구, 1999.

김종우, 현경철, 황의완: 화병의 기원에 관한 고찰, 동의신경정신과학회지, Vol. 10 No. 1, 1999.

임재환: 한의학적 화병 치료에 따라 나타나는 화병 환자의 스트레스지각 정도와 임상양상의 변화에 대한 비교연구, 2000.

김보균, 김종우, 지상은, 임재환, 김광호, 황의완: 화병인식과 자아존중감의 관계에 관한 연구, 동의신경정신과학회지, Vol. 11 No. 2, 2000.

김종우, 황의완: 한국의 체질의학적 관점에서 본 화병환자의 특성에 관한 연구, 동의신경정신과학회지, 2001.

Park YJ, Kim HS, Kang HC, Kim JW: A Survey of Hwabyung in Middle-Age Korean Women, J Transcultural Nursing, 2001.

김종우, 김광호, 황의완: 여성에 있어서의 비만도에 따른 우울, 불안, 자아존중감의 차이-기초연구-, 동의신경정신과학회지, Vol. 13, No. 2, 2002.

Park YJ, Kim HS, Schwartz B, Kim JW: The conceptual structure of hwa-byung in middle-aged Korean women, Health Care for Women International, 2002.

김종우: 화병의 진단, 대한스트레스학회지, Vol. 12 No. 1, 2004.

박세진, 김종우, 황의완, 김현택, 지상은, 김운령: 우울증 모델 흰쥐에 대한 죽여와 St. Johnr's Wort의 항우울효과에 대한 비교 연구, 동의신경정신과학회지, Vol. 15 No. 2, 2004.

김종우: 화병에 대한 한의학의 이해, 의학행동과학, Vol. 3 No. 1, 2004.

정선용, 박종훈, 김상호, 김종우, 황의완, 권정혜: SCL-90-R을 이용한 화병과 주요우울장애의 비교, 동의신경정신과학회지, Vol. 15 No. 2, 2004.

김종우, 권정혜, 이민수, 박동건: 화병면담검사의 신뢰도와 타당도, 한국심리학회지, 9(2): 323-325, 2004.

김종우: Pattern Identification of Anger Syndrome－A Korean Culture Bound Syndrome, Hwabyung, 18th World Congress on Psychosomatic Medicine, 2005.

이희영, 박종훈, 김종우, 황의완: 화병의 진단 및 변증유형에 관한 연구, 동의신경정신과학회지, Vol. 16 No. 1, 2005.

6. 알코올중독 관련 논문

홍성원: 알코올중독환자에 대한 임상적 고찰, 1990.

김종우: 알콜리즘 환자의 인격특성에 관한 임상적 고찰－MMPI와 사상체질을 중심으로－, 1992.

한경승: 해주지갈탕, 단주환 및 성주청간탕이 실험적 Alcoholism에 미치는 영향, 1992.

방혜연: 갈근해주탕 합 단주환과 해주지갈탕이 실험적 Alcoholism에 미치는 영향, 1994.

7. 기타 논문

황의완: 선모의 생약학적 연구, 1975.

이동진: 귀비탕전탕액이 수면시간 및 진통작용에 미치는 영향에 관한 실험적 연구, 1979.

장창규: 비병증과 췌비장병에 관한 동서의학적인 비교연구, 1981.

황의완: 사물안신탕의 효능에 관한 실험적 연구, 1983.

문충모, 김지혁, 황의완: 무도병 6예에 대한 임상적 고찰, 경희한의대논문집, Vol. 8, 1985.

문충모, 김지혁, 황의완: 히스테리에 관한 임상적 고찰, 경희한의대논문집, Vol. 8, 1985.

조진영, 김지혁, 황의완: 통증에 관한 소고, 동의신경정신과학회지, Vol. 3 No. 2, 1992.

조진영, 김지혁, 황의완: 통증에 관한 소고(II), 동의신경정신과학회지, Vol. 4 No. 1, 1993.

이화신, 김지혁, 황의완: 궐증에 관한 문헌적 고찰, 동의신경정신과학회지, Vol. 4 No. 1, 1993.

박대식: 한의학적 정신의학 기 개념의 이해, 1995.

이정호, 송지영, 황의완, 정두훈, 김영미: 기능성 위장관장애 환자의 자율신경계기능과 음–양(음양)체질 특성에 관한 연구, 신경정신의학, Vol. 38 No. 4, 1999.

김광호, 김보균, 김종우, 황의완: TAS-20K를 이용한 사상체질의 심리적 특징에 대한 연구, 동의신경정신과학회지, Vol. 11 No. 2, 2000.

안상훈: 고침무우산이 불안과 수면장애에 미치는 영향에 대한 실험적 연구, 2001.

김경욱: 분심기음가미방이 흰쥐의 수면장애와 불안에 미치는 영향, 2001.

허용석: 분심기음가미방이 수면장애와 정서성에 미치는 영향, 2001.

남세림: 고침무우산이 수면장애와 정서에 미치는 영향, 2001.

김종우, 황의완: 자율훈련법과 한방정신요법, 동의신경정신과학회지, Vol. 12 No. 1, 2001.

황만기, 김종우, 황의완: 사상인의 성격 특성에 관한 연구–정상 청소년 집단을 대상으로–, 동의신경정신과학회지, Vol. 15 No. 2, 2004.

유진석, 강철훈, 김종우, 황의완: 성향정기산가포공영과 단미들이 Hypoxia-reoxygenation에 의해 손상받은 Mouse Neuroblastoma 2a Cells에 미치는 영향, 동의신경정신과학회지, Vol. 16 No. 1, 2005.

찾아보기

다

마

바

사

아

자

차

카

타

파

하

저자 소개

황의완黃義完

1966 전주고등학교 졸업
1973 경희대학교 한의과대학 졸업
1973~1976 경희의료원 한방병원 수련의
1983 경희대학교 한의학박사
1997~2001 경희대학교 종로한방병원장
1976~현재 경희대학교 한의과대학 임상강사, 전임강사, 조교수, 부교수, 교수
경희의료원 한방병원 신경정신과

학회 활동

대한한방신경정신과학회, 대한스트레스학회

연구 분야

치매, 스트레스, 기의학, 알코올중독, 활성산소, 미병未病(아건강亞健康)

김종우金鍾佑

1984 중앙고등학교 졸업
1990 경희대학교 한의과대학 졸업
1990~1994 경희의료원 한방병원 수련의
1994~2005 경희의료원 한방병원 신경정신과
1996 경희대학교 한의학박사
1994~현재 경희대학교 한의과대학 임상강사, 전임강사, 조교수, 부교수
2006~현재 경희대학교 동서신의학병원 화병/스트레스 클리닉 담당의

학회 활동

대한한방신경정신과학회, 대한스트레스학회, 한국심리학회, 한국통합의학회

연구 분야

화병, 스트레스, 스트레스 완화 프로그램, 통합의학, 완화의학

증례로 본 정신한의학 값 18,000원

2006년 9월 1일 1판 1쇄

저 자 황의완 · 김종우
발행인 임 경 환
발행처 **집 문 당**
413－756 경기도 파주시 교하읍 문발리 514-7
등 록 1971. 3. 23. 제 2-304호
영 업 부 (02)743-3192～3 팩스(02)742-4657
전자우편 sale@jipmoon.co.kr
편 집 부 (02)743-3096 팩스(02)743-3097
전자우편 edit@jipmoon.co.kr
홈페이지 www.jipmoon.co.kr

ISBN 89-303-1275-6

이 도서의 국립중앙도서관 출판시도서목록(CIP)은 e-CIP 홈페이지 (http://www.nl.go.kr/cip.php)에서 이용하실 수 있습니다.(CIP제어번호: CIP2006001760)